Rebecca King

GUT ESSEN FÜR ERWACHSENE MIT ADHS

So ernährst du dich optimal und bringst Körper & Geist ins Gleichgewicht.

südwest

1. Auflage

produktsicherheit@penguinrandomhouse.de
(Vorstehende Angaben sind zugleich Pflichtinformationen nach GPSR)

First Published in 2025 by Fair Winds Press, an imprint of The Quarto Group,
100 Cummings Center, Suite 265-D, Beverly, MA 01915, USA.
T (978) 282-9590 F (978) 283-2742

Projektleitung: Eva M. Salzgeber
Übersetzung: Wiebke Krabbe, Damlos
Satz: Nadine Thiel | kreativsatz, München

Printed and bound in China

MIX
Papier | Fördert gute Waldnutzung
FSC® C016973

ISBN 978-3-517-10430-0
www.suedwest-verlag.de

Widmung

Für meine Eltern Patty und Jim, für meine kleine Schwester Ali und für meine liebe kleine Lola. Danke für eure Liebe und Unterstützung, und danke, dass ihr mich gelehrt habt, dass es nicht »den einen richtigen Weg« gibt – auch nicht in der Ernährung.

Disclaimer

Die Autorin hat sich bemüht, genaue und umfassende Informationen bereitzustellen. Dennoch kann dieses Buch eine professionelle medizinische Beratung nicht ersetzen. Es ist nicht dazu gedacht und sollte auch nicht dazu verwendet werden, um medizinische oder psychologische Erkrankungen zu diagnostizieren oder zu behandeln. Den Lesern wird empfohlen, ihren eigenen Arzt zu konsultieren, um eine individuelle Diagnose und Behandlung zu erhalten.

Ich möchte an dieser Stelle auch darauf hinweisen, dass ich dieses Buch aus dem Blickwinkel einer nichtbehinderten, bisexuellen weißen Cis-Frau mit eher bescheidenen Einkünften geschrieben habe. Als bisexuelle, neurodivergente Person habe ich selbst erfahren, dass Marginalisierung das Leben nicht gerade leichter macht. Mir ist gleichwohl bewusst, dass meine Lebenssituation mir das Zurechtkommen in der Welt und die Beziehung zur Ernährung erleichtert. Ich habe nie Mangel an Nahrung erlebt und wurde auch nie aufgrund meines Gewichts stigmatisiert. Allen, die solche Erfahrungen machen mussten, möchte ich an dieser Stelle mein Mitgefühl aussprechen.

Inhalt

TEIL 3

JETZT WIRD GEKOCHT! / 105

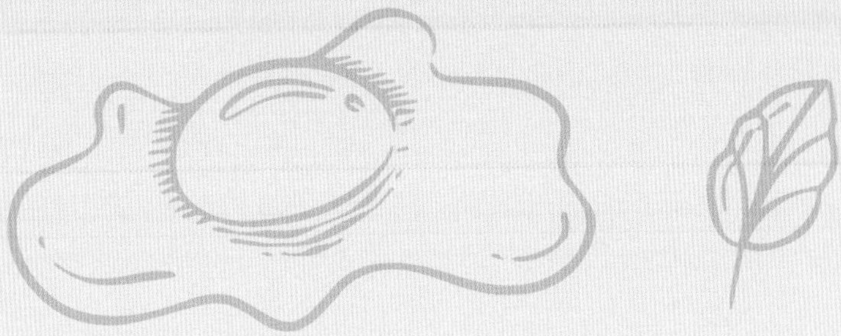

Vorwort

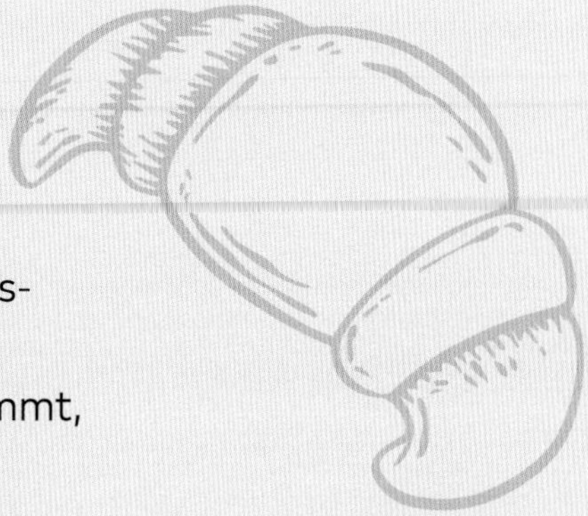

Als erwachsene ADHS-Betroffene und ausgebildete Ernährungsberaterin weiß ich, wie schwierig die Beziehung zum Essen sein kann. Ich weiß auch, wie schnell ein schlechtes Gewissen aufkommt, wenn man Mühe mit einer gesunden Ernährung hat.

ADHS wirkt sich auf alle Lebensbereiche der Betroffenen aus, auch auf die Beziehung zum Essen. Gerade Dinge, die landläufig als »einfach« gelten, etwa Kochen, Essen, Schlafen, Trinken, Putzen und regelmäßige Bewegung, können ADHS-Patienten vor große Herausforderungen stellen.

In einer idealen Welt würde jedem Betroffenen ein Hilfsprogramm für den Umgang mit ADHS zur Verfügung stehen. Neben dem Arzt, der die Medikation verwaltet, gäbe es einen Therapeuten für die emotionale Unterstützung, einen Coach für Alltagsstrategien, einen Ernährungsberater, einen Fitnesstrainer, einen Ergotherapeuten und ein gutes Netzwerk von ebenfalls Betroffenen. Leider sieht die Realität anders aus. Mit meinem Buch möchte ich versuchen, zumindest im Bereich der Ernährung Unterstützung zu geben.

Eine der häufigsten Aussagen, die ich von ADHS-Betroffenen höre, lautet: **»Im Grunde weiß ich, was ich tun soll. Mir ist nur nicht klar, wie ich es umsetzen kann.«** Dadurch fühlen sich Patienten oft verunsichert, verwirrt, unreif und nicht wirklich alltagstauglich. Allen, die sich mit ihrer Erkrankung allein gelassen fühlen, möchte ich mit meinem Buch helfen.

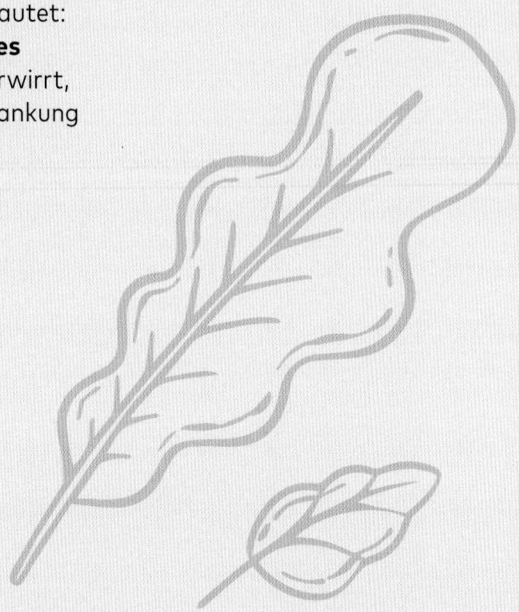

Mein Kampf mit ADHS und Ernährung

Wie viele andere Menschen bei denen erst im Erwachsenenalter ADHS diagnostiziert wurde, frage ich mich, warum die Diagnose nicht schon in der Kindheit gestellt wurde. Ich war ein hyperaktives Kind, also beschäftigte mich meine Mutter mit Turnen, Ballett, Schwimmen und Basketball. Der Sport war ein Zufluchtsort, an dem mein Gehirn zur Ruhe kam, und wo ich lernte, wie wichtig es ist, sich konzentrieren zu können.

Ich lernte, meine Hyperaktivität im Unterricht durch Kaugummikauen zu verbergen. Mein Aufmerksamkeitsdefizit tarnte ich, indem ich Blickkontakt zu den Lehrern hielt und zu ihren Worten nickte. Meine Noten waren gut, aber ich musste viel mehr Zeit zum Lernen aufwenden als meine Mitschüler. In der achten Klasse brauchte ich Nachhilfestunden in Mathematik, um das Klassenziel zu erreichen.

Ich hatte Schwierigkeiten mit dem Schlaf-Wach-Rhythmus, blieb als Kind lange auf und geisterte in unserem Flur im Obergeschoss herum, bis mein Gehirn müde war. Am nächsten Tag schlief ich in Unterrichtsfächern, die mich langweilten, manchmal ein. Trotzdem schaffte ich es irgendwie, ordentliche Noten zu erreichen. Meine Aufsätze wurden gelobt, doch man hielt mir vor, ich sei völlig unorganisiert. Aber so funktionierte mein Gehirn nun einmal.

Im ersten Studienjahr an der Universität hatte ich wirklich zu kämpfen. So sehr ich mich bemühte, ich schaffte mein Pensum nicht, verpasste Treffen mit Mitstudierenden, und es gelang mir nicht, mein Zimmer im Studentenwohnheim auch nur einigermaßen in Ordnung zu halten. Meine Mitbewohnerin hatte ADHS, und wir waren uns in vieler Hinsicht sehr ähnlich. Also begann ich mich zu fragen, ob dies auch mein Problem sein könnte, und sprach einen Therapeuten darauf an. Er war eigentlich auf Essstörungen spezialisiert, nahm sich aber meiner an.

Meine komplizierte Beziehung zum Essen begann schon in meinem ersten Jahr an der High School. Ich fand für mich einen Weg, mit dem Chaos in meinem Kopf umzugehen und die »Kontrolle« zurückzugewinnen, als meine Familie von Georgia nach North Carolina zog. Ich fixierte mich darauf, so »gesund« (sprich: dünn) wie möglich zu sein. Das war mein Einstieg in die Magersucht.

In den nächsten acht Jahren verlagerte sich meine Essstörung zunächst auf Binge Eating und dann auf Bulimie. Ich war in einem ADHS-Teufelskreis gefangen, der darin bestand, dass ich tagsüber zu wenig aß und abends zu viel. Außerdem trieb ich übermäßig viel Sport, um meine Essanfälle »auszubügeln«.

In diesen Jahren waren meine ADHS-Diagnose, die Therapie und die Medikamente sehr hilfreich für meine Gesundung. Indem ich das ADHS in den Griff bekam, gewann ich den geistigen Freiraum, der notwendig war, um an einer gesünderen Beziehung zum Essen und zu meinem Körper zu arbeiten. Aber erst, als ich Intuitives Essen entdeckte, begann ich wirklich zu verstehen, wie ADHS meine Beziehung zum Essen beeinflusste. Und dann konnte ich eine gesunde und entspannte Beziehung zum Essen entwickeln – was ich früher nie für möglich gehalten hatte.

Jetzt nutze ich meine Ausbildung als Ernährungsberaterin und meine Erfahrung als ADHS-Betroffene, die ihre Beziehung zum Essen verändern konnte, um anderen Menschen mit ADHS zu zeigen, dass eine Verbesserung möglich ist. Lange hatte ich gedacht, ein Leben lang mit dieser schwierigen Beziehung zum Essen zurechtkommen zu müssen. Aber ich konnte einen Weg finden, diese Beziehung zu verbessern. **Und wenn es mir gelingen konnte, bin ich zuversichtlich, dass es auch anderen Menschen gelingen kann.**

Was ist von diesem Buch zu erwarten?

Dieses Buch geht davon aus, dass Neurodiversität eine Tatsache ist. Es möchte tieferes Verständnis dafür vermitteln, wie sich ADHS auf das Essverhalten auswirkt, und möchte dabei helfen, neurotypische Erwartungen an die eigene Ernährung abzulegen. Es präsentiert praktische Werkzeuge und Strategien, die es leichter machen, so zu essen, wie es für die individuelle Person und ihr Gehirn am besten ist.

Dieses Buch propagiert keine neue Diät. Es soll ermutigen und Strategien aufzeigen, die helfen, von der Einschränkung oder Vermeidung von Lebensmitteln wegzukommen und stattdessen darüber nachzudenken, wie man den Körper mit den Nährstoffen versorgen kann, die er braucht. Es wird den Zusammenhang zwischen Essstörungen und ADHS aufzeigen, aber auch darauf eingehen, warum es so wichtig ist, restriktive Diäten zu vermeiden. Wir werden untersuchen, wie es möglich ist, das Hunger- und Sättigungsgefühl besser wahrzunehmen, und wie jeder eine Essstruktur schaffen kann, die auch bei unzuverlässiger Körperwahrnehmung funktioniert. Ein weiteres Thema wird die Regulierung der Emotionen sein, und es wird auch um die Frage gehen, wie sich eine flexiblere Einstellung zur Ernährung finden lässt, um von einem Alles-oder-nichts-Denken wegzukommen, das beispielsweise auch den Teufelskreis aus Essattacken und Hungern befeuern kann.

Im letzten Teil stelle ich praktische Hilfsmittel und Strategien vor, die Menschen mit ADHS nutzen können, um sich das Kochen und Essen zu erleichtern – von der Entscheidung, was auf den Tisch kommen soll über das Anrichten des Essens auf dem Teller bis hin zur Organisation der Küche und des Einkaufs.

Es wird darum gehen, wie sich die Küchenabläufe so gestalten lassen, dass sie einen einfachen und praktischen Rahmen für die Ernährung darstellen – einen Rahmen, der auf die individuellen Bedürfnisse abgestimmt ist. Im letzten Kapitel werde ich einfache, ADHS-freundliche Rezepte für Mahlzeiten und Snacks vorstellen, damit alle theoretisch erörterten Punkte gleich in die Tat umgesetzt werden können.

Was dieses Buch nicht ist

Wer auf der Suche nach einem Buch ist, das die »Heilung« von ADHS durch das richtige Essen verspricht, wird enttäuscht werden. Solche Bücher gibt es bereits genug, und alle machen falsche Versprechungen. Man kann sich für Clean Eating entscheiden oder ausschließlich Bioprodukte kaufen. Man kann auf Zucker, Gluten oder Milchprodukte verzichten. All das ändert nichts daran, dass ADHS vorliegt.

Abgesehen davon, dass manche Bücher falsche Versprechungen machen, berücksichtigen sie auch nicht, dass es viel Zeit, Geld und Organisation kostet, auf verarbeitete Lebensmittel zu verzichten und alles von Grund auf selbst zu kochen.

Als ADHS-Betroffene finde ich es zudem ziemlich abwegig, Ernährung als »Heilmittel« für etwas zu propagieren, für das es kein Heilmittel gibt und das auch nicht geheilt werden muss. Das gilt ganz besonders, wenn solche Bücher von Personen geschrieben wurden, die nicht selbst mit ADHS leben.

Zum Umgang mit diesem Buch

Beim Lesen empfehle ich, die folgenden Punkte im Kopf zu behalten.

Die »meistens«-Einstellung

In diesem Buch tauchen häufiger Empfehlungen auf, beispielsweise »alle drei bis vier Stunden essen«. Damit ist gemeint: »*meistens* alle drei bis vier Stunden essen«. Warum? Weil dem Psychiater und ADHS-Experten Dr. Edward (Ned) Hallowell zufolge Menschen mit ADHS **zu inkonsequentem Verhalten neigen.**

Wer seinen Zielen und Verhaltensweisen ein *meistens* voranstellt, kann sich leichter von Perfektionismus und einer Alles-oder-nichts-Haltung lösen. Das macht flexibel und hilft dabei, anzuerkennen, dass manchmal das Leben dazwischenkommen kann (und wird). Aber das ist noch lange kein Grund, den Versuch, positive Verhaltensweisen zu lernen, aufzugeben.

Neugierig sein und das Warum entdecken

Dieser große Bewusstseinswandel hat mir sehr geholfen, eine gesündere Beziehung zum Essen zu entwickeln. Früher dachte ich, dass ich mich für meine Ernährungsfehler selbst verurteilen und schämen müsste. Ich glaubte, hart mit mir ins Gericht gehen zu müssen, um auf Kurs zu bleiben. Aber als ich mich mit dem Intuitiven Essen beschäftigte, lernte ich, **meinen Gedanken, Gefühlen und meinem Essverhalten mit Offenheit und Neugierde zu begegnen, anstatt zu bewerten.** Diese Denkweise kann Raum dafür schaffen, die Hintergründe bestimmter Verhaltensweisen herauszufinden und Wege zu entdecken, wie es in Zukunft anders gehen kann.

Es geht nicht um Versagen

Ernährung ist nichts, wofür wir benotet werden. Jede Essenserfahrung – vergangene, gegenwärtige und zukünftige – ist eine Gelegenheit, mehr über den eigenen Körper und seine Signale zu erfahren und zu lernen, welches die individuell besten Lösungen sind. Es gibt keinen einzig richtigen Weg, sich zu ernähren. Es ist völlig in Ordnung, durch Experimente den eigenen Weg zu finden.

Wenn man immer wieder dasselbe tut, führt das immer wieder zu demselben Ergebnis. Das verhindert, zu einer besseren Ernährungs- und Lebensweise zu finden. Mit dem Körper ist es wie mit dem Zuhause: Er muss regelmäßig renoviert werden.

Es mag Zeiten geben, in denen eine Strategie oder ein Trick funktioniert, und andere Zeiten, in denen derselbe Ansatz keine Wirkung zeigt. Das ist kein Versagen. Es bedeutet nur, dass es an der Zeit ist, sich anzupassen. Wahrscheinlich müssen Strategien sogar regelmäßig angepasst und ausgetauscht werden, denn ADHS-Gehirne lieben Abwechslung und Neues.

Bitte etwas Gnade und Geduld

Für manche Menschen ist die Ernährung ein lebenslanger Kampf. Aber unabhängig davon, wie lange die Beziehung zum Essen schon schwierig ist, rate ich dazu, gnädig mit sich selbst zu sein. Die meisten Menschen tun ja mit den Möglichkeiten, die ihnen zur Verfügung stehen, ihr Bestes. Ernährungsratschläge berücksichtigen die besonderen Herausforderungen bei ADHS nur sehr selten, also liegt es nahe, dass viele von uns mit Essstörungen unterschiedlichen Grades zu kämpfen haben.

Ich habe Jahre gebraucht, um meine Beziehung zum Essen in den Griff zu bekommen. Es gab Zeiten, in denen ich dachte, Ernährungsprobleme würden mich mein Leben lang begleiten. Aber ich habe nicht aufgegeben und schließlich Licht am Ende des Tunnels gesehen. Ich weiß, dass Geduld nicht unbedingt eine Stärke von ADHS-Betroffenen ist, aber ich verspreche, dass in diesem Fall das Endziel die Zeit und Mühe wert ist.

Mit diesem Buch möchte ich das Leben mit ADHS ein bisschen leichter machen. Ich möchte Betroffenen helfen, sich so zu ernähren, dass sie sich körperlich und geistig so gut wie möglich fühlen. Bereit, etwas darüber zu lernen? Fangen wir an!

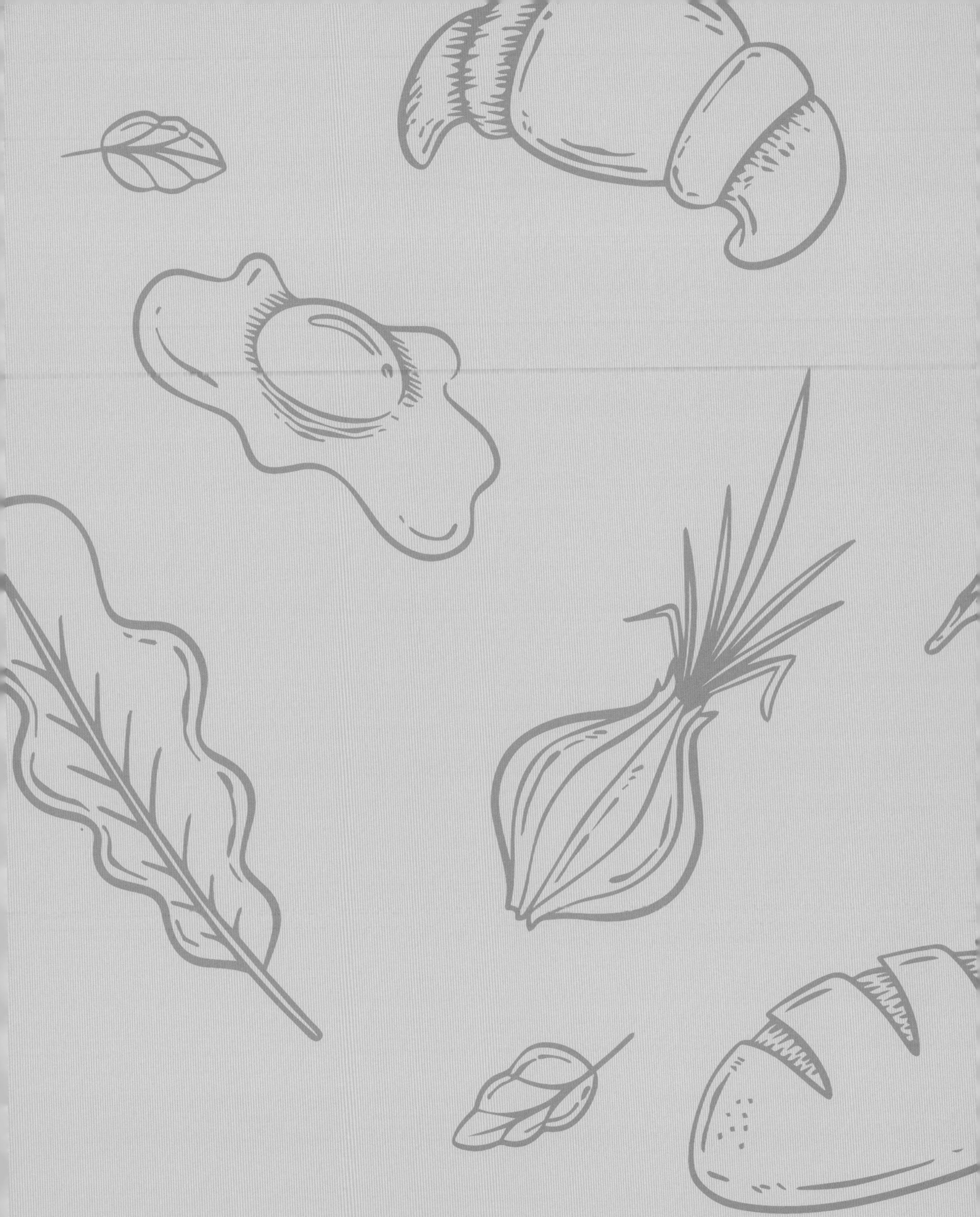

KAPITEL 1

ADHS UND ERNÄHRUNG

KAPITEL 1

Wie beeinflusst ADHS meine Beziehung zum Essen?

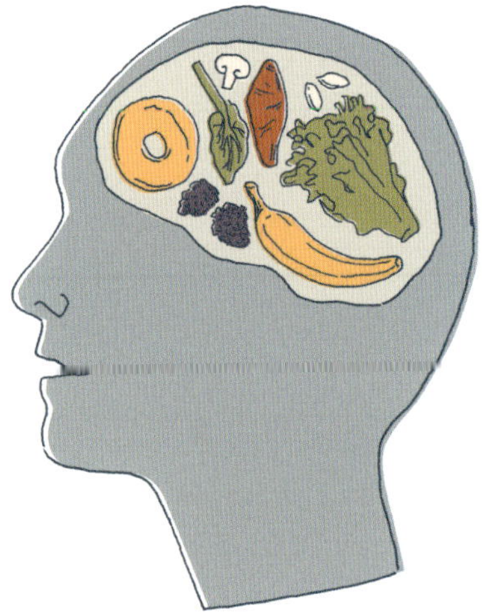

ADHS beeinflusst jeden Lebensbereich von Betroffenen, auch ihre Beziehung zum Essen. Herauszufinden, wie ADHS das eigene Leben beeinflusst, ist besonders schwierig, wenn es spät diagnostiziert wurde. Betrachtet man alle Lebensbereiche, sieht man, wie unterschiedlich sich ADHS auf sie auswirkt.

Als ich mit 19 Jahren die Diagnose bekam, verstand ich, dass ADHS meine Konzentrationsfähigkeit, die Fähigkeit, meine Wohnung sauber zu halten und lange still zu sitzen beeinflusst. Erst an der Universität wurde mir klar, wie schwer ADHS es mir machte, meine Emotionen und Beziehungen zu regulieren — auch die extrem komplizierte Beziehung zum Essen.

Betroffene von ADHS haben Schwierigkeiten mit gesunden Ernährungsmustern, weil Konsequenz nicht unsere Stärke ist. Wir wissen beispielsweise, dass Obst und Gemüse gesund sind, aber nicht, wie wir es schaffen, dass unser Gehirn sich daran erinnert, diese Lebensmittel regelmäßig zu essen – oder bevor sie im Kühlschrank verderben.

Grund dafür sind viele Kerneigenschaften von ADHS – Unterschiede bei den Exekutivfunktionen, Schwierigkeiten bei der Interozeption, das Verlangen nach Reizen, Medikamenteneinnahme und emotionale Dysregulation – die den Umgang mit Essen verändern. Auch ADHS-Medikamente können das Essverhalten beeinflussen. Mit diesen Kerneigenschaften befassen wir uns in späteren Kapiteln genauer, aber hier folgt schon einmal eine kurze Übersicht, wie sie sich auf das Essverhalten auswirken können.

Darum macht ADHS gesunde Ernährung so schwierig

Exekutivfunktionen

Schwierigkeiten bei Exekutivfunktionen (EF), also den kognitiven Fähigkeiten zur Planung, Konzentration, Problemlösung und des Erreichens von Zielen, sind der Kern von ADHS. Diese Unterschiede machen es Betroffenen so schwer, Aufgaben anzufangen, durchzuhalten und abzuschließen.

Beim Kochen und Essen nutzen wir exekutive Funktionen zur Essens- und Einkaufsplanung, beim Vor- und Zubereiten der Lebensmittel und um die Zeit im Blick zu haben und unsere Arbeitsfläche halbwegs frei zu halten.

Dr. Thomas E. Brown ist Experte für exekutive Funktionen und ADHS und unterteilt EF in sechs Bereiche: Aktivierung, Fokus, Anstrengung, emotionale Regulation, Erinnerung und Aktion. Bei Personen ohne ADHS arbeiten diese Bereiche normalerweise effizient und unbewusst zusammen, um bei Aufgaben wie Einkaufen und Kochen zu helfen. Bei Betroffenen von ADHS ist es anders. Die Tabelle auf Seite 14 zeigt, wie ADHS die Beziehung zum Essen in jedem dieser Bereiche beeinflusst.

Kein Wunder, dass sich Betroffene von ADHS mit ihrer Ernährung überfordert fühlen! Die guten Nachrichten? Dieses Buch präsentiert Werkzeuge und Strategien zum Umgang mit diesen Herausforderungen.

Interozeption

Unterschiede bei der Interozeption äußern sich häufig durch die Schwierigkeit, Hunger-, Durst- und Völlegefühl oder auch Toilettendrang wahrzunehmen. Interozeption ist die Fähigkeit, unsere Körperempfindungen wahrzunehmen, was einen wichtigen Teil unserer Selbstregulierung ausmacht. Sie bezieht sich auf den physischen und emotionalen Zustand des Körpers.

Es kann schwierig sein, dem Körper zu geben, was er braucht, wenn man Körpersignale nicht wahrnimmt oder falsch einschätzt. Darum kennen viele ADHS-Betroffene, die keine Medikamente einnehmen, kein Hungergefühl – außer Heißhunger. In Kapitel 4 geht es darum, warum es so schwierig ist, auf den eigenen Körper zu hören, wie sich Hunger und Sättigungsgefühl äußern und wie man die Interozeption verbessern kann.

Die Jagd nach Dopamin

Dopamin und Serotonin sind natürlich vorkommende Stoffe, die im menschlichen Gehirn für ein angenehmes Gefühl der Ruhe sorgen. Betroffene von ADHS weisen oft einen niedrigen Dopaminspiegel auf. Deshalb suchen sie permanent nach Wegen, durch Reize die Dopaminausschüttung zu erhöhen. Essen, besonders einfache Kohlenhydrate in Zucker und süßem Gebäck, ist eine schnelle und leicht zugängliche Quelle für Dopamin. Dieses Essen erhöht sowohl den Dopamin- als auch den Serotoninspiegel, was für Freude und Ruhe sorgt – ein Zustand, den alle Menschen (ob mit oder ohne ADHS) begrüßen.

Aber die Unfähigkeit zur Selbstregulierung (Impulsivität), der Kampf gegen Langeweile und der Wunsch nach einer schnellen Belohnung kann zu übermäßigem Essen führen. Deshalb sind ADHS-Betroffene anfälliger für Binge Eating. In Kapitel 6 geht es um die Jagd nach Dopamin und den Aufbau eines Dopamin-Werkzeugkoffers, der dafür sorgt, dass Essen nicht die einzige Möglichkeit zur Stimulation bleibt.

Kategorie	Funktion	Die Auswirkungen von ADHS auf die Beziehung zum Essen
Aktivierung	Organisieren, Prioritäten setzen, etwas beginnen	• Du weißt nicht, wie du mit dem Kochen beginnen sollst und lässt es darum ganz. • Die Zubereitungszeit laut Rezept beträgt 30 Minuten, aber du brauchst eine Stunde. • Du verschiebst die Mahlzeit, bis es nicht mehr geht und dein Körper schreit »Ich muss JETZT essen!«
Fokus	Sich (länger) auf eine Aufgabe konzentrieren	• Du willst dir einen Snack aus der Küche holen, aber ein Päckchen, das auf der Küchentheke liegt, lenkt dich ab. • Dir brennt regelmäßig das Essen an, weil du es vergisst oder abgelenkt bist. • Du verlierst dich in einer Beschäftigung und vergisst 6 oder mehr Stunden lang, zu essen und zu trinken.
Anstrengung	Konzentration, Anstrengung, Dinge verarbeiten	• Du hast einen Essensplan erstellt, aber hältst dich nicht daran. • Ein Ernährungstagebuch zu führen überfordert dich, weil du bereits Probleme hast, das Kochen und Essen nicht zu vergessen. • Schlafstörungen – also setzt du dich mit Snacks vor den Fernseher.
Emotionen	Mit Frustration umgehen und Gefühle regulieren	• Du isst, wenn du dich wütend, traurig, gestresst, einsam usw. fühlst. • Du isst, weil du nicht weißt, wie du deine Gefühle wahrnehmen kannst, ohne dass sie dich überwältigen. • Du bist reizbar und reagierst ungehalten, wenn dich jemand beim Kochen stört.
Erinnerung	Informationen abspeichern, Erinnerungen abrufen	• Du vergisst Dinge von deiner Einkaufsliste oder kaufst etwas, das du schon hast. • Du musst Anweisungen in Rezepten mehrmals lesen. • Du isst oder trinkst den ganzen Tag nichts, weil du es vergisst.
Aktion	Aktion überwachen und regulieren	• Du fängst an zu kochen, ohne die Anweisungen gelesen oder Vorbereitungen getroffen zu haben. • Du versuchst, das Kochen so schnell wie möglich zu erledigen, und vergisst deshalb wichtige Arbeitsschritte. • Es fällt dir schwer, regelmäßig zu kochen, weil es dir keine Freude bereitet.

Medikamente bei ADHS

Zur Behandlung von ADHS werden vorzugsweise Stimulanzien verordnet, aber auch andere Medikamente können helfen. ADHS-Medikamente, besonders Stimulanzien, wirken sich auf den Appetit aus. Häufig führt der verringerte Appetit durch Medikamente dazu, dass Betroffene zu wenig oder sehr unregelmäßig essen, was zu Heißhungerattacken, Binge Eating oder kompensatorischem Essverhalten führt, um die fehlende Nahrungsaufnahme über den Tag auszugleichen. Ich nenne das den Binge/Restrict-Kreislauf. Er kann sowohl mit als auch ohne Medikamente vorkommen und ist eines der häufigsten Ernährungsmuster von Menschen mit ADHS.

Stimulanzien können ein gutes Werkzeug sein, das Betroffene von ADHS dabei unterstützt, weniger Dopaminschübe durch Essen zu suchen. Aber Medikamente können auch den Binge/Restrict-Kreislauf begünstigen, weil Appetitlosigkeit eine mögliche Nebenwirkung ist. Auf die Medikation bei ADHS und mögliche Wege aus dem Binge/Restrict-Kreislauf gehe ich in einem späteren Kapitel dieses Buches ein.

Emotionsregulierung

Probleme bei der Emotionsregulierung werden von den meisten Experten als Symptom von ADHS anerkannt. Die Emotionsregulierung ist eine exekutive Funktion und eng mit Selbstregulierung verbunden. Essen kann ein Mittel sein, um Emotionen zu regulieren, aber es kann problematisch werden, wenn es zum *einzigen* Mittel wird, um die eigenen Emotionen zu bewältigen.

Der Verzehr von Nahrung ohne Hungergefühl und aus emotionalen Gründen kann zu übermäßigem Essen und Binge Eating führen. In Kapitel 5 geht es um die Rolle, die Essen bei der emotionalen Regulierung spielt. Dort zeige ich, was du tun kannst, wenn emotionales Essen deine Beziehung zu Ernährung negativ beeinflusst, in ich stelle Hilfen für den Umgang mit Emotionen vor.

Ernährungstypen bei ADHS: Welcher bist du?

Durch meine Arbeit mit hunderten ADHS-Betroffenen habe ich verschiedene Ernährungsmuster beobachtet, die häufig bei Personen mit ADHS auftreten und ihre schwierige Beziehung zum Essen spiegeln. Die ersten fünf Ernährungstypen würde ich als problematisch beurteilen. Es kann sein, dass du dich in einem, mehreren oder sogar allen Ernährungstypen wiedererkennst. Für jeden Ernährungstyp gebe ich Hinweise, welche Kapitel für ihn am hilfreichsten sind. Der letzte Ernährungstyp, der intuitive, stellt die ideale Beziehung zum Essen dar. Dieses Buch soll dabei helfen, den intuitiven Ernährungstyp zu erreichen.

Der Snack-Fan

Snack-Fans sind Menschen, die ständig naschen oder essen. Meist nehmen sie keine Medikamente oder haben die ADHS-Diagnose erst relativ spät erhalten. Sie essen oft aus Langeweile, unbewusst und auch, wenn sie keinen Hunger haben. Das wiederum empfinden sie oft als frustrierend.

Menschen dieses Ernährungstyps wissen meist nicht, dass ihr Essverhalten eine Form der Selbstmedikation ist, da Essen dem Gehirn das ersehnte Dopamin verspricht. Snack-Fans kennen möglicherweise kein Hungergefühl, da eine andere Kraft sie zum Essen treibt: die Jagd nach Dopamin. Dieser Ernährungstyp lässt keinen Hunger aufkommen und kennt kein Sättigungsgefühl, außer er fühlt sich vollgestopft. Mit dem Essen wird erst aufgehört, wenn der Teller leer ist.

Snack-Fans haben tendenziell wenig Überblick darüber, was sie wann essen, also setzen sie auf Snacks, geliefertes Essen und Fast Food. Kohlenhydrate, besonders süße und salzige/knusprige Lebensmittel, machen ihr Gehirn glücklich. Unter Medikation kann sich der Drang zum Snacken verringern. Für diesen Typ sind besonders die Kapitel 3, 6 und 9 interessant.

Der Binge/Restrict-Typ

Dieser Ernährungstyp isst abwechselnd viel zu viel und viel zu wenig. Eine erschreckend große Zahl von Menschen ist von diesem Muster betroffen. Es kann zum Beispiel sein, dass Betroffene den Tag über wenig oder gar nichts zu sich nehmen und abends zum Ausgleich viel zu viel essen. Es kann aber auch sein, dass Medikamente den Appetit hemmen. Manche Betroffene vergessen zu essen, haben zu wenig Zeit zum Essen, vergessen die Zeit, weil sie sich in anderen Beschäftigungen verlieren, oder versuchen, das »zu viel« gegessene vom Vortag »auszugleichen«. Der Binge/Restrict-Typ will den Tag unbedingt ohne Binge Eating beenden. Wer in diesem Kreislauf gefangen ist, kann in den Kapiteln 3, 4, 5, und 6 hilfreiche Ansatzpunkte finden.

Der Perfektionist

Der Perfektionist strengt sich enorm an, gesund zu essen, Diäten einzuhalten und so gesund wie möglich zu sein. Er sieht sich als Profi darin, zu überwachen, was er zu sich nimmt, was letztlich zu einem gestörten Essverhalten führen kann.

Personen mit diesem Ernährungstyp nutzen häufig ein System, um ihre Ernährung zu überwachen, zum Beispiel Kalorien oder Makronährstoffe. Sie trauen sich nicht, auf ihr Gefühl zu hören, wenn sie sich fragen, was, wann, wie gegessen werden sollte. Sie bekommen von anderen viel Zuspruch für ihre »perfekte« Ernährung, was dazu führen kann, dass sie Teil ihrer Identität wird.

Obwohl Betroffene dieses Typs nach außen hin perfekt erscheinen, haben sie tatsächlich keine Kontrolle, wenn es ums Essen geht. Sie neigen dazu, auf dem Weg nach Hause Fast Food zu kaufen und die »Beweise« zu vernichten. Oder sie erzählen Freunden, sie könnten sich wegen einer Migräne nicht treffen, während sie in Wirklichkeit gerade Pizza, Eiscreme und Chips vor dem Fernseher verschlingen.

Aus diesem Grund fühlen sich Perfektionisten frustriert, beschämt und hilflos. Sie versuchen krampfhaft, sich perfekt zu ernähren, obwohl es die »perfekte« Ernährung nicht gibt. Sie stecken so viel Mühe in Ernährung und Sport, dass ihnen wenig Energie für anderes bleibt. Trotzdem würden sie für andere Lebensbereiche gern ebenso viel Energie aufbringen können wie für die Ernährung. Wer das kennt, sollte Kapitel 2, 4, 5 und 8 genauer lesen.

Der Fast Food-Besteller

Für diese Personen ist Kochen langweilig, ihnen fehlt die Zeit oder das Know-how oder sie fühlen sich mit dem Kochen so überfordert, dass sie lieber dreimal mehr Geld für geliefertes Essen oder Fast Food ausgeben. ADHS-Betroffene dieses Typs haben oft Probleme mit der Zeitplanung und verbrauchen den Großteil ihrer Energie bei der Arbeit, sodass sie zu Hause zu müde zum Kochen sind.

Leider ist häufiges Bestellen von Essen sehr teuer und sorgt bei Betroffenen für eine Menge Scham, weil sie denken, sie »sollten« in der Lage sein, die Zeit, Energie und Exekutivfunktionen zum Kochen aufzubringen. Fast Food-Besteller können sich im Supermarkt oder in der Küche überfordert fühlen, weil sie nie gelernt haben, sich dort zurechtzufinden. Oft bleibt auch das Belohnungsgefühl beim Kochen aus, sodass ihr Gehirn NEIN DANKE schreit, sobald sie nur daran denken, regelmäßig für sich zu kochen.

Ein weiteres Problem? Die Geschmacksknospen haben sich schon so an intensiv schmeckendes, leckeres Essen aus (Fast Food-) Restaurants gewöhnt, dass ihnen Selbstgekochtes einfach nicht schmeckt. Kapitel 4 und 8 können Personen mit diesem Ernährungstyp helfen.

Der selektive Typ

Menschen dieses Ernährungstyps sind oft sensorisch sensibel, wenn es um Essen geht. Sie hassen es, »mäkelig« genannt zu werden oder zu hören, dass sie »das Ernährungsspektrum eines Fünfjährigen haben«. Durch die vielen Kommentare, auch darüber, warum sie nichts essen oder nicht einmal probieren wollen, erleiden Betroffene viel Scham. Sie bevorzugen meist helle und/oder verarbeitete Lebensmittel wie Chicken Nuggets, Käsemakkaroni oder Speisen, die sie als Kind gegessen haben. Solche Lebensmittel empfinden sie als sicher, weil sie Konsistenz und Geschmack einschätzen können. Obst und Gemüse sind der Feind des selektiven Typs, auch wenn er weiß, dass beides gesund ist. Seine Geschmacksknospen mögen es einfach nicht.

Personen dieses Ernährungstyps finden Essen eventuell uninteressant und schämen sich dafür, dass sie es weniger genießen als andere Menschen. Manche vermeiden Restaurantbesuche, weil sie auf den Speisekarten selten etwas finden, das ihren Vorlieben entspricht. Es kann sogar sein, dass ihre sensorischen Abneigungen gegenüber einigen Lebensmitteln und mögliche Ernährungs-Traumata zu einer vermeidend-restriktiven Ernährungsstörung (ARFID) führen. Im nächsten Abschnitt dieses Buches werden Essstörungen wie diese thematisiert. Kapitel 7 kann allen helfen, die bei sich Merkmale des selektiven Ernährungstyp erkennen.

Der intuitive Typ

Mit diesem Buch möchte ich gern möglichst vielen Menschen dabei helfen, ihre Beziehung zum Essen zu verändern und zur Intuitiven Ernährung zu finden! Menschen des intuitiven Ernährungstyps haben das Vertrauen in ihren Körper (wieder-)gefunden, sodass er ihnen sagen kann, was, wann und wie gegessen wird. Sie können auch kleine Hilfen für diese Fragen nutzen, die aber nicht dazu dienen, das Essverhalten zu »kontrollieren«. Stattdessen helfen sie dabei, ausreichend und regelmäßig zu essen.

Dementsprechend hat der intuitive Typ einen entspannten Umgang mit Lebensmitteln aller Art. Er verbietet sich kein Essen, das er mag und überlegt, was er ZUSÄTZLICH auf seinen Teller legen kann, um seine Mahlzeit zufriedenstellender und gesünder zu machen. Intuitiv essende Personen stecken nicht im Binge/Restrict-Kreislauf fest. Sie bewahren ihre »Binge« Lebensmittel zu Hause auf, ohne Angst vor Essattacken zu haben. Sie passen ihr Kochpensum an ihr Energielevel und ihre Exekutivfunktionen an und setzen sich nicht weiter unter Druck, sich »perfekt« zu ernähren oder Diäten durchzuhalten. Dazu mehr im nächsten Kapitel.

Bis auf den intuitiven Typ haben alle vorgestellten Ernährungstypen ein unreguliertes Verhältnis zum Essen und zu gesunder Ernährung. Manchmal kann dies zu einer ernsthaften Essstörung führen.

Essstörungen bei ADHS

Essstörungen sind unglaublich komplex und haben nie nur eine Ursache. ADHS kann das Risiko, eine Essstörung zu entwickeln, erhöhen. Ein weiterer Faktor sind Diäten zur Gewichtsreduktion. Tatsächlich ist dies der stärkste Prädikator dafür, ob jemand eine Essstörung entwickelt oder nicht.

Essstörungen liegen hinter der Überdosierung von Opioiden auf Platz zwei der tödlichsten psychischen Zustände. Trotzdem gelten Verhaltensweisen, die eine Essstörung begünstigen, in der Gesellschaft als normal. Zu diesen Verhaltensweisen gehört die Vermeidung bestimmter Lebensmittel(-gruppen), absichtliches Ausfallenlassen von Mahlzeiten und kompensatorisches Verhalten, um bereits Verzehrtes »auszugleichen«. In einer Studie zeigten **75 Prozent der Frauen zwischen 25 und 45 ein gestörtes Essverhalten oder Symptome einer Essstörung.**

Betroffene von ADHS haben im Vergleich zu anderen Menschen ein signifikant höheres Risiko, eine Essstörung zu entwickeln. Das hängt wahrscheinlich mit dem Bedürfnis nach Stimulation,

Wie die Diätkultur die Beziehung von ADHS-Betroffenen zum Essen beeinflusst

Die Diätkultur ist ein Glaubenssystem, das Schlankheit, ein bestimmtes Erscheinungsbild und eine bestimmte Körperform belohnt. Menschen, die nicht diesem falschen Gesundheitsbild entsprechen, werden marginalisiert. Aber dünn sein heißt nicht gleich gesund sein. Nicht jede schlanke Person ist gesund und nicht jede füllige Person krank. Die Diätkultur hat es zur Normalität gemacht, Menschen mit Mehrgewicht zur Gewichtsabnahme durch ungesundes Essverhalten zu raten. Diversität bei Körperformen ist real und wunderschön. Wir haben nicht alle die gleichen Haare, Augen oder Körpergröße. Warum sollte es also bei unserer Körperform anders sein?

Leider sind Menschen mit ADHS nicht immun gegen die Diätkultur, sondern sogar anfälliger für Mode- oder Blitzdiäten als neurotypische Personen. Ständig neue Modediäten mit ihren Versprechen von schnellen (aber nicht anhaltenden) Ergebnissen machen sie für Gehirne mit ADHS, die ständig auf der Suche nach direkten Belohnungen sind, sehr attraktiv.

Die Diät- und Wellnesskultur ist *überall* — sie findet sich in Fernsehformaten, Filmen, Social Media, Zeitschriften und sogar Gesundheitsrichtlinien. Im Jahr 2023 nahm die Abnehm-Industrie allein in den USA Rekordgewinne von 89,9 Milliarden US-Dollar ein. Gleichzeitig zeigt die Forschung, dass 80 Prozent der Personen innerhalb von fünf Jahren nach einer Diät ihr verlorenes Gewicht wiedergewinnen. Der Kreislauf aus Gewichtsab- und zunahme (Jojo-Effekt) wird mit einem erhöhten Sterberisiko assoziiert. **Diäten funktionieren einfach nicht.**

Wirklich gesund leben heißt nicht, eine Diät zu halten, um sein Körpergewicht zu kontrollieren. Gesund sein heißt, neue, lebenslange Gewohnheiten zu entwickeln. Dazu gehören ausgewogene Ernährung, Stressbewältigung, ausreichend Schlaf, Bewegung (die dir Freude bereitet), Medikamente (falls nötig), gemäßigter Alkoholkonsum. Dazu gehören auch das Beenden gesundheitsschädlicher Gewohnheiten wie Rauchen und das Hinterfragen sozialer Gesundheitskriterien.

den Kernproblemen von ADHS – Hyperaktivität, Impulsivität und Unaufmerksamkeit – und mit Selbsthass, Stress und dem Gefühl, keine Kontrolle über das eigene Essverhalten zu haben, zusammen. Durch diese Eigenschaften von ADHS rutschen Betroffene leicht in eine Essstörung. **Studien zeigen, dass das Risiko für eine Essstörung bei ADHS-Betroffenen drei- bis fünfmal höher ist.**

Essstörungen sind ausgesprochen tückisch. Heilung ist zwar definitiv möglich, aber die Stimme in deinem Kopf wird nie ganz verstummen. Hast du dich übersatt gegessen oder am Abend viel zu viel verzehrt, flüstert die Stimme »Lass das Frühstück ausfallen.« Oder die Stimme meldet sich in einer stressigen Lebensphase und versucht, dich zu alten, selbstschädigenden Mustern zu verleiten, um die »Kontrolle« zurückzugewinnen. Du kannst aber lernen, dich von diesen Gedanken zu distanzieren und Strategien entwickeln, um dich von den Auslösern der Essstörung zu befreien.

Als Betroffene wünsche ich Menschen mit (und ohne) ADHS, dass sie die Ängste, das Leid und die Hoffnungslosigkeit einer Essstörung nie erfahren müssen. Es ist herausfordernd genug, ADHS zu bewältigen, zumal es oft mit weiteren psychischen Problemen wie Depressionen oder Ängsten einher geht. Deshalb ist mir ein Ernährungsplan ohne Gewichtsverlust als Ziel so wichtig. Du kannst ohne Diäten gesund leben.

Du kannst lernen, gute Entscheidungen für dich zu treffen, nicht, weil du musst, sondern weil es dich deinen Werten näher bringt und dir ein gutes Gefühl gibt. Aber das kann inmitten der Medien, die alle über Gewichtsverlust reden, schwierig sein.

Was ist der Unterschied zwischen gestörtem Essverhalten und einer Essstörung?

Gestörtes Essverhalten definiert sich meist durch ungewöhnliche Ernährungsmuster, die aber noch nicht ungewöhnlich genug sind, um als Essstörung diagnostiziert zu werden. Diese Muster sind weniger häufig und weniger schwerwiegend als eine Essstörung. Menschen mit einem gestörten Essverhalten wollen meist abnehmen oder »gesund« leben. Das Essverhalten ist restriktiv, unflexibel und manchmal zwanghaft.

Für Betroffene kann ein gestörtes Essverhalten eine unbeabsichtigte Folge von ADHS sein. Gestörtes Essverhalten kann Auslassen von Mahlzeiten, Vermeidung bestimmter Lebensmittel (-gruppen), Starrheit in der Lebensmittelwahl oder den Essenszeiten, häufige Diäten, Binge Eating und den Gebrauch von Medikamenten oder Nahrungsergänzungsmitteln zur Gewichtsreduktion beinhalten.

Anzeichen und Symptome von gestörtem Essverhalten:

- Jojo-Diäten und Gewichtsschwankungen
- Schuld- oder Schamgefühle, wenn strenge Regeln nicht eingehalten werden können
- Gefühl von Kontrollverlust beim Essen
- Verhaltensweisen, um den Verzehr von »schlechtem« Essen auszugleichen
- Diskussionen mit der inneren Stimme über Essen, Gewicht und Körperbild, welche die Lebensqualität negativ beeinflussen
- Nur »saubere« oder gesunde Lebensmittel essen
- Binge Eating

Wenn gestörte Essverhaltensweisen zunehmen, durchgehend Ernährungsmuster beeinflussen und hohen Stress auslösen, können sie sich zu einer Essstörung entwickeln.

Wie für ADHS gibt es auch für Essstörungen eine genetische Veranlagung. Zu den Essstörungen gehören unter anderem die Binge Eating-Störung, Bulimia nervosa, Anorexia nervosa und die vermeidend-restriktive Ernährungsstörung (ARFID).

Binge Eating und Bulimia nervosa sind die zwei Essstörungen, die am stärksten mit ADHS assoziiert werden. ARFID wurde bisher hauptsächlich als Essstörung gesehen, die bei autistischen Kindern und Erwachsenen auftritt. Seit aber das Bewusstsein für ARFID wächst, wird es auch mit Erwachsenen und Betroffenen von ADHS in Verbindung gebracht. Forschende und Fachleute stellen fest, dass neurodivergente Personen nicht so einfach ihr »wählerisches Essverhalten« ablegen. Stattdessen stehen sie lebenslang vor Schwierigkeiten im Umgang der Ernährung, die nichts mit der Kleidungsgröße oder dem Aussehen zu tun haben. Weitere Informationen über ARFID sind im grünen Kasten auf Seite 88 zu finden.

Wer Probleme mit gestörtem Essverhalten oder einer Essstörung hat, sollte Unterstützung beim Hausarzt, einem Ernährungsberater, Therapeuten oder Psychologen suchen. Fachleute, die Neurodiversität anerkennen, statt Diäten zu empfehlen, können die Unterstützung bieten, die nötig ist, um die Beziehung zum Essen und zum eigenen Körper zu verbessern.

Überschneidungen von Diskriminierung und Vorurteilen gegenüber Mehrgewicht

Die negativen Botschaften über Mehrgewicht und Neurodivergenz sind sehr ähnlich. Sowohl Menschen mit ADHS als auch mehrgewichtige Personen werden als »faul« oder »unvernünftig« dargestellt und »müssen geheilt werden«. Betroffene Personen werden oft auf ihre Symptomatik – ADHS oder Körperfett – reduziert. ADHS-Betroffene, die füllig sind, neigen eher dazu, dem Schlankheitsideal zu folgen, um diskriminierendem Verhalten auszuweichen.

Dieses Buch möchte verinnerlichtes diskriminierendes Denken und Vorurteile gegen Mehrgewicht hinterfragen. Wenn du nicht akzeptieren kannst, dass dein Gehirn anders funktioniert und du deshalb verschiedene Werkzeuge und Hilfe von anderen Personen brauchst, ist es wahrscheinlich, dass du weiterhin mit der Ernährung und in anderen Lebensbereichen Schwierigkeiten hast. Dasselbe gilt, wenn du nicht akzeptierst, dass alle Körper – auch dein eigener – Würde und Respekt verdienen.

Wie funktioniert eine gesunde Beziehung zum Essen?

Wenn ein neuer Klient sagt, »Ich wünsche mir eine gesunde Beziehung zum Essen«, frage ich »Wie sieht diese Beziehung für dich aus?«. Manche kennen eine Antwort, weil sie darüber bereits nachgedacht haben oder sich damit auseinandersetzen. Meist folgt auf meine Frage jedoch ein leicht verwirrter Blick und es heißt: »Na ja, so richtig weiß ich das nicht.« Wenn es dir so geht, ist das in Ordnung! Am Ende dieses Buches wirst du hoffentlich in der Lage sein, klar zu definieren, wie eine gesunde Beziehung zum Essen für dich aussieht.

Kurz gesagt **ist eine gesunde Beziehung zum Essen frei von Schuld und Scham darüber, was, wann, wie und aus welchem Grund gegessen wird.**

Du kannst dein ADHS-Gehirn dazu nutzen, einen Plan zu erstellen, damit sich das Thema Essen nicht wie eine Vollzeitzeitbeschäftigung anfühlt. Dann entscheidest du dich, kein restriktives Essverhalten als Strafe anzuwenden. Du erkennst an, dass Diäten nicht funktionieren und darum unnötig sind. Die Regeln und Grenzen beim Essen kommen aus einer liebevollen anstatt einer ängstlichen Haltung heraus. Du nutzt dein Wissen über Nährstoffe und dein Gefühl dafür, welches Essen dir gut tut, für deine Ernährungsentscheidungen.

Ist dein einziges Ziel, deinen Körper schlanker zu machen, dann geht es dir nicht darum, ein gesundes Leben zu führen.

Wie sieht eine gesunde Beziehung zum Essen für dich aus?

Bevor du weiter liest, lade ich dich ein, deine eigene Beziehung zum Essen zu reflektieren. Schreibe deine Antworten gerne auf, damit du genauer darüber nachdenken kannst.

In welchen Ernährungstypen erkennst du dich wieder? Was sind deine größten Schwierigkeiten beim Essen? Werden sie nur durch ADHS verursacht, oder vielleicht durch Diäten oder gestörtes Essverhalten? Wie würde sich dein Essverhalten ändern, wenn du Diäten hinter dir lassen und gemeinsam mit deinem Gehirn das Chaos und das Gefühl der Überforderung und Scham in Bezug auf deine Beziehung zum Essen beseitigen könntest?

Und vor allem, wie würde eine gesunde Beziehung zum Essen für dich persönlich aussehen?

KAPITEL 2

Intuitive Ernährung mit ADHS

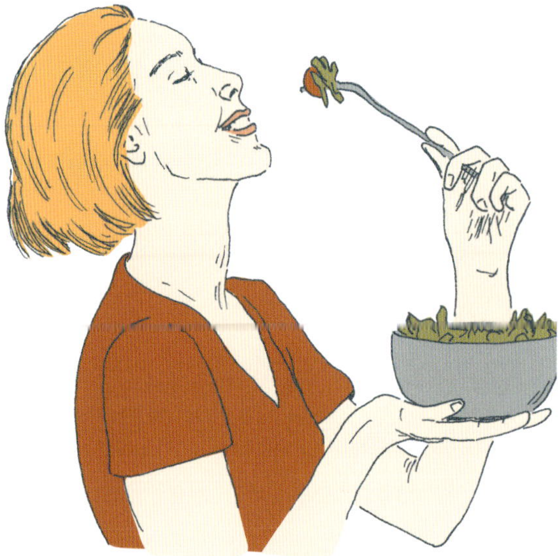

Zur der Zeit, als ich mein Masterstudium begann, stieß ich zum ersten Mal auf Intuitive Ernährung (IE). Ich sah sie bei Ernährungsberatern auf Instagram und war neugierig, spürte aber auch einen starken, inneren Widerstand.

Die Ernährungsberater sprachen davon, zu essen was und wann man will und dem Körper zu vertrauen, dass er einem sagt, was, wann und wie viel man essen kann. Für mich klangen sie nach einem Haufen Scharlatane. Ich dachte mir, schön für sie, aber ich könnte *nie* meinem Körper vertrauen oder auf ihn hören.

Das liegt daran, dass die ADHS-Medikamente meine Hungersignale stören und es schwierig machen, zu wissen, was und wann ich essen sollte. IE auszuprobieren und gleichzeitig meine Medikamente einzunehmen, wäre mir wie Betrug vorgekommen. Genauso geht es vielen anderen ADHS-Betroffenen, wenn sie das erste Mal von Intuitiver Ernährung hören.

Intuitive Ernährung ist das genaue Gegenteil von allem, was ich über Essen und den Körper gehört hatte. Die Diätkultur lehrt uns, unserem Körper nicht zu trauen und uns besser auf Dinge wie Kalorienzählen oder das Tracking von Makronährstoffen zu verlassen, statt in uns hineinzuhorchen.

Deshalb funktioniert IE bei ADHS

Diäten sind hart. Man soll sich bei jeder Mahlzeit an Regeln erinnern und man soll ständig im Blick haben, was man isst. Dadurch kann das Thema Ernährung noch schwieriger werden. Diäten erfordern ein Durchhaltevermögen, das für Menschen mit ADHS unrealistisch ist. Das führt häufig zu dem Gefühl, versagt zu haben, während in Wirklichkeit die unschaffbare Diät das Problem ist.

Im Gegensatz dazu steht bei Intuitiver Ernährung Flexibilität im Mittelpunkt. Sie will dabei helfen, die 10 Prinzipien (Seite 25) individuell an Lebensstil, Kochkenntnisse und Bedürfnisse anzupassen. Sie berücksichtigt die physische und psychische Gesundheit. Sie zeigt Wege, um restriktive Ernährungsregeln, Scham- und Schuldgefühle abzulegen. Sie hilft, die eigenen Körpersignale besser wahrzunehmen und kluge Ernährungsentscheidungen zu treffen.

Ich weiß nicht, wie es dir geht, aber mir gibt gesunde Ernährung ein gutes Gefühl. Wenn sich Personen während einer Diät »gut« fühlen, liegt es häufig daran, dass sie nährstoffreichere Lebensmittel verzehren. Es fällt viel leichter, gesunde Nahrung zu sich zu nehmen, wenn die Motivation dazu nicht aus einer eingebildeten Pflicht gezogen wird, sondern aus einem guten

Gefühl. Pflichtgefühl führt nie zu anhaltenden positiven Verhaltensänderungen.

IE sieht dich als Experten für deinen Körper, weil du die einzige Person bist, die weiß, wie sich Hunger/Sättigung in deinem Körper anfühlen und was bestimmte Lebensmittel mit deinen Gefühlen machen. Ich finde, IE hilft, Scham und Schuldgefühle beim Thema Essen abzulegen, und da man bei IE nicht scheitern kann, steigert sie das Selbstvertrauen.

IE vertritt die Ansicht, dass alle Lebensmittel Teil einer gesunden Ernährung sein können. Das finde ich hilfreich, da viele Menschen mit ADHS sensorische Empfindlichkeiten oder Probleme mit Essen bei Medikamenteneinnahme haben und sich beim Kochen überfordert fühlen.

Dein Weg zur IE

Jeder Weg zur IE ist unterschiedlich. Auch wenn es ein innerer Weg ist, musst du ihn nicht allein gehen. Unterstützung von anderen Betroffenen oder Fachleuten ist nicht nur für die Verbesserung der Beziehung zum Essen hilfreich, sondern auch für den Umgang mit ADHS.

Während meines Masterstudiums und meines ernährungswissenschaftlichen Praktikums war ich allein. Rückblickend wünsche ich mir, ich hätte bei diesem Prozess einen Ernährungsberater oder Therapeuten an meiner Seite gehabt. Damals war ich sicher, keine Hilfe zu finden. Ich lag falsch. Beruf, Alter oder Dauer der Schwierigkeiten mit Ernährung sind egal. Es ist nie zu spät, sich Hilfe zum Thema Essen (und ADHS) zu holen.

In diesem Kapitel erkunden wir, warum traditionelle Diäten bei ADHS-Betroffenen (und anderen) nicht funktionieren, was Intuitive Ernährung ist – und was nicht, welche Risiken und Vorteile sie hat, wie man ihre Prinzipien ans eigene Gehirn anpasst und mehr.

Die Gesellschaft ist diätverrückt und diskriminiert Mehrgewicht

Die Gesellschaft schreibt jungen Menschen, besonders Frauen, Schlanksein vor. Also versuchen wir, in diese angeblich attraktive Form zu passen, eifern überschlanken Models nach und streben nach Perfektion. Diese Bemühungen gehen oft zulasten unserer mentalen und körperlichen Gesundheit und unseres Glücks.

Christy Harrison, zertifizierte Ernährungsberaterin und Autorin der Bücher *Anti-Diet* und *The Wellness Trap,* erklärt, dass Diäten dich von »deinem Wohlbefinden, deiner Bestimmung und deiner Stärke« wegführen. Wie sich ein Leben mit Mehrgewicht anfühlt, habe ich nie erlebt. Ich war immer schlank, und trotzdem hatte ich stets das Gefühl, nicht schlank genug zu sein.

Wenn du mehrgewichtig bist, erfährst du vermutlich Stigmatisierung von Partnern, Freunden, Familie, Arbeitskollegen oder sogar Ärzten. Nach einer Gewichtsreduktion wurdest du wahrscheinlich anders behandelt oder bist leichter in der Welt zurechtgekommen. Aber wenn du dein Gewicht nur mithilfe gestörter Essgewohnheiten halten konntest, war es möglicherweise nicht dein Idealgewicht. Deine Gene kannst du nicht bekämpfen, und du kannst dir auch nicht ein Leben lang Gewalt antun, um ein Gewicht zu halten, für das du nicht geschaffen bist.

Was genau ist Intuitive Ernährung (IE)?

Intuitive Ernährung ist ein diätfreier und gewichtsneutraler Ernährungsansatz. Als lebenslange Ernährungsform liegt IE in der Mitte zwischen übermäßigen und gar keinen Einschränkungen beim Essen, unabhängig von deinen Emotionen. Intuitive Ernährung hilft Betroffenen zu lernen, wie sie ihrem Körper ohne Verurteilung oder den Einfluss der Diätkultur das Vertrauen schenken, Ernährungsentscheidungen zu treffen, die ihnen ein gutes Gefühl geben. Anstelle von Schamgefühlen bei »schlechten« Ernährungsentscheidungen hilft IE zu verstehen, warum ein Mensch trotz fehlendem Hungergefühl zum Essen greift.

Intuitive Ernährung wurde von den Ernährungsberaterinnen Evelyn Tribole und Elyse Resch entwickelt. Sie ist ein auf Selbstfürsorge ausgerichtetes Ernährungssystem, das Instinkt, Emotion und rationales Denken einbezieht. Du kannst ohne Schuldgefühle einen Keks oder Tortilla-Chips mit Guacamole und Karotten als Snack genießen, weil du weißt, dass ein paar Chips allein dich nicht satt machen, außer du isst SEHR VIELE. Zur IE gehört auch, mit dem Essen aufzuhören, sobald die Sättigung einsetzt, und nicht erst, wenn der Teller leer ist.

Betroffene lernen, ihr Verlangen nach Essen anzuerkennen, denn sie wissen, dass es in unkontrollierbarem Binge Eating endet, wenn sie es nicht tun. Wer in seinen Körper hineinhört, wird feststellen, dass er nicht nur Eiscreme oder Pommes verlangt, sondern auch gesundes Essen wie einen knackigen Apfel oder einen frischen Salat. Intuitive Ernährung heißt nicht, ohne Rücksicht auf Gefühle und Gesundheit alles zu essen, was man will.

Ich sehe IE als Weg, das »müssen« beim Essen zu streichen und unvoreingenommen herauszufinden, was mir mental und körperlich gut tut. Es gibt nicht die »richtige« Intuitive Ernährung. Stattdessen schafft IE Raum für die Anpassung an die eigenen Bedürfnisse in verschiedenen Lebensphasen und Tagesformen.

Es gibt über 200 veröffentlichte, geprüfte Studien zur IE. Vorteile der Intuitiven Ernährung sind:

- weniger Depressionen und Ängste
- höhere Zufriedenheit mit dem Körper
- höhere Selbstakzeptanz
- höhere Lebensqualität
- weniger Binge Eating
- weniger einschränkendes Essen/Diäten
- verbesserte Cholesterin- und LDL-Cholesterinwerte
- bessere Regulierung des Blutdrucks
- bessere Regulierung des Blutzuckerspiegels
- verbesserte Interozeption
- höhere Lebenszufriedenheit
- weniger emotionales Essen

Anders als bei einer traditionellen Diät gibt es bei der IE kein Versagen. Jede Erfahrung beim Essen ist eine Möglichkeit, zu lernen, was dein Körper dir sagt, und Vertrauen in ihn aufzubauen.

Die 10 Prinzipien der Intuitiven Ernährung

Die Intuitive Ernährung basiert auf 10 Grundprinzipien. Dabei handelt es sich nicht um starre Regeln. Sie sind ein Rahmen, der helfen soll, in der Beziehung zum Essen und zum eigenen Körper flexibler, intuitiver und unbefangener zu werden. Auch wenn du vielleicht mit einem Prinzip beginnst, fördern alle gemeinsam Zufriedenheit und Wohlbefinden.

Wahre Intuitive Ernährung schenkt dir nach einer Mahlzeit ohne Schuld oder Scham ein angenehmes Sättigungsgefühl und Zufriedenheit. Die Prinzipien funktionieren auf zwei Arten. Zum einen helfen sie, körperliche Signale wie Hunger oder Stress besser wahrzunehmen. So kannst du deine körperlichen und mentalen Bedürfnisse erfüllen.

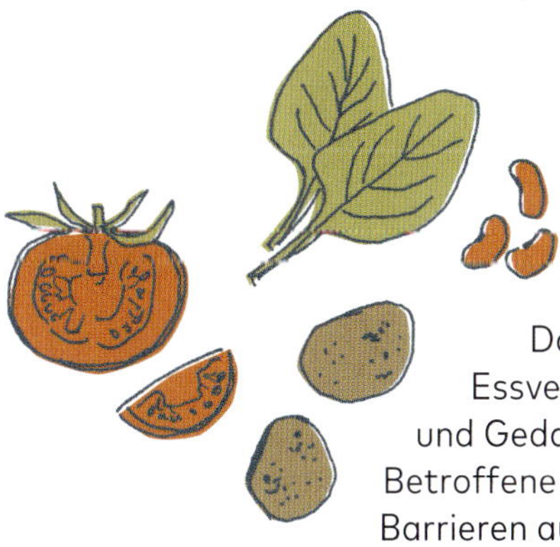

Zweitens helfen sie, Barrieren abzubauen, die dich daran hindern, auf deinen Körper zu hören. Das können Regeln zum Essverhalten, Überzeugungen und Gedanken sein. Für ADHS-Betroffene können zu diesen Barrieren auch Schwierigkeiten bei Exekutivfunktionen und Interozeption sowie Medikamente gehören.

Prinzip 1: Weg von den Diäten

IE ist keine Diät. Viele Untersuchungen zeigen, dass Diäten nicht langfristig wirken. Die meisten Menschen können mit ihnen kein Gewicht verlieren oder halten. Stattdessen haben sie am Ende mehr Gewicht, was mehr als kontraproduktiv ist.

Wenn du gestörtes Essverhalten oder eine Essstörung durchlebt hast, sind Diäten und Einschränkungen nicht empfohlen. Binge Eating ist die häufigste Antwort auf physische und mentale Einschränkungen durch Diäten (sowie auf das Bedürfnis nach Stimulation, emotionale Zustände und andere Faktoren). Je mehr ich mein Essverhalten kontrollierte und einschränkte, desto stärker wurde das Binge Eating. Dauerhafte Diäten und Einschränkungen können es auch erschweren, Körpersignale wahrzunehmen.

Traditionelle Diäten verlangen eine für Menschen mit ADHS unrealistisch hohe Beständigkeit, da wir Dinge oft mit einer alles-oder-nichts-Einstellung angehen. Wenn es dir ähnlich geht wie mir vor der IE, machst du entweder gerade eine Diät oder isst alles, was du willst, egal wie es dir geht. Eine neue Diät ist aufregend und einfach anzufangen. Aber die Neuheit vergeht und das vorherige Verhalten kehrt zurück. Andauernd Diäten anzufangen und abzubrechen oder von einer Modediät zur nächsten zu springen, kann zu Gewichtsschwankungen (Jojo-Effekt) führen. Das ist schlimmer für die Gesundheit als konstant mehrgewichtig zu sein.

Den Glauben abzulegen, dass man nur einer Reihe Regeln folgen muss, schafft Raum, herauszufinden, womit du dich am besten fühlst.

Prinzip 2: Hunger schätzen lernen und Prinzip 5: Sättigung wahrnehmen

IE wird manchmal stark vereinfacht beschrieben: »Iss, wenn du hungrig bist und höre auf, wenn du satt bist.« Aber die Körpersignale für Hunger und Sättigung zu beachten sind nur zwei der zehn Prinzipien. Diese Vereinfachung kann bewirken, dass Menschen mit ADHS die IE für unmöglich halten, da ihnen das Wahrnehmen von Körpersignalen schwer fällt, auch aufgrund von Medikamenten. Kurz gesagt heißt das Schätzenlernen des Hungers und das Wahrnehmen der Sättigung, regelmäßig und ausreichend zu essen, um nicht in die Extreme von Heißhunger und Völlegefühl zu fallen.

Klienten, die IE noch nicht kennen, rate ich, alle drei bis vier Stunden zu essen, statt sich nur auf Hunger-/Sättigungssignale zu verlassen. Einen äußeren Rahmen zu schaffen, indem man zum Beispiel einen Wecker stellt, kann es einfacher machen, innezuhalten und auf Körpersignale zu hören, um zu lernen, wie sich Hunger anfühlt. So kann man allmählich lernen, Bedürfnisse wahrzunehmen, bevor sie zu unangenehm werden. Kapitel 3 zeigt hierfür weitere Strategien und Übungsmöglichkeiten im Alltag.

Was Ärzte falsch verstehen

Ärzte empfehlen häufig Gewichtsreduktion, um die Gesundheit zu verbessern. Tatsächlich kann Übergewicht einen erhöhten Cholesterinspiegel, Diabetes, Bluthochdruck und mehr nach sich ziehen. Alle diese Probleme können aber auch bei schlanken Menschen auftreten. Gewichtsverlust garantiert nicht, dass sich die Gesundheit oder chronische Krankheiten bessern. Ärzte machen diese Unterscheidung oft nicht oder geben Patienten keine wirksamen Werkzeuge an die Hand, um ihrem Rat zu folgen.

Kurz gesagt ist es bei einer chronischen Krankheit das beste, sich auf nachhaltige Verhaltensweisen wie gesunde Ernährung zu konzentrieren, egal ob man abnimmt oder nicht. Wenn dein Arzt zur Lösung deines Gesundheitsproblems »einfach abnehmen« empfiehlt, frage nach, was er einer schlanken Person mit dem gleichen gesundheitlichen Problem raten würde oder hole eine zweite Meinung ein. Es kann nicht schaden, einen Arzt zu fragen, der Diäten kritisch gegenüber steht.

Prinzip 3: Frieden mit dem Essen schließen

Meiner eigenen Erfahrung und der meiner Klienten nach ist dies eines der schwierigeren Prinzipien. Es gibt einem die bedingungslose Erlaubnis, *mit Gefühl zu essen*. Dieses Prinzip steht für eine neutrale Einstellung zum Essen – die Überzeugung, dass es kein »gutes« oder »schlechtes« Essen gibt.

Für Menschen mit ADHS bedeutet dieses Prinzip, Frieden mit ihren sensorischen Vorlieben und ihrem Essverhalten zu schließen. Du darfst Vorlieben haben. Es ist okay, nicht alles zu essen oder ein Lebensmittel nur in einer bestimmten Form zu mögen.

Ich mag und esse zum Beispiel kein gedämpftes Gemüse, weil es mir zu weich ist. Stattdessen genieße ich rohes und gebratenes Gemüse, das schön knackig ist. Wahrscheinlich musst du deinen individuellen Vorlieben genug Raum geben und vielleicht auch mehr Fertigprodukte kaufen, zum Beispiel Joghurt in Portionsbechern, um die Hemmschwelle zum Essen zu senken.

Wird an das Essen ein moralischer Wert gekoppelt, gehen Ernährungsentscheidungen oft mit Scham und Verurteilung einher. Und diese negativen Gefühle werden viel zu oft verinnerlicht. Dann sagst du dir, dass du »schlecht« bist und dich »schlecht« fühlen musst, wenn du etwas »Schlechtes« isst.

Es stimmt, das bestimmte Lebensmittel wie Obst und Gemüse, und komplexe Kohlenhydrate und Proteine nachhaltige Energie und wichtige Nährstoffe liefern. Diese Art Essen ist gesünder für den Körper, während anderes Essen, wie Omas selbst gebackener Apfelkuchen oder die Pizza, die du mit deinen Freunden isst, deiner Seele gut tun. Beides ist wichtig.

Der Prozess, der beim Friedenschließen mit dem Essen abläuft, wird Habituation genannt. Wiederholte Konfrontation mit Essen führt zur Gewöhnung. Hast du Essen vorher gemieden, lernt dein Gehirn durch die Habituation, dass Essen nicht gefährlich ist.

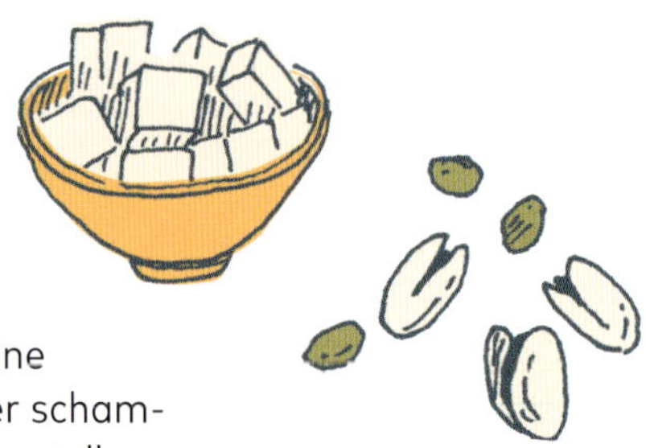

Ich lasse meine Klienten eine Liste ihrer verbotenen oder schambehafteten Lebensmittel erstellen und dann in einer Hierarchie aufschreiben, wie belastend der Verzehr dieser Lebensmittel wäre. Dann arbeiten wir die Liste schrittweise durch und schaffen positive Esserfahrungen, um jedes Lebensmittel zu normalisieren.

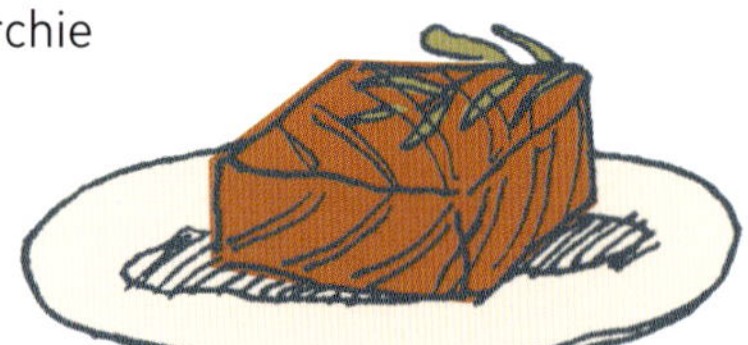

Normalerweise ist die Erkenntnis, dass diese Lebensmittel nicht mehr verboten sind, der Wendepunkt. Von diesem Punkt an kann man darauf vertrauen, dass der Körper »genug« sagt, sodass nicht jedes Element der Liste abgearbeitet werden muss. Dieser Prozess kann kompliziert und herausfordernd sein. Darum ist es am besten, sich dabei von einem qualifizierten Ernährungsberater oder Therapeuten unterstützen zu lassen.

Prinzip 4: Den Lustfaktor entdecken

Hier geht es darum, den sensorischen Vorlieben Raum zu geben und eine förderliche Essumgebung zu schaffen. Diese zwei Dinge machen Essen zufriedenstellend und angenehm. **Den Zufriedenheitsfaktor sehe ich als die mentale Komponente von Sättigung.**

Wer sich nicht erlaubt, den eigenen Vorlieben nachzugeben, oder wer keine diesen Vorlieben entsprechende Zubereitung für gesunde Lebensmittel findet, wird weiterhin Essattacken nachgeben. Für mich kam es zum Aha-Erlebnis, als ich unbändigen Heißhunger auf Schokokekse hatte und mir sagte, »ich sollte das nicht tun.« Stattdessen aß ich eine Menge »gesunder« Dinge, um meinen Heißhunger zu stillen. Es half nicht. Also aß ich danach jede Menge Kekse, bis ich mich VOLL fühlte. Hätte ich nur so viele Kekse gegessen, wie ich tatsächlich wollte, sogar die ganze Packung, wäre die Gesamtmenge geringer gewesen und ich hätte mich am Ende weniger unwohl gefühlt.

Wenn du dein Lieblingsessen isst, überlege dir, welche sensorischen Qualitäten ein angenehmes Esserlebnis ausmachen. Wie tragen Geschmack, Konsistenz, Aroma, Temperatur, Aussehen und die Essumgebung zur Zufriedenheit bei? Gesellschaft macht auch einen Unterschied. Wie kannst du diese Faktoren in andere Situationen mit Essen einbeziehen, um positive Erfahrungen zu sammeln?

Prinzip 5: Siehe Prinzip 2

Prinzip 6: Die Ernährungs-Polizei hinterfragen

Die Ernährungs-Polizei ist dein innerer Essenskritiker. Sie ist die Summe der Botschaften von Industrie, Medien, Freunden, Familie und sogar Fremden über »richtige« Ernährung. Prinzip 6 der IE hilft dir, kognitive Verzerrungen zu Ernährungsregeln zu erkennen. Es hilft auch beim Überwinden ungesunder Überzeugungen zum Thema Essen. Für neurodivergente Menschen können neurotypische Ernährungsstandards herausfordernd sein, zum Beispiel achtsames Essen ohne Ablenkung oder stundenlanges Vorbereiten einer gesunden Sonntagsmahlzeit. Um die Ernährungs-Polizei zu entmachten, könntest du Essensregeln hinterfragen, die nicht hilfreich sind, zum Beispiel:

- Ich sollte keine Pasta essen, weil ich durch die vielen Kohlenhydrate zunehmen werde.
- Kein Essen nach 8 Uhr abends, auch wenn ich hungrig bin.
- Ich darf nicht frühstücken, damit ich das Binge Eating von gestern Nacht ausgleiche.
- Wenn ich etwas »Schlechtes« esse, dann ist es sowieso zu spät und ich kann mich wahllos vollstopfen.

Wenn man die eigenen Gedanken und Verhaltensweisen mit offener Neugier betrachtet, statt sie zu bewerten, entsteht Raum für ein tieferes Verständnis für die Logik des Essverhaltens. Das kann dabei helfen, Wege zu einer anhaltenden Veränderung zu finden.

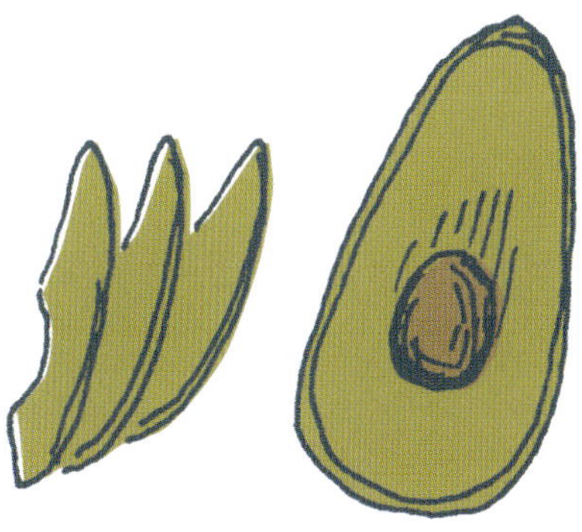

Prinzip 7: Emotionen bewältigen – mit Freundlichkeit

Bei diesem Prinzip geht es darum, zu verstehen, wie du Essen nutzt, um deine Emotionen zu bewältigen. Es erkennt an, dass Essen eine Bewältigungsstrategie sein kann und dass es normal und in Ordnung ist, aus emotionalen Gründen zu essen. Für einige ADHS-Betroffene kann Essen zur Stimulation oder Emotionsregulierung eine Form der Selbstfürsorge sein: Sie sorgt für Nahrungsaufnahme, wenn die körperlichen Hungersignale unzuverlässig sind. Deshalb behandele ich Essen zur Stimulation genau so wie die Erfinderinnen der Intuitiven Ernährung (IE) als »emotionales Essen«.

Wir akzeptieren, dass wir Essen auf diese Weise nutzen. Außerdem ist es aber wichtig, andere Bewältigungsstrategien zu finden, etwa Atemübungen, verbale Emotionsverarbeitung, eine Tanzparty im Wohnzimmer oder der kreative Ausdruck der Gefühle durch Malen oder Zeichnen.

Vor der Emotionsbewältigung steht die Fähigkeit, Gefühle wahrzunehmen. Dazu gehört, intensive, unangenehme Gefühle auszuhalten, statt sie durch Essen oder Essverbote zu bewältigen. In Kapitel 5 geht es um Essen als Bewältigungsstrategie und in Kapitel 6 um Essen als Dopaminquelle.

Prinzip 8: Den eigenen Körper respektieren

Jeder Körper verdient unabhängig von Form und Aussehen Würde und Respekt. Auch dein Körper. Viele von uns haben Jahre, Jahrzehnte oder ihr ganzes Leben damit verbracht, ihren Körper zu hassen. Das Ziel von Prinzip 8 ist nicht, den eigenen Körper zu lieben, sondern zu lernen, wie du ihn versorgst, respektierst und ein erfüllendes Leben führst.

Selbstakzeptanz anstelle von Diäten kann auch Raum für mehr angenehme und interessante Aktivitäten schaffen. Im Moment zu leben ist einfacher, wenn man sich nicht über sein Gewicht ärgert, im Kopf protokolliert, wie viel oder wenig man gegessen hat oder überlegt, wie man das Gegessene »ausgleicht«.

Der Weg zur Akzeptanz deiner Neurodivergenz kann für eine höhere Akzeptanz deines Körpers hilfreich sein und umgekehrt.

Tipps zur Akzeptanz des eigenen Körpers:

- Gestalte deinen Social Media-Feed vielfältiger, indem du Menschen aller Körperformen folgst.
- Entfolge Accounts, durch die du dich schlecht fühlst, oder schalte sie stumm.
- Lies Bücher, höre Podcasts oder schaue YouTube-Videos zur Körperakzeptanz.
- Bevorzuge Ärzte, die eine kritische Einstellung zu Diäten haben.
- Kaufe Kleidung, die dir gefällt und zu deiner Persönlichkeit passt.
- Setze Familie, Freunden, Partner und Kollegen Grenzen zum Thema Diäten und Körperbild. Überschreitet jemand diese Grenzen, schenke ihm weniger oder gar keine Zeit.

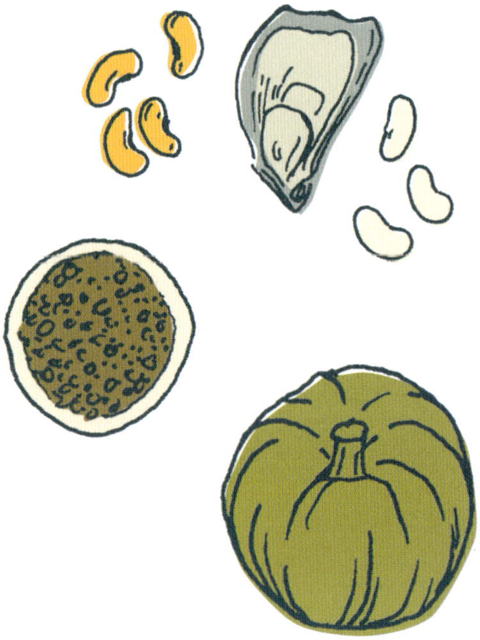

Prinzip 9: Bewegung – Fühle den Unterschied

Dieses Prinzip zeigt, wie du zu regelmäßiger Bewegung findest, die Freude, Energie und Kraft gibt. Ich rede bewusst von Bewegung und nicht von Sport, denn Bewegung im Alltag kann viel mehr sein als klassischer Sport. Ich bin überzeugt, dass es wichtig ist, eine Bewegungsform zu finden, die Freude bringt und individuelle sensorische Bedürfnisse, Beweglichkeit, Energielevel und Aufmerksamkeitsspanne berücksichtigt.

Am besten ist es, jede Art von Bewegung in Betracht zu ziehen, die im Alltag machbar ist. Das muss kein traditioneller Sport und kein Vertrag im Fitnessstudio sein. Bewegung aller Art hat viele kurz- und langfristige Vorteile von Bewegung, auch für den Umgang mit ADHS. Du musst kein anstrengendes Workout machen, keine Mindestzeit erfüllen und nicht im Fitnessstudio schwitzen, damit es »zählt«. Wenn du magst, kannst du mit Freunden Tischtennis spielen, Bewegung mithilfe von virtueller Realität spielerisch gestalten oder mit deinen Kindern im Garten Fangen spielen.

Prinzip 10: Sanfte Ernährung

Dies ist aus einem bestimmten Grund das letzte Prinzip der Intuitiven Ernährung. Wir sind so fixiert auf Diäten, dass Intuitive Ernährung zu einem Regelwerk werden kann, wenn du nicht vorher den Glauben an Diäten abgelegt, deine Beziehung zum Essen verbessert und Vertrauen in deinen Körper aufgebaut hast. Erst nach diesen Schritten kannst du probieren, deine Ernährung nährstoffreicher zu gestalten oder gesündere Essentscheidungen zu treffen, ohne eine neue Diät daraus zu machen. Zu diesem Prinzip findest du in Kapitel 7 weitere Informationen.

Mythen über Intuitive Ernährung

Wie jede Veränderung ist die Umstellung auf Intuitive Ernährung anfangs nicht ganz einfach. Es kann dauern, bis man auf seine körperlichen Bedürfnisse eingestimmt ist. Das kann Menschen mit ADHS frustrieren, da sie oft ungeduldig sind und sich schnelle Ergebnisse wünschen.

Auf der Suche nach »Nachteilen« der IE las ich immer wieder »Du verlierst möglicherweise kein Gewicht.« Ich kann nicht genug betonen, dass dies *nicht* der Zweck dieser Ernährungsform ist. Der Wunsch zum Abnehmen ist verständlich, da wir darauf gepolt sind, zu glauben, dass das Geheimnis von Gesundheit und Glück im Schlanksein liegt. Aber glaube mir, du bist viel mehr als deine Kleidungsgröße, und eine gute Gesundheit ist viel zufriedenstellender als eine Zahl auf einer Waage.

Falls du noch nicht überzeugt sind, findest du hier fünf widerlegte Mythen über Intuitive Ernährung.

Bei IE geht es nicht um Gesundheit

Das ist völlig falsch, denn es ist keineswegs ungesund, auch den einen oder anderen Keks in der Ernährung zuzulassen. Zur Gesundheit gehören nicht nur Körperform und physische Gesundheit, sondern auch mentales und emotionales Wohlbefinden. Anhaltender Stress wegen Ernährungsentscheidungen, Selbstvorwürfe über bereits Verzehrtes und innere Verbote für positive Esserfahrungen sind nicht förderlich für die mentale Gesundheit.

Ich werde pausenlos essen

Kommst du aus einer restriktiven Ernährungsphase, besonders einer längeren, dann hast du wahrscheinlich stärkeren Hunger als normalerweise und isst dementsprechend mehr. Diäten sind im Prinzip selbst gewähltes Hungern. Dein Körper kennt den Unterschied zwischen absichtlichem Energie- und Nährstoffmangel und Hungern nicht. Also reagiert er auf die gleiche Weise.

Unsere Vorfahren lebten quasi in einem Binge/Restrict-Kreislauf. Sobald sie Nahrung hatten, aßen sie so viel wie möglich, um Energiereserven für Hungerzeiten aufzubauen. Diese Biologie lässt sich nicht durch Willenskraft überschreiben. Du musst deinem Körper und Gehirn beibringen, dass du sicher bist und dir beim Essen vertrauen kannst.

Ich darf keine IE anwenden, denn ich habe eine Krankheit

Bei bestimmten Krankheiten wie Typ-2-Diabetes oder PCOS kann eine Ernährungsumstellung den Krankheitsverlauf positiv beeinflussen (Ernährungstherapie). Das heißt aber nicht, dass du dich nicht intuitiv ernähren darfst.

Bei Typ-2-Diabetes versuchst du vielleicht, weniger Kohlenhydrate zu essen und landest in einem Binge/Restrict-Kreislauf mit Kohlenhydraten, was für die Blutzuckerwerte eher nachteilig ist. Durch IE kannst du lernen, regelmäßig zu essen, um deinen Blutzucker stabil zu halten und starkem Hunger, der zu Essattacken führen kann, vorzubeugen. Du kannst auch lernen, Frieden mit Kohlenhydraten zu schließen und sie geschickt mit Proteinen und Fetten zu kombinieren, sodass dein Blutzuckerspiegel stabil bleibt.

Im Kern kann IE Menschen zu Autonomie innerhalb ernährungstherapeutischer Richtlinien befähigen, indem sie herausfinden, von welchen Maßnahmen sie langfristig profitieren. Dies führt zu einer nachhaltigen Verhaltensänderung anstelle von abwechselnd gesteigerter Selbstfürsorge und einer alles-egal-Einstellung. Wenn du eine Krankheit hast und IE ausprobieren möchtest, solltest du vorher darüber mit deinem Arzt oder einem Ernährungsberater sprechen.

Zu wenig Struktur

Einige Menschen haben das Gefühl, IE sei zu unstrukturiert und erlaube zu viele Freiheiten. Aber sie ist eben ein flexibles Konstrukt, damit du eine Struktur finden kannst, die dich unterstützt. Strukturen können zum Beispiel sein, alle drei bis vier Stunden etwas zu essen oder eine Mindestmenge an Mahlzeiten oder Snacks für den Tag festzulegen.

Wenn dich diese Ernährungsform neugierig macht, sprich bitte mit einem Ernährungsberater oder Therapeuten darüber, wie du sie in dein Leben integrierst. Darüber zu lesen oder zu hören ist ein guter Anfang, aber die Unterstützung durch Fachleute ist der nächste Schritt. Ein Ernährungsberater oder Therapeut kann die Ernährungsform mit dir gemeinsam an dich, dein Gehirn, deinen Lebensstil und deine Bedürfnisse anpassen.

Ich werde nur »Schlechtes« essen

Denk daran, du hast die bedingungslose Erlaubnis, alles zu essen. Auf das Gefühl kommt es an. Überlege dir, wie du dich durch dein Essen fühlst, und beziehe dies in deine Ernährungsentscheidungen ein. Ich kenne keine Person, die sich gut dabei fühlt, ausschließlich Kekse, Chips, Pizza, Pommes, Fast Food und zuckrige Getränke zu konsumieren.

Was würde passieren, wenn du dich eine Woche lang so ernährst? Glaubst du, irgendwann würdest du etwas Gesünderes essen wollen? In der Anfangsphase der IE ist es normal, vermehrt die ehemals verbotenen Lebensmittel zu verzehren. Wir nennen das die »Honeymoon-Phase«. Interessanterweise zeigt die Forschung, dass Menschen, die sich intuitiv ernähren, vielfältiger essen und mehr Früchte und Gemüse zu sich nehmen als Menschen »auf Diät«.

Intuitive Ernährung kann ein lebensverändernder Umgang mit Essen sein, der die physische, mentale und emotionale Gesundheit stärkt. Sie gibt einen Rahmen vor, der sich an individuelle Bedürfnisse des Gehirns anpassen lässt, und hilft so, einen gelasseneren Umgang mit dem Essen zu lernen. IE kann helfen, eine bessere Verbindung zum eigenen Körper zu finden und physische und psychische Bedürfnisse leichter wahrzunehmen und zu erfüllen.

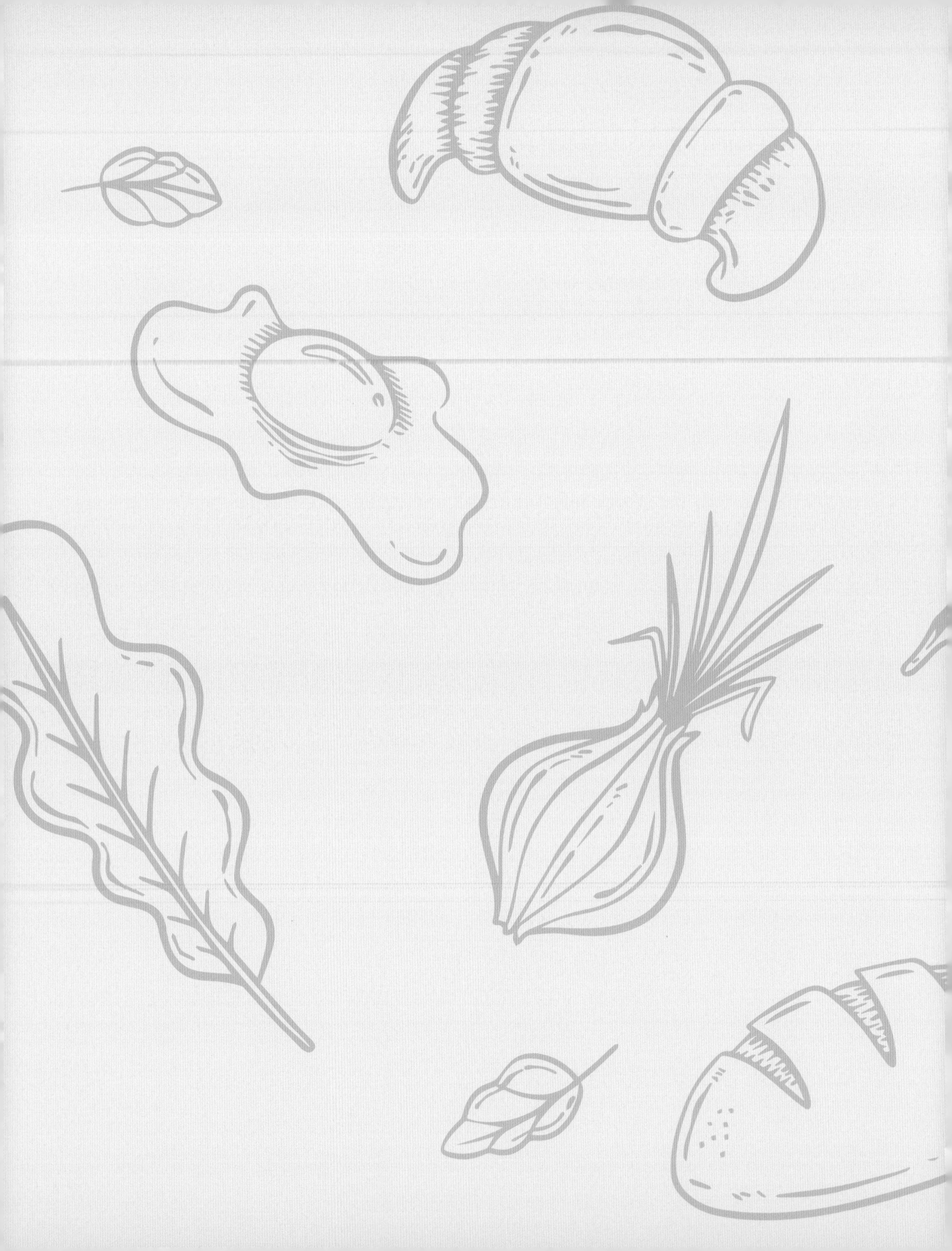

TEIL

2

RICHTIGE ERNÄHRUNG BEI ADHS

KAPITEL 3

Warum ist es so schwierig, auf meinen Körper zu hören?

Unglaublich oft habe ich von ADHS-Betroffenen gehört: »Ich weiß nicht genau, wann ich hungrig oder satt bin – außer wenn ich halb verhungert oder total vollgestopft bin.« In diesem Kapitel geht es darum, warum ADHS-Betroffene Körpersignale so schwer wahrnehmen und darum Hunger und Sättigung schlecht erkennen können. Ich zeige Möglichkeiten, ein besseres Körpergefühl zu entwickeln, um ihn besser wahrzunehmen und wieder Vertrauen zu ihm aufzubauen. Aber fragen wir uns zuerst, was es eigentlich bedeutet, auf den Körper zu hören.

Interozeptive Wahrnehmung und Essverhalten

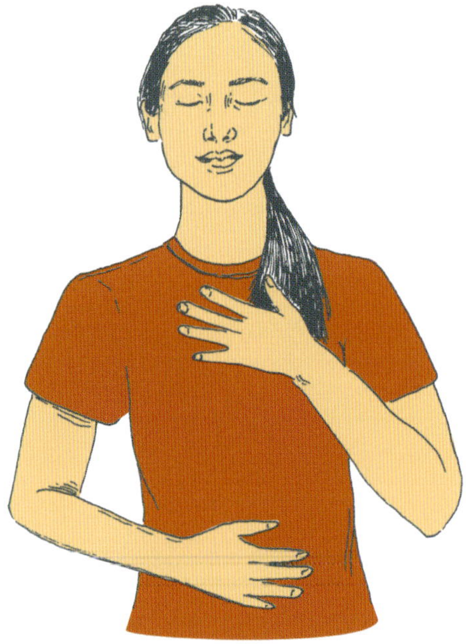

Die Interozeption wird oft als achter Sinn bezeichnet (die anderen Sinne sind Schmecken, Hören, Sehen, Riechen, Fühlen, Tastsinn und Gleichgewichtssinn). Interozeption ist die Wahrnehmung körperlicher Empfindungen, die mit der Funktion der inneren Organe zusammenhängen, wie Herzschlag, Atmung und Sättigung. Die Interozeption bezieht sich auch auf die Aktivität des autonomen Nervensystems im Zusammenhang mit Emotionen. Im Grunde genommen bedeutet Interozeption, dass wir wahrnehmen und verstehen können, was in unserem Körper oder unseren Emotionen vor sich geht. Beides ist wichtig für die Selbstregulierung.

Körpersignale wahrnehmen bei ADHS: Hunger

Welche Assoziationen weckt der Begriff »Hunger«? Wie äußert er sich körperlich? Die meisten Menschen denken dabei an einen knurrenden Magen. Aber der Magen ist nicht der einzige Teil deines Körpers, der signalisieren kann, dass er Nahrung braucht. In diesem Abschnitt werden wir verschiedene Formen des Hungers betrachten. In ihrem Buch *Intuitive Eating* beschreiben Evelyn Tribole und Elyse Resch fünf Formen des Hungers: biologischen, ursprünglichen (oder Heißhunger), praktischen, emotionalen und geschmacklichen Hunger. Ich möchte jedoch eine weitere Form des Hungers hinzufügen: den Hunger des Gehirns.

Alle diese Arten von Hunger sind moralisch neutral und berechtigte Gründe zum Essen. Ich finde, dass die Benennung der Gründe für den Hunger oder der Art des Hungers dabei helfen kann, sich nicht zu verurteilen, wenn man isst.

Je besser es gelingt, die verschiedenen Formen des Hungers zu erkennen, desto leichter lassen sich die Gründe für den Hunger erkennen. Im Gegensatz zu den gängigen Ratschlägen der Diätkultur kann mal also einen Apfel essen, ohne dass Hunger als Rechtfertigung für diesen Snack vorliegen muss.

Typen des Hungers

Es gilt allgemein als »falsch«, aus emotionalen Gründen zu essen, um sich zu stimulieren oder weil der Körper nach einem bestimmten Nahrungsmittel verlangt. Aber du bist kein schlechter Mensch, weil du auf deinen Körper hörst. Andere Formen des Hungers zu verteufeln ist nicht hilfreich, weil es Essen mit Schuldgefühlen verknüpft. Es ist nichts Falsches daran, diesen anderen Formen des Hungers zu nachzugeben, wenn man es bewusst tut.

Körperlicher oder biologischer Hunger

Viele ADHS-Betroffene nehmen körperliche (oder biologische) Hungersignale schlecht oder gar nicht wahr. Dies ist die Art von Hunger, die für die meisten Menschen mit Magenknurren einher geht – und für viele die einzige »akzeptable« Form des Hungers.

Körperlicher Hunger kann sich an verschiedenen Stellen des Körpers bemerkbar machen. Einige Anzeichen sind auf Seite 37 zu finden. (Die kursiv gedruckten Anzeichen können ADHS-Symptome verstärken).

Hier wird erkennbar, dass einige Anzeichen von Hunger auch durch andere Dinge verursacht werden. Das ist einer der Gründe, warum ADHS-Patienten diese Signale mit etwas anderem verwechseln können. Wer eines dieser körperlichen Hungersignale wahrnimmt, sollte eine Pause einlegen und vorrangig etwas essen, vor allem, wenn das Hungergefühl unangenehm ist. Wenn das Essen dazu führt, dass das Signal verschwindet, handelt es sich wahrscheinlich um ein Hungersignal.

Hunger: Mit und ohne Medikamente

ADHS-Medikamente, insbesondere Stimulanzien, können den Appetit dämpfen. Wenn meine Klienten anfangen, auf ihre Hungergefühle zu achten, stellen sie oft Veränderungen fest, die sie aber nicht mit Hunger in Verbindung bringen – etwa als würde man Kopfschmerzen als Verlangen nach Koffein missinterpretieren, obwohl eigentlich Nahrungsbedarf besteht.

Darum kann es hilfreich sein, Hungersignale mit und ohne Medikation kennen zu lernen. Wenn beispielsweise trotz Medikamenten plötzlich stärkere Stimmungsschwankungen oder Konzentrationsstörungen auftreten, lassen sie sich meistens auffangen, indem die Betroffenen etwas essen.

An Tagen, an denen Betroffene keine Medikamente einnehmen, fühlen sie sich oft hungriger, vor allem, wenn sie an den Tagen mit Medikamenten tagsüber nicht genug essen. Hinzu kommt, dass das ADHS-Gehirn ein Bedürfnis nach Stimulation hat, wenn es nicht genug Dopamin durch Medikamente erhält. Wenn ich meine Medikamente nicht einnehme, achte ich besonders darauf, alle drei bis vier Stunden etwas zu essen, und ich binde bewusst stimulierende Aktivitäten in den Tag ein, um mein ADHS-Gehirn zufriedenzustellen.

Hungersignale bei ADHS

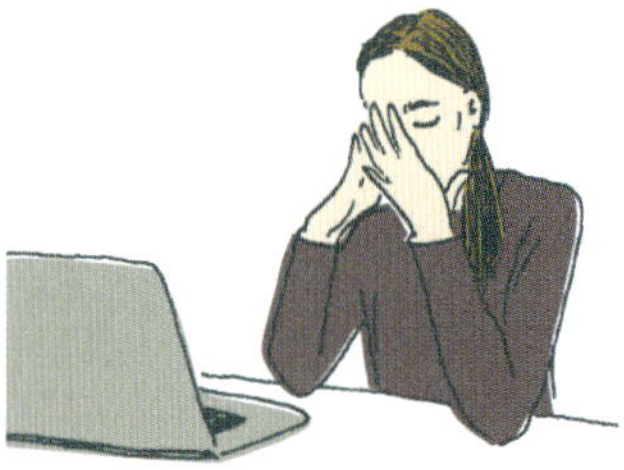

Konzentrations-
schwierigkeiten

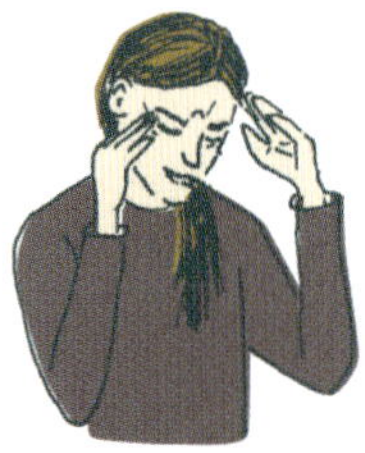

Kopfschmerzen

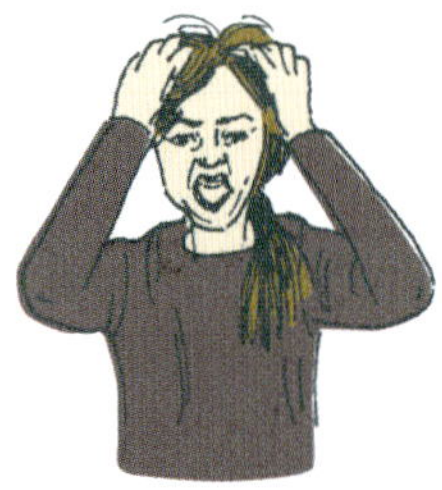

Reizbarkeit

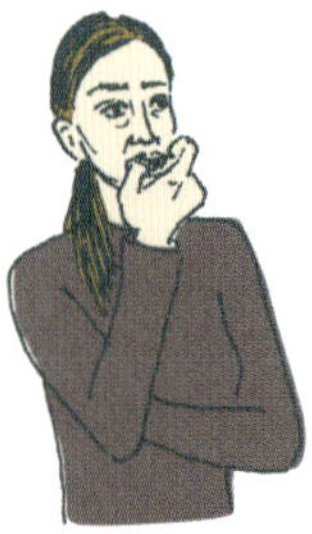

Nervosität

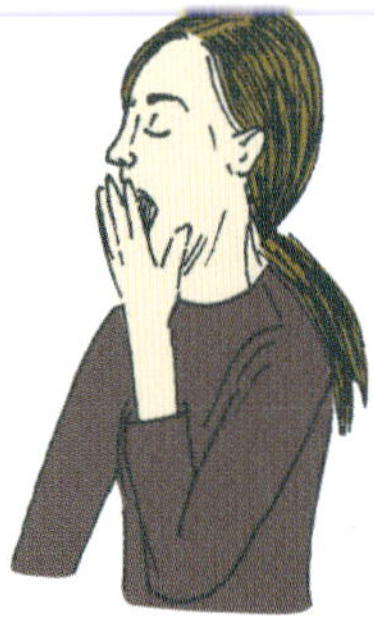

Müdigkeit

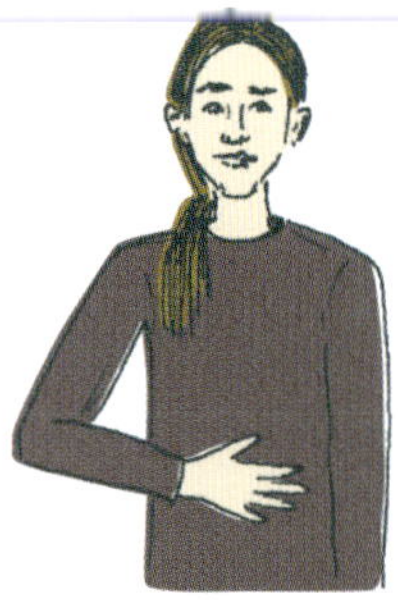

Magenknurren

Heißhunger: Das »Hungermonster«

Diese Art von Hunger kann auftreten, wenn man zu lange nichts gegessen hat und plötzlich Heißhunger verspürt. Diese unstillbare und unangenehme Form des Hungers führt in der Regel zu einem dringenden, schwer kontrollierbaren Essverhalten. »Heiliger Strohsack, ich bin hungrig und muss JETZT etwas essen!« Im *Intuitiven Essen* wird diese Form des Hungers auch als Heißhunger bezeichnet.

Heißhunger kann das Ergebnis einer absichtlichen Einschränkung sein, z.B. bei einer Diät oder einer Essstörung. Ein Beispiel dafür ist die Gewohnheit, sich die ganze Woche über »gut« zu ernähren und am Wochenende über die Stränge zu schlagen. Diese Art von Hunger kann auch bei einer Ernährungsunsicherheit auftreten. Sie beruht auf Einschränkung, unabhängig davon, ob diese Einschränkung beabsichtigt ist oder nicht. Wer regelmäßig genug isst, wird diese Art von Hunger wahrscheinlich nicht erleben.

Heißhunger ist ein Überlebensmechanismus für den Körper. Der Körper kennt keinen Unterschied zwischen selbst auferlegter Hungersnot (Diät), dem ganztägig vergessenem Essen und einer echten Hungersnot. Heißhunger ist der Versuch Ihres Körpers, die Nährstoffe und die Energie auszugleichen, die er den ganzen Tag über nicht bekommen hat. Das Auftauchen des Hungermonsters ist kein Grund für Selbstvorwürfe. Besser ist, dankbar zu sein, dass der Körper sich um sich selbst kümmert. Es gilt also zu überlegen, wie sich in Zukunft das Hungermonster auf Abstand halten lässt.

Praktischer Hunger

ADHS-Betroffene, die meinen, nicht intuitiv essen zu können, sollten überlegen, wie sie den praktischen Hunger nutzen können. Praktischer Hunger ist der Schlüssel für alle, die Hunger unzuverlässig wahrnehmen und dennoch intuitiv essen wollen, denn er ermöglicht es, Logik und Intuition zu verbinden. Ich habe schon oft gehört: »Wenn ich nur auf meinen Körper höre, würde ich tagsüber gar nichts essen und abends reinhauen.« Bei dieser Art zu essen fühlt man sich weder körperlich noch geistig besonders gut. Anstatt also zu warten, bis das Hungermonster auftaucht, ist es besser, alle paar Stunden etwas zu essen. Auch hier gilt: Auf den Körper zu hören, bedeutet nicht nur, auf die körperlichen Hungerzeichen zu achten.

In den sozialen Medien schreibe ich OFT darüber, alle drei oder vier Stunden etwas zu essen. Praktischer Hunger kann dabei helfen, auch wenn das Hungergefühl unzuverlässig oder unvorhersehbar ist. Ein regelmäßiges Essverhalten veranlasst den Körper dazu, den Zeitpunkt des Essens zu antizipieren, und das hilft dabei, die körperlichen Hungergefühlen wahrzunehmen. In Kapitel 4 gehe ich genauer auf die Vorteile einer regelmäßigeren Nahrungsaufnahme ein. Meiner Meinung nach ist es sinnvoll, den praktischen Hunger als einen Akt der proaktiven Selbstfürsorge zu betrachten, der das Hungermonster fernhält.

Emotionaler Hunger

Ja, es ist normal und in Ordnung, aus emotionalen Gründen zu essen. Nahrung spielt in so vielen Lebensbereichen eine Rolle, und ich meine, dass es fast unmöglich ist, Emotionen und Nahrung zu trennen.

Wenn Essen jedoch dein einziges Mittel zur Bewältigung deiner Gefühle ist, kann es problematisch werden. Wer regelmäßig unter emotionalem Hunger leidet, sollte mit einem Therapeuten andere Bewältigungsstrategien zu entwickeln, die einen sicheren Weg zur Verarbeitung seiner Gefühle bieten.

Es ist leicht, emotionalen Hunger mit anderen Formen des Hungers zu verwechseln, insbesondere mit körperlichem Hunger und Hunger nach einer Pause. Er kann auch zu Essattacken führen. Aber keine Sorge, wir werden uns in Kapitel 5 eingehender mit dem Thema emotionales Essen beschäftigen.

Signale für physischen Hunger

Körperteil	Potenzielles Hungersignal
Kopf	**Angenehm:** Gedanken kreisen ums Essen, Vorfreude, erhöhter Speichelfluss beim Denken an Essen oder beim Anblick/Geruch von Essen **Unangenehm:** Klingeln in den Ohren, *vernebeltes Denken*, Kopfschmerzen, *Konzentrations-/Aufmerksamkeitsmangel, Entscheidungsunfähigkeit*, dringendes und intensives Bedürfnis zu essen, Heißhunger, Schwindel oder Ohnmacht
Hals/ Speiseröhre	**Angenehm:** Dumpfes Ziehen oder nagendes Gefühl
Magen	**Angenehm:** Knurren, Grollen oder gurgelnde Empfindungen **Unangenehm:** Nagende, starke Bauchschmerzen, Leeregefühl
Körper	**Unangenehm:** Schwitzen, Blähungen, Verdauungsbeschwerden, allgemeine Lethargie
Stimmung	**Unangenehm:** *Reizbarkeit/Ärgerlichkeit*, Unruhe, Unbehagen, Nervosität, Angst, Panik, Apathie
Energie	**Unangenehm:** Müdigkeit, *Schläfrigkeit*, Schwächegefühl

Statt …	Lieber …
Die Mittagspause durcharbeiten und auf dem Heimweg am Drive-In anhalten, weil der Hunger zu groß ist.	In der Mittagspause etwas essen, um bis zum Abendessen zu Hause durchzuhalten.
Das Frühstück auslassen, weil das Essen am Abend vorher allzu üppig ausgefallen ist.	Frühstücken, auch ohne Hunger, um den Kreislauf aus nicht essen/übermäßig essen zu durchbrechen.
Tagsüber nicht essen, weil Medikamente den Appetit dämpfen, und abends zuschlagen.	Alle drei bis vier Stunden etwas essen, um Heißhunger am Abend zu vermeiden.
6 Stunden oder mehr Hyperkonzentration bei der Arbeit, danach Heißhunger.	Eine Kleinigkeit essen, wenn mit Hyperkonzentration zu rechnen ist.

Die eigenen Hungersignale kennen

Es ist ratsam, eine Liste oder Bilder der eigenen Hungersignale auf dem Schreibtisch oder am Kühlschrank aufzuhängen, um ein Bewusstsein für sie zu entwickeln. (Dabei können meine Posts auf Instagram hilfreich sein.) Andere visuelle Hilfen, die daran erinnern, in den Körper hineinzuhorchen, sind Haftzettel am Badezimmerspiegel oder an der Tür zur Garage oder sogar ein entsprechender Bildschirmschoner fürs Smartphone.

Gehirn-Hunger

Ich denke, dass für ADHS-Betroffene das Essen zur Stimulation (Dopamin-Ausschüttung) eine eigene Hungerkategorie braucht. Früher habe ich Essen zur Stimulation als Teil des emotionalen Hungers betrachtet, weil es sich wie Essen aus Langeweile, Essen zum Aufschieben und/oder Essen zur Belohnung anfühlen kann. Aber wenn ich etwas essen will, um mich zu stimulieren, ist es eher so, als müsste ich einen Juckreiz in meinem Gehirn durch Kratzen beseitigen, statt eine Emotion zu besänftigen, die sich normalerweise in meinem Körper bemerkbar macht.

Essen zur Stimulation kann sich so anfühlen, als müsste man etwas mit den Händen oder dem Mund tun. Vielleicht ist es die Sehnsucht nach Geschmacksrichtungen (süß, würzig, salzig oder sauer) oder Texturen (knusprig, kaubar oder gummiartig). Wie der emotionale Hunger kann auch der Stimulationshunger zu übermäßigem Essen oder Essattacken führen, wenn Essen das einzige Mittel zur Stimulation ist.

Es ist sinnvoll, auch diese Form des Hungers zu akzeptieren. Die Entscheidung, auf seine Befriedigung zu verzichten, weil er »schlecht« ist oder weil er kein körperliches Hungergefühl ist, kann dazu führen, dass wir nicht genug essen. Mehr dazu in Kapitel 6.

Geschmacks-Hunger

Hier geht es um den Wunsch, etwas zu essen, weil es lecker ist. Viele meiner Klienten meinen, wenn sie alles äßen, was ihnen gut schmeckt, würden sie nie mehr aufhören. Aber wer Frieden mit dem Essen geschlossen hat und weiß, dass er leckeres Essen jederzeit haben kann, weil strenge Einschränkungen wegfallen, hat nicht mehr das Bedürfnis, jedes Mal JA zu sagen, wenn etwas Leckeres greifbar ist.

Es ist in Ordnung, bei etwas Leckerem Zuzugreifen. Die Lust auf einen bestimmten Geschmack oder eine Konsistenz könnte aber auch Gehirn-Hunger oder die Suche nach Stimulation sein. Geschmacks-Hunger tritt oft ungeplant auf, etwa wenn ein Kollege Brownies mitbringt. Man hat keinen Hunter, aber ein klebriger, schokoladiger Brownie klingt köstlich, also sagt man ja. Warum auch nicht.

Hemmnisse bei der Hungerwahrnehmung

Nachdem wir die verschiedenen Hungertypen kennen gelernt haben, betrachten wir andere Faktoren, die unsere Fähigkeit, Hunger wahrzunehmen, einschränken können. In Kapitel 4 wird es darum gehen, wie sich diese Hemmnisse überwinden lassen und wie sich ein individuell passendes Muster regelmäßiger Mahlzeiten etablieren lässt.

Chronische Einschränkung/Diäten

Diäten und ständige Einschränkung können Hungersignale verstummen lassen. Wer sich seit langem einschränkt, hatte möglicherweise bereits zu Anfang keine sehr verlässlichen Hungersignale. Regelmäßiges Essen kann helfen, sie wieder zu wecken. Es kommt auch oft vor, dass man nach einer Diätphase deutlich mehr Hunger verspürt als sonst.

Diäten propagieren oft »Tricks«, um den Appetit zu unterdrücken. Einige Beispiele sind das Trinken von viel Kaffee, grünem Tee oder Diätlimonade, das Kauen von Kaugummi und der Verzehr von voluminösen Lebensmitteln, um sich »voll« zu fühlen. Es mag verlockend sein, solche Dinge auszuprobieren. Tatsächlich ist der Körper aber biologisch so eingestellt, dass er sich aus der zugeführten Nahrung das holt, was er braucht. Der beste Weg, um den Appetit zu zügeln, besteht darin, über den Tag verteilt ausreichend zu essen. In Kapitel 8 werden wir unter anderem betrachten, welche Rolle Proteine und Ballaststoffe bei der Regulierung des Appetits spielen.

Die richtige Einstellung

Essen ist eine Form der Selbstfürsorge. Als menschliches Grundbedürfnis ist es unverhandelbar. Wer regelmäßig isst, tut damit etwas für die eigene Zukunft. Ich empfehle, mit sich selbst wie mit dem jüngeren Ich zu sprechen. Wie würden Sie sich um das jüngere Ich kümmern, wenn es hungrig wäre?

Krankheit

Akute und chronische Krankheiten können den Appetit beeinträchtigen. Wer krank ist, hat oft keine Lust zu essen oder Essen zuzubereiten. Manchmal möchten Kranke auch ihren praktischen Hunger stillen, oder sie bevorzugen Lebensmittel, die ein zuverlässiges sensorisches Erlebnis bieten und Trost oder ein Gefühl der Sicherheit vermitteln. Wer während einer akuten Krankheit nicht oder zu wenig isst, muss damit rechnen, dass nach der Genesung das Hungermonster auf den Plan tritt.

Stress

Menschen reagieren ganz unterschiedlich auf Stress. Manche bekommen bei Stress Hunger, andere haben gar keinen Appetit. Bei einigen Menschen beeinflusst auch die Stressursache, wie er sich auf den Appetit auswirkt.

Den Einfluss von Stress auf den Appetit muss jeder Mensch für sich individuell beobachten. Ein erfolgreiches Stressmanagement kann sich positiv auf die Beziehung zum Essen, die Bewältigung von ADHS und die Verbesserung der allgemeinen Lebensqualität auswirken.

Körpersignale erkennen bei ADHS: Sättigung

Nachdem wir gesehen haben, wie der Körper Hunger signalisiert, wenden wir uns jetzt den Sättigungssignalen zu. Durch diese Signale teilt uns der Körper mit, dass er genug Nahrung erhalten hat, um alle Prozesse auszuführen, die nötig sind, um die lebenswichtigen Körperfunktionen aufrecht zu erhalten. Wer über die Sättigung hinaus isst, gibt dem Körper mehr als er benötigt. Das kann zu vorübergehendem Unwohlsein führen.

Manche Menschen denken, dass sie beim Intuitiven Essen versagen, wenn sie über die Sättigung hinaus essen. Aber ich denke, es kommt darauf an, ob man sich dafür entscheidet oder nicht. Essanfälle können sich wie eine außerkörperliche Erfahrung anfühlen, die man nicht kontrollieren kann. Beim Intuitiven Essen entscheidet man selbst, wie viel oder wenig Nahrung für den Körper in diesem Moment richtig ist, abhängig vom Hunger.

Körperliche Signale bei Sättigung

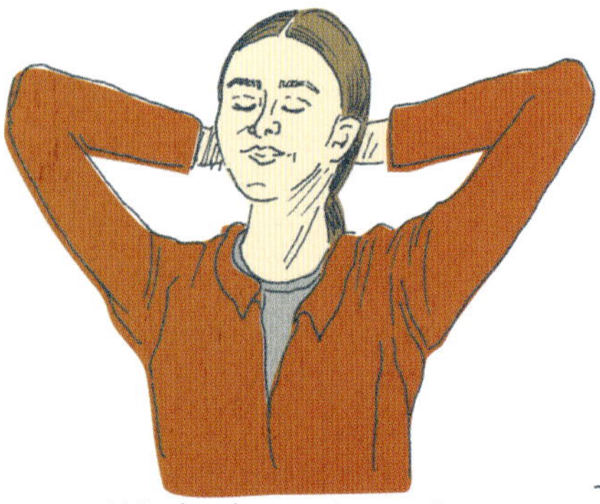

Weder hungrig noch übervoll

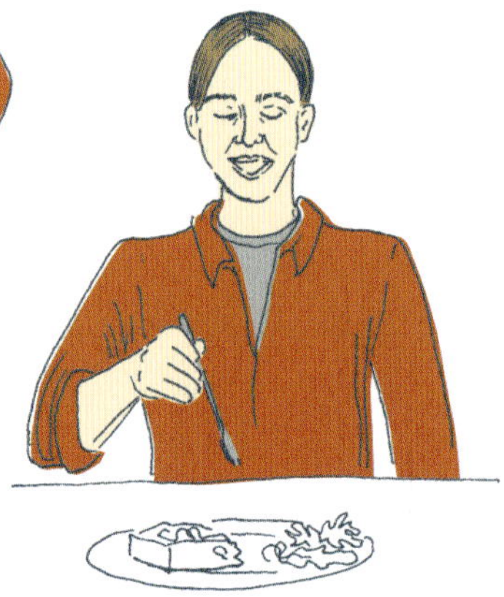

Unzufrieden, obwohl der Magen sich voll anfühlt

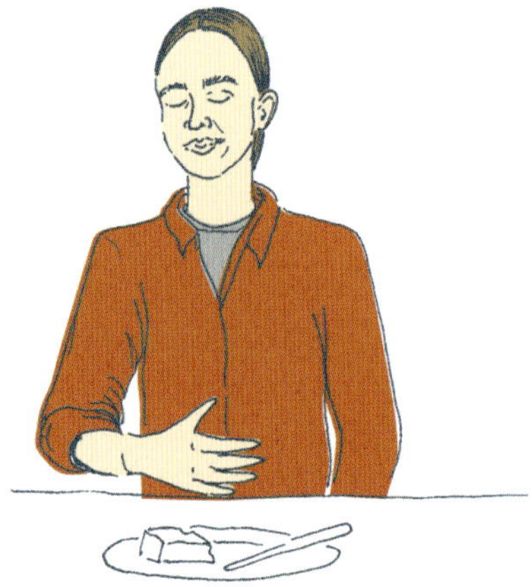

Zufrieden, Magen fühlt sich angenehm gefüllt an

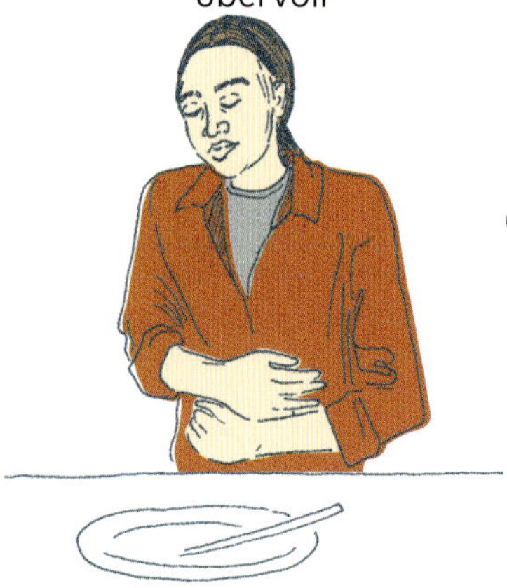

Ein bisschen zu viel

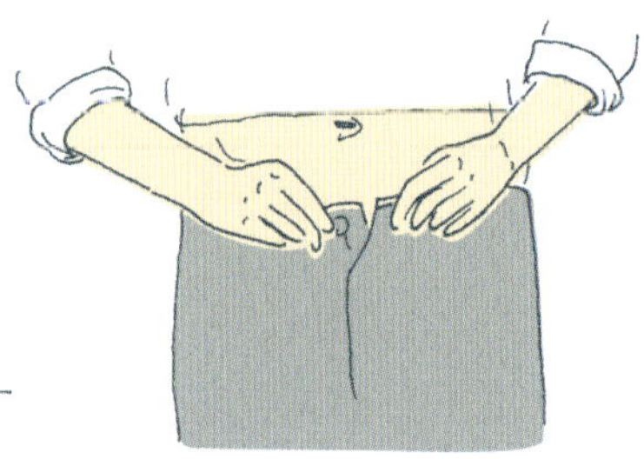

Gefühl, den oberen Knopf öffnen zu müssen

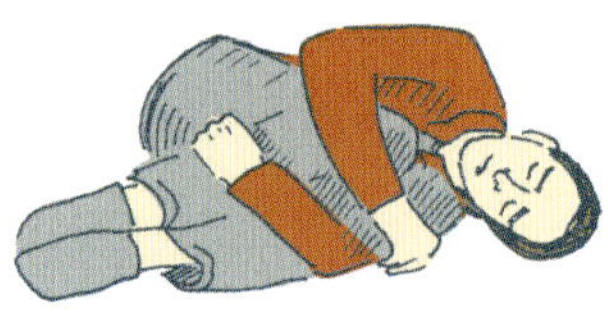

Starkes Unwohlsein

Sättigungssignale

Körperteil	Potenzielles Sättigungssignal
Kopf	**Angenehm:** Weniger nahrungsbezogene Gedanken, kein Heißhungergefühl, weniger Interesse am Essen, bessere Konzentration auf andere Dinge **Unangenehm:** So schmerzhaft satt, dass man gar nicht ans Essen denken will
Geschmackssinn	**Unangenehm:** Nahrung schmeckt nicht so gut wie zu Beginn der Mahlzeit
Magen	**Angenehm:** Warm, etwas Druck oder Enge, runder und gedehnter Bauch (das ist normal) **Unangenehm:** Schmerzen oder Druck in der Magengegend, Völlegefühl, Übelkeit oder Magenverstimmung, unangenehmes Spannungsgefühl in der Körpermitte
Energie	**Angenehm:** Mehr Energie oder leichte Müdigkeit **Unangenehm:** Starke Müdigkeit
Stimmung	**Angenehm:** Bessere, entspanntere oder neutrale Stimmung

Sättigungssignale

ADHS-Betroffene erkennen Sättigung, genau wie Hunger, manchmal erst in einer extremeren Form, wenn sie sich unangenehm anfühlt. Normalerweise ist Sättigung ein eher neutrales oder sogar angenehmes Gefühl. Man ist nicht mehr hungrig, aber auch nicht zu voll, wenn man aber weiter äße, könnte sich ein leichtes Unwohlsein einstellen.

Man könnte es mit einem Pendel vergleichen, das zwischen extremem Hunger und extremer Sättigung hin und her schwingt. Das geschieht, wenn man zu lange auf Essen verzichtet oder sich zu stark einschränkt. **Wenn man mit dem Essen wartet, bis der Hunger zu groß ist, neigt man dazu, so viel zu sich zu nehmen, dass man sich vollgestopft fühlt.** Um das eigene Sättigungsgefühl kennen zu lernen, gibt es nur einen Weg: Man muss sich selbst erlauben, genug zu essen.

Wer seine individuellen Hungersignale kennt, wird feststellen, dass die Sättigungssignale das Gegenstück zu ihnen sind. Ein Mensch, der beispielsweise bei starkem Hunger zu Reizbarkeit neigt, wird sich entspannter fühlen, wenn er satt ist. Eine Person, die sich bei Hunger nur schlecht konzentrieren kann, wird nach dem Essen möglicherweise eine bessere Konzentrationsfähigkeit beobachten.

In der Tabelle oben sind einige typische Sättigungssignale zusammengefasst. Einige davon beschreiben eine angenehme Sättigung. Andere stellen sich ein, wenn man zu viel gegessen hat oder eine Essattacke hatte.

Hemmnisse bei der Sättigungswahrnehmung

Ablenkung beim Essen

Alle meine Klienten finden es schwierig, »achtsam zu essen« und auf jegliche Ablenkung zu verzichten. Ich erinnere mich gut an meinen ersten eigenen ersten Versuch, der ausgesprochen schwierig war. Ich dachte: »Die Leute sitzen einfach hier und essen?! Wie ist das möglich? Woran um alles in der Welt denken sie?!« Ich hielt es keine fünf Minuten aus, bis ich meine Kopfhörer aufsetzte, um Musik zu hören, damit ich mein Mittagessen beenden konnte.

Allerdings kann auch übermäßige Ablenkung beim Essen die Wahrnehmung der Sättigung behindern. Bei einigen ADHS-Patienten erinnert sich das Gehirn nicht so gut an das Essen, wenn sie abgelenkt sind. Dann können sie vergessen, was oder wie viel sie gegessen haben, und das wiederum kann zu übermäßigem Essen führen. Durch Ablenkung wird auch der Belohnungseffekt, d.h. die Wirkung von Dopamin, beeinträchtigt. Das Fehlen dieses Belohnungsgefühls kann dazu führen, dass man mehr isst, als gut ist.

Beim Intuitiven Essen wird empfohlen, *meistens* ablenkungsfrei zu essen. Wichtiger ist meiner Meinung nach, das **persönliche Idealmaß zu finden, also die Menge an sensorischem Input, der für dich persönlich richtig ist.** Das ist besonders wichtig, wenn man allein isst. Jeder Mensch sollte herausfinden, wie viel und welche Art von sensorischem Input hilfreich sind, um beim Essen präsenter zu sein.

Einige Beispiele:

- Auditiver Input: Musik, ein Podcast, ein Hörbuch oder eine Meditation über achtsames Essen. Eine weitere Möglichkeit ist, die Mahlzeit an einem lauteren öffentlichen Ort zu sich zu nehmen, z.B. in einem Park oder auf der Terrasse, statt drinnen in einem ruhigen Raum.
- Visueller Input: Fernsehsendungen, YouTube, Menschen beobachten etc.
- Taktiler Input: Beim Essen etwas in der Hand halten oder einen Tennisball unter dem Fuß rollen.

Jeder sollte versuchen, seinen Favoriten zu finden. Und wer sich dennoch unwohl fühlt, könnte die folgenden Strategien ausprobieren.

DREI BISSEN

Wenn du weißt, dass du während des Essens abgelenkt wirst oder andere Dinge tun musst, empfehle ich den Drei-Bissen-Check. Halte zu Beginn, in der Mitte und gegen Ende der Mahlzeit oder des Snacks inne und überprüfe: Wie schmeckt das Essen und wie ist die Konsistenz? Wie fühlt sich dein Magen an? Bemerkst du irgendwelche Anzeichen von Sättigung? Wenn ja, ist es vielleicht an der Zeit, mit dem Essen aufzuhören.

KLEIN ANFANGEN

Wer das Essen mit weniger Ablenkung üben will, sollte mit einem Snack beginnen. Das Gehirn ist meist offener für diesen Versuch, weil Snacks weniger Zeit in Anspruch nehmen als eine Mahlzeit. Wichtig ist, beim Essen auf den Geschmack und die Beschaffenheit der Lebensmittel zu achten und regelmäßig in den Körper hineinzuhorchen, um Sättigungssignale wahrzunehmen.

Ungünstige Botschaften: Der Teller wird leer gegessen

Wer diese Gewohnheit hat, musste wahrscheinlich in der Kindheit immer den Teller leer essen, bevor es einen Nachtisch gab. Durch diese Erziehung werden Kinder darauf trainiert, ihre Sättigungssignale zu missachten. Oft gewöhnen sie sich dann an, über die Sättigung hinaus zu essen.

Dahinter stecken oft gute Absichten der Eltern, die sicher sein wollen, dass ihre Kinder genug »gesunde« Lebensmittel zu sich nehmen. Meine Mutter sagte oft: »Iss deinen Brokkoli auf. In anderen Ländern müssen Kinder verhungern.« Ich war aber satt und fragte, ob man ihnen mein restlichen Essen nicht schicken könnte. Kinder nehmen ihre Körpersignale oft besser wahr als Erwachsene.

Ich konnte mich von dieser Erziehung lösen, als ich verstand, dass übermäßiges Essen Körper und

Geist mehr schadet, als Essen für später aufzubewahren oder wegzuwerfen. Heute habe ich kein Problem mehr damit, zu Hause oder im Restaurant ein paar Bissen auf meinem Teller liegen zu lassen, und das solltest du auch nicht.

Gesellschaft beim Essen

Je mehr Menschen am Tisch sitzen und je länger die Mahlzeit dauert, desto mehr essen wir. Für ADHS-Betroffene spielt aber auch eine Rolle, wie gut sie die Menschen am Tisch kennen, wie wohl sie sich mit ihnen fühlen und wie die Essumgebung insgesamt beschaffen ist.

Wenn die Menschen am Tisch eine stressige Essensumgebung schaffen, kann das dazu führen, dass kein Sättigungsgefühl wahrgenommen wird oder dass der Appetit verloren geht. Um das zu vermeiden, sollte die Essenszeit nicht als Gelegenheit genutzt werden, um einen Streit zu schlichten. Heikle Themen sollten besser erst angesprochen werden, wenn alle gegessen haben. Manche Menschen ziehen es vor, allein zu essen, und auch das ist in Ordnung. Als ich noch angestellt war, habe ich gern allein gegessen, um meine soziale Batterie aufzuladen.

Einschränkung oder Essensregeln

Ständige Einschränkung oder Diäten können einen Rückgang des Sättigungshormons (Leptin) und einen Anstieg des Hungerhormons (Ghrelin) bewirken. Das kann dazu führen, dass du dich bei eingeschränkter Ernährung nie wirklich satt und zufrieden fühlst.

Essensregeln: Kontrollbedürfnis

Für Essensregeln kann es verschiedene Gründe geben. Wer an Allergien und Unverträglichkeiten leidet, muss eventuell bestimmte Lebensmittel meiden, um seiner Gesundheit nicht zu schaden. In diesem Fall sind Selbstfürsorge und Lebenswille der Grund für die Essensregeln. Wer andererseits Kohlenhydrate meidet, weil sie als Dickmacher gelten, stellt diese Essensregel aus Angst oder aus Kontrollbedürfnis auf. So motivierte Regeln können nach hinten losgehen.

Für neurodivergente Menschen können flexible Regeln durchaus der Selbstfürsorge dienen, z.B. wenn bei Mahlzeiten Mindestmengen eingehalten werden, um eine ausreichende Nährstoffversorgung zu gewährleisten.

Wenn du in der Vergangenheit Diäten gemacht oder dich eingeschränkt hast, musst du vielleicht hinterfragen, was eine »Portion« eines Lebensmittels ist. Eine Portion ist nicht die empfohlene Menge eines Lebensmittels, sondern die durchschnittlich verzehrte Menge. Vielleicht brauchst du mehr als eine Portion eines bestimmten Lebensmittels, um dich satt zu fühlen, und das ist in Ordnung.

Strategien für anhaltende Sättigung

Verschiedene Makronährstoffe

Auf dieses Thema gehe ich ausführlicher in Kapitel 9 ein. Alle drei Makronährstoffe – faserreiche Kohlenhydrate, Fette und Proteine – spielen für das Sättigungsgefühl eine Rolle, während einfache Kohlenhydrate nicht anhaltend sättigen. Jeder Makronährstoff hat eine Schlüsselfunktion im Puzzle der anhaltenden Sättigung.

Im Idealfall sollte jede Mahlzeit alle drei Makronährstoffe enthalten, zum Beispiel Hähnchenbrust (Protein) mit Bratkartoffeln (Kohlenhydrate) und Spargel (Ballaststoffe) mit etwas Olivenöl (Fett). Snacks sollten mindestens zwei Makronährstoffe enthalten, damit sie gut sättigen, beispielsweise Ananas (Ballaststoffe) und Hüttenkäse (Protein). Wer Makronährstoffe nicht kombiniert, wird schneller wieder hungrig.

Luft und Volumen genügen nicht

Lebensmittel, die viel Luft enthalten, sind beispielsweise Reiswaffeln und Popcorn. Viel Volumen haben Obst und stärkearmes Gemüse. Beide Kategorien füllen den Magen, sättigen aber nicht anhaltend. Das bedeutet nicht,dass man sie vermeiden sollte. Besser ist, sie mit Proteinen zu kombinieren, um länger satt zu bleiben.

Voluminöse Lebensmittel wie Obst und stärkearmes Gemüse enthalten zwar viele gesunde Inhaltsstoffe, doch wer viel davon isst – und nichts dazu – bleibt nicht lange satt. Darum ist es ratsam, sie zusammen mit protein- oder fetthaltigen Lebensmitteln zu verzehren. Beispiele sind:

- zu Salzbrezeln etwas Hummus
- zu Popcorn gemischte Nüsse
- zum Apfel ein Stück Käse
- zu Erdbeeren fettarmer griechischer Joghurt
- zu Karotten ein sahniges Dressing

Damit wir uns richtig verstehen: Ich mag Salzbrezeln und Popcorn gern, aber wenn ich sie allein esse, brauche ich VIEL davon, um satt zu werden. **Wenn du kohlenhydrathaltige Snacks mit Fett und/oder Protein kombinierst, kannst du deine Favoriten trotzdem genießen.** Du musst auch nicht immer kombinieren. Aber wenn du feststellst, dass du eine ganze Tüte Kartoffelchips essen könntest, bevor du satt bist, solltest du versuchen, sie mit einem fett- oder proteinhaltigen Lebensmittel zu kombinieren.

Sättigung und Zufriedenheit

Im Idealfall geht Sättigung mit Zufriedenheit einher. Dies ist auch ein Prinzip des Intuitiven Essens. Zufriedenheit ist wichtig, um mit dem Essen aufhören zu können, wenn der physische Hunger gestillt ist. Heißt das, dass jede einzelne Mahlzeit und jeder Snack das Sättigendste und Köstlichste sein muss, was du je gegessen hast? Keineswegs.

Die meisten Menschen haben weder die Möglichkeit noch das Geld, jederzeit das zu essen, was ihnen am besten schmeckt. Natürlich sollte man Zufriedenheit anstreben, aber manchmal trifft eine selbst gekochte oder bestellte Mahlzeit einfach nicht den richtigen Ton. In diesem Fall kannst du dich für etwas anderes entscheiden, das dich zufriedener macht, oder dir einfach sagen, dass es morgen wieder besser schmecken wird.

Was passiert, wenn man den Zufriedenheitsfaktor außer Acht lässt und sich das verweigert, was man wirklich essen möchte? Stell dir vor, du machst eine Diät und hast Lust auf einen Keks. Aber Kekse sind bei dieser Diät tabu, also entscheidest du dich, stattdessen Erdbeeren mit zuckerfreier Schlagsahne zu essen. Aber du bist nicht zufrieden und kannst nur an einen Keks denken.

Du durchstöberst den Vorratsschrank nach einer »gesünderen« Alternative und findest Schokoladenchips. Du nimmst dir vor, nur eine Portion zu essen und legst die Packung weg. Aber das war nicht genug, also nimmst du noch ein paar und noch ein paar mehr, bis du Tüte halb leer ist. Du bemerkst, dass du deine Diät verpatzt hast und sagst dir: »Jetzt ist es sowieso egal!«. Du isst die Schokoladenchips auf – und gleich noch ein Paket Kekse.

Danach quälst du dich mit Schuldgefühlen und wirfst dir fehlende Willenskraft vor. Warum hast du nicht die Erdbeeren und die zuckerfreie Schlagsahne genommen? Das wäre doch genug gewesen. Es war aber nicht das, was dein Körper wollte. Jetzt fühlst du dich unangenehm satt und schwörst dir, es morgen besser zu machen. Kommt dir das bekannt vor?

Wenn du auf deinen Körper hörst, wird er dir sagen, was er braucht. Und gibst du dem Verlangen nicht nach, bleibt es bestehen. Hättest du im obigen Beispiel einfach nur den Keks gegessen, hättest du unterm Strich weniger zu dir genommen als beim Umweg über die Ist-doch-egal-Haltung. Was sagt uns das? Wenn du dich nach einem Keks sehnst, ist es sehr unwahrscheinlich, dass Erdbeeren dich zufrieden machen. Also erlaube dir den Keks.

Warum es helfen kann, Hunger und Sättigung zu protokollieren

Für manche Menschen ist es nützlich, Hunger und Sättigung zu protokollieren, statt Kalorien zu zählen. Solche Aufzeichnungen liefern Informationen, die helfen können, auf den eigenen Körper zu hören und ihm zu vertrauen. Für Menschen, die schon an Essstörungen gelitten haben, können solche Aufzeichnungen aber ein Trigger sein. Sollte das für dich zutreffen, empfehle ich dir, darauf zu verzichten und stattdessen einfach alle drei bis vier Stunden zu essen und bei jeder Mahlzeit und jedem Snack bestimmte Lebensmittel einzuplanen.

Hunger-/Sättigungs-Skala

In der Intuitiven Ernährung werden Hunger und Sättigung oft auf einer Skala von 1 bis 10 eingeordnet. Viele ADHS-Betroffene (auch ich) finden diese Methode nicht sehr hilfreich. Das ist völlig in Ordnung. Als Idealfall gilt, bei 3 oder 4 auf der Skala essen zu wollen und bei 6 oder 7 damit aufzuhören. Dadurch werden übermäßiger Hunger und Übersättigung gleichermaßen vermieden. Ziel ist, immer im mittleren Bereich der Skala zu bleiben. Wer bis auf 0 oder 1 abfällt, läuft Gefahr, als Reaktion darauf zu viel zu essen und bei 9 oder 10 zu landen.

Eine Alternative zu dieser Einstufung von 1 bis 10 besteht darin, Hunger und Sättigung als angenehm, unangenehm oder neutral zu bewerten. Das finde ich sinnvoller, zumal es wohl schwierig ist, den Hunger präzise einer 3 oder 4 zuzuordnen. Ich empfinde es als unangenehm, wenn das Hungermonster auf den Plan tritt, oder wenn ich mich vollgestopft fühle. Angenehm ist es, wenn ich esse, sobald Hungergefühle aufkommen, und aufhöre, wenn der Hunger befriedigt ist. Neutral ist es, wenn ich einfach nur dem praktischen Hunger nachgebe und andere Hungerformen vernachlässige.

Sinnesspezifische Sättigung

Auch andere Sinne spielen für die angenehme Sättigung eine Rolle. Das ist beispielsweise der Fall, wenn die Empfindlichkeit der Geschmacksknospen abnimmt. Vielleicht beobachtest du das, bevor du dich übermäßig satt fühlst. Ich betrachte es als gelbe Ampel, die mich auffordert, innezuhalten und in meinen Körper hineinzuhören. Es kann ratsam sein, einige Minuten abzuwarten, ob sich die Sättigung einstellt. Sinnesspezifische Sättigung tritt auch auf, wenn Konsistenz und Aussehen des Essens nicht mehr so ansprechend wirken oder wenn man den Geruch nicht mehr wahrnimmt.

Rechtzeitig aufhören: nicht mehr hungrig vs. satt

Du solltest eine Pause einlegen, wenn du keinen Hunger mehr hast und nicht erst, wenn du dich satt fühlst. Es kann eine Weile dauern, bis sich das Sättigungsgefühl nach dem Essen einstellt. Wer erst aufhört, wenn das Sättigungsgefühl deutlich ist, isst mit größerer Wahrscheinlichkeit über das Sättigungsgefühl hinaus. Gerade schnelle Esser sollten bewusst innehalten, bevor sie einen Nachschlag nehmen, damit der Magen die Chance hat, dem Gehirn die Sättigung zu signalisieren.

Übungen für die interozeptive Wahrnehmung

Die interozeptive Wahrnehmung ist bei jedem Menschen unterschiedlich, dennoch kann man sie stärken und verbessern, beispielsweise mit den folgenden Übungen.

Achtsamkeitsübungen

Achtsamkeitsübungen können sehr nützlich sein, um die Verbindung zwischen Geist und Körper zu stärken und eine bessere körperliche und emotionale Kontrolle darüber zu erlangen, wie der Körper auf Stress und Stresssituationen reagiert. Sie können helfen, bei Stress nicht automatisch zu Essen zu greifen.

- **Meditation:** Viele ADHS-Betroffene tun sich mit dem Meditieren schwer, aber ich glaube, es kommt nur darauf an, die richtige Meditation zu finden. Die erste Meditation, die ich kennen lernte, sollte ich zweimal täglich 45 Minuten ausführen. Das war nichts für mich. Dann entdeckte ich kurze Meditationen (5–15 Minuten), die ich nach meinen täglichen Spaziergang ausführen kann, statt auf dem Handy zu scrollen. Es lohnt sich, auf die Suche nach solchen Apps zu gehen.
- **Body Scan:** Bei solchen Übungen soll man normalerweise sitzen oder liegen und den Körper vom Kopf bis zu den Füßen scannen. ADHS-Betroffenen fällt es aber schwer, ruhig und entspannt zu liegen. Die auf Interozeption spezialisierte Ergotherapeutin Kelly Mahler empfiehlt eine aktivere, spielerische Variante, etwa beim Kochen oder Tanzen, unter der Dusche oder beim Kuscheln mit dem Haustier.
- **Bewegungsübungen:** Yoga, Tanz und Tai Chi sind Bewegungsformen, die helfen können, die Verbindung zwischen Geist und Körper zu verbessern – durch achtsame Bewegungen. Beim Yoga beispielsweise konzentrierst du dich auf deinen Körper und darauf, wie du dich fühlst, wenn du die verschiedenen Stellungen einnimmst. Du lernst auch, deine Atmung zu regulieren und wie es sich anfühlt, Teile deines Körpers anzuspannen und zu entspannen.

In den Körper hineinhorchen

Wer sich noch nicht bereit fühlt, einen der vorherigen Vorschläge auszuprobieren, kann versuchen, zweimal am Tag einen Alarm mit der Bezeichnung »Was brauche ich?« zu stellen – auf dem Smartphone, dem digitalen Kalender, der Smartwatch oder einem anderen Gerät, das normalerweise für Erinnerungen benutzt wird.

Viele meiner Klienten sind so sehr auf die Erledigung ihrer Arbeitsaufgaben oder anderer Projekte konzentriert, dass sie vergessen, auf sich selbst zu achten. Die Frage nach den eigenen Bedürfnissen nimmt nur wenige Sekunden in Anspruch, aber sie ist wichtig. Vielleicht stellst du fest, dass deinem Körper Nahrung, Wasser, eine Dehnungspause oder ein Gang zur Toilette gut täte. Mit der Zeit wirst du die Erinnerung vielleicht gar nicht mehr brauchen, weil das Hineinhorchen in den Körper zur Selbstverständlichkeit wird. Im nächsten Kapitel stelle ich weitere Möglichkeiten vor, wie sich solche Erinnerungsfunktionen nutzen lassen, um regelmäßiger zu essen.

Zusätzliche Unterstützung

Wer ernsthafte Schwierigkeiten mit der Interozeption hat, braucht vielleicht zusätzliche Hilfe von außen, um das Essen oder das Hineinhorchen in den Körper nicht zu vergessen. Wenn das Hineinhorchen in den Körper aufgrund eines früheren Traumas verunsichernd wirkt oder andere Probleme auslöst, empfehle ich den Besuch bei einem Therapeuten, der Erfahrung mit Traumapatienten hat. Er kann dabei helfen, in einer geschützten Umgebung wieder zu lernen, im eigenen Körper zu sein.

KAPITEL 4

Menschen mit ADHS sind inkonsequent … auch beim Essen

»Chaotisch«, »inkonsistent« oder »durcheinander« sind gängige Ausdrücke, mit denen meine Klienten ihr Essverhalten beschreiben. Viele kennen Tage, an denen sie das Gefühl haben, nur zu essen, und dann wieder Tage, an denen sie kaum ans Essen denken. Im letzten Kapitel haben wir besprochen, wie man auf seinen Körper hören kann. Im folgenden geht es darum, Barrieren zu überwinden und ein sinnvolles Essverhalten zu entwickeln. Es wendet sich an Menschen, die zwischen Essattacken und Verzicht pendeln ebenso wie an solche, die scheinbar dauernd etwas knabbern.

Was, wann und wie?

Bevor wir uns mit dem »was« beschäftigen (was will ich essen), geht es zuerst um »wann« und »wie«. Wenn es darum geht, die Ernährung bei ADHS zu managen, konzentrieren sich viele Menschen darauf, was sie essen wollen, und vergessen dabei, wann und wie sie essen werden. Ein Haus braucht ein stabiles Fundament. Das Essverhalten ist das Fundament, das es uns ermöglicht, den Stress zu bewältigen, den das Leben uns beschert. Es überrascht nicht, dass vieles einfacher gelingt, wenn man nicht hungrig ist.

ADHS Experte Dr. Edward Hallowell bezeichnet Betroffene als inkonsequent. Das gilt auch für das Essverhalten. Ich esse etwa alle drei bis vier Stunden (außer, wenn ich hyperkonzentriert bin), aber ich habe keine festen Essenszeiten.

Meine Essgewohnheiten hängen auch von der Lebenssituation ab. Beim Schreiben dieses Buchs bestellte ich beispielsweise viel online, meistens »Baukästen« für komplette Mahlzeiten. Und ich aß oft Tiefkühlgerichte, um mich weniger mit dem Kochen beschäftigen zu müssen. Seitdem das Buch fertig ist, gehe ich wieder vermehrt selbst einkaufen und koche auch öfter. Für ADHS-Betroffene geht es aber darum, insgesamt so zu essen, dass ihr Körper mit allen wichtigen Nährstoffen versorgt ist, gesund bleibt und Energie hat. Das heißt nicht, dass wir Roboter werden und jeden Tag zur gleichen Zeit essen sollen (wobei, wenn das für dich funktioniert, ist es nicht schlecht). Aber regelmäßigeres Essen kann helfen, das Pendeln zwischen nichts und zu viel zur Ruhe zu bringen.

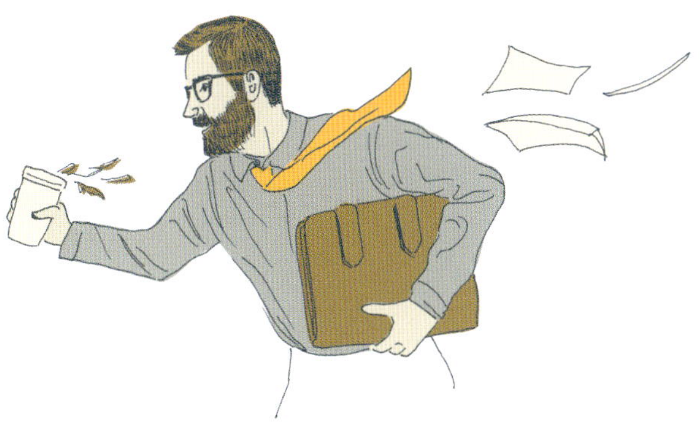

Typische inkonsistente Essmuster bei ADHS

Bei meinen Klienten fallen mir vor allem zwei verbreitete Essmuster-Typen auf. Das eine ist der »Snack-Fan« (siehe Kapitel 1), der eigentlich gar keinem Plan folgt. Bei der Arbeit schauen solche Menschen vielleicht auf einen schnellen Snack im Pausenraum oder bei Kollegen vorbei. Sie halten auf dem Heimweg am Drive-In an, weil sie nichts fürs Abendessen im Haus haben. Wenn sie zu Hause arbeiten, schnappen sie sich bei jedem Weg durch die Küche eine Kleinigkeit aus dem Kühlschrank oder der Vorratskammer.

Wenn du das kennst, weißt du wahrscheinlich gar nicht, wie sich Hunger anfühlt, weil du nie lange genug auf Essen oder Trinken verzichtest, dass Hungergefühle aufkommen können. Heißhungerattacken können aber trotzdem auftreten, vor allem als Belohnung, um eine Aufgabe aufzuschieben oder bei Langweile.

Der »Binge/Restrict-Typ« pendelt ständig zwischen zwei Extremen. Solche Menschen essen tagsüber zu wenig und zu unregelmäßig, was zu Heißhunger und Essanfällen am Abend führt. Dieser Zyklus kann mit oder ohne Medikamente ablaufen, aber wie wir in Kapitel 1 gesehen haben, kann er sich mit Medikamenten leichter verfestigen.

Beide Typen sind zwei Seiten derselben Medaille. Der Snack-Fan isst immer, ob er Hunger hat oder nicht. Der Binge/Restrict-Typ isst oft gar nichts

Der Binge/Restrict-Zyklus

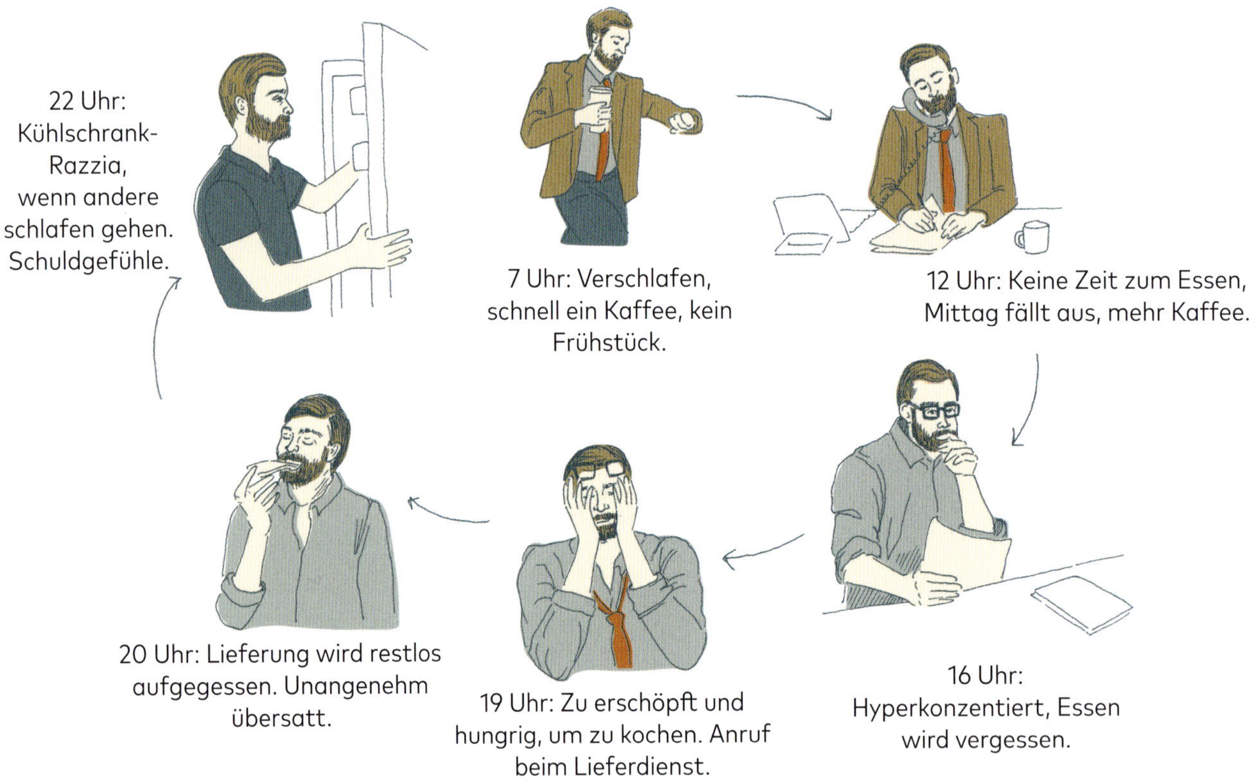
7 Uhr: Verschlafen, schnell ein Kaffee, kein Frühstück.
12 Uhr: Keine Zeit zum Essen, Mittag fällt aus, mehr Kaffee.
16 Uhr: Hyperkonzentiert, Essen wird vergessen.
19 Uhr: Zu erschöpft und hungrig, um zu kochen. Anruf beim Lieferdienst.
20 Uhr: Lieferung wird restlos aufgegessen. Unangenehm übersatt.
22 Uhr: Kühlschrank-Razzia, wenn andere schlafen gehen. Schuldgefühle.

(meist tagsüber), auch wenn er Hunger hat. Beide Typen können davon profitieren, flexible Essstrukturen zu entwickeln.

Bei solchen Essstrukturen geht es keineswegs darum, so zu essen wie »Otto Normalverbraucher«. Der Sinn der Sache ist vielmehr, die Ernährung zu stabilisieren, vorhersehbarer zu machen und den chaotischen Aspekt auszugleichen. Das bedeutet nicht, jeden Tag immer zur exakt gleichen Zeit zu essen. Erstrebenswert ist aber ein grober Rahmen, der vorgibt *wann* gegessen wird. Dadurch werden Gehirnkapazitäten frei und es ist einfacher, sich zu überlegen, *was* denn auf den Teller kommen soll.

Warum fällt es bei ADHS so schwer, regelmäßig zu essen?

Wenn ich als ADHS-Betroffene Verhaltensänderungen anstrebe, hilft es mir oft, mögliche Barrieren zu verstehen, die das Umsetzen der Veränderung behindern. Das Wissen, dass regelmäßigeres Essen gut wäre, veranlasst mich nicht unbedingt, es auch zu tun. Wenn man herausfindet, warum Schwierigkeiten bestehen, kann man leichter Lösungen finden und Barrieren überwinden. Es gibt mehrere Gründe, warum es für ADHS-Betroffene schwierig ist, konsequent zu essen.

Unterschiede in der interozeptiven Wahrnehmung

Im letzten Kapitel haben wir gesehen, dass es für ADHS-Patienten aufgrund von Unterschieden in der interozeptiven Wahrnehmung schwieriger sein kann zu erkennen, wann sie hungrig oder satt sind. Diese Unterschiede können dazu führen, dass man vergisst zu essen, oder dass man isst, obwohl man nicht wirklich hungrig ist. In diesem Kapitel befassen wir uns mit weiteren Hilfen, mit denen sich eine ausreichende Nahrungsversorgung sicherstellen lässt, auch dann, wenn der Körper keine zuverlässigen Hungersignale sendet oder diese nicht zuverlässig wahrgenommen werden.

ADHS-Medikamente

ADHS-Medikamente können die ohnehin schwierige interozeptive Wahrnehmung noch zusätzlich beeinträchtigen, sodass Hungersignale schlechter wahrgenommen werden. Solche Medikamente befeuern oft den Binge/Restrict-Zyklus. Es ist gar nicht so einfach, tagsüber regelmäßig zu essen, wenn man nicht dieselben Signale wahrnimmt wie ein Mensch ohne ADHS.

Keine Struktur

Sowohl Snack-Fans als auch Binge/Restrict-Typen haben vielleicht nie eine besondere Essstruktur gehabt. Ihnen kann in diesem Kapitel der Abschnitt mit den Mahlzeitenplänen helfen, eine Struktur zu finden, die zu ihnen passt.

Hyperkonzentration und Zeitblindheit

Dr. Russell Barkley, Psychologe und ADHS-Forscher, beschreibt die Zeitwahrnehmung Betroffener als »jetzt« und »nicht jetzt«. Wenn der Betroffene keinen Hunger hat, ist »nicht jetzt«, also denkt er über Essen nicht nach, bis »jetzt« eintritt, oft in Form von Heißhunger. Bei Hyperkonzentration können sich Stunden wie wenige Minuten anfühlen. Dann erkennt man zwar vielleicht ein Hungergefühl, geht ihm aber nicht nach. Ich vergleiche das gern mit einem Blinken auf einem Radarschirm. Man nimmt es wahr, aber bevor man es verarbeiten und darauf reagieren kann, ist es schon wieder verschwunden.

Eine meiner Klientinnen war frustriert über ihre abendlichen Essattacken, weil sie meinte, tagsüber ausreichend und regelmäßig zu essen. Aber sie frühstückte etwa um 7:00 Uhr, aß Mittag gegen 11:00 Uhr, und dann gab es erst wieder um 18:00 oder 19:00 Uhr etwas. Wenn sie von der Arbeit nach Hause kam, warf sie hemmungslos Snacks ein, weil sie zu hungrig war, um eine Mahlzeit zu kochen.

Erst durch unsere Arbeit wurde ihr bewusst, dass zwischen Mittag- und Abendessen sieben Stunden lagen, obwohl es ihr nur wie vier Stunden vorkam. Sie packte sich zwei Zwischenmahlzeiten ein und stellte sich Erinnerungen auf 14:00 und 17:00, um sie auch zu essen. Durch diese Zwischenmahlzeiten war sie bei der Heimkehr nicht so ausgehungert und konnte sich eine Mahlzeit kochen, statt planlos den Vorratsschrank zu plündern.

Warum regelmäßiges Essen sinnvoll ist

Regelmäßiges Essen ist ein Hilfsmittel zum Umgang mit ADHS, denn es trägt dazu bei, dass Energie und Blutzucker stabil bleiben, gibt dem Gehirn den nötigen Treibstoff, um zu funktionieren, und reguliert die Stimmung. Ich weiß, dass es schwierig sein kann, seine Gewohnheiten zu ändern, aber es ist wirklich sinnvoll, sich regelmäßiges Essen anzugewöhnen.

Energie und Blutzuckerspiegel

Wenn das Essverhalten unregelmäßig ist, schwanken auch Energie- und Blutzuckerspiegel. Wer über längere Zeit nichts isst und dann plötzlich Heißhunger verspürt, greift eher zu schnellen Energiequellen wie Chips, Süßigkeiten oder anderen einfachen Kohlenhydraten. Diese Lebensmittel treiben den Blutzuckerspiegel schnell in die Höhe. Starke Schwankungen des Blutzuckerspiegels können dazu führen, dass sich ADHS-Merkmale stärker bemerkbar machen, insbesondere Unaufmerksamkeit, Hyperaktivität und Impulsivität. Regelmäßige Mahlzeiten über den Tag verteilt sind eine Möglichkeit, Körper und Gehirn eine konstante Energie- und Nahrungsquelle zu bieten.

Stimmungsregulierung

Je länger man aufs Essen verzichtet, desto instabiler wird die Stimmung. Menschen mit ADHS neigen ohnehin zu Stimmungsschwankungen, und wenn sie den ganzen Tag so gut wie nichts essen, kann es viel leichter zu einer Abwärtsspirale kommen. Überlege einmal, wie es dir geht, wenn du richtig hungrig bist. Bist du dann besonders reizbar, nervös oder leicht überfordert? Unsere Körperfunktionen, die auch für die Stimmungsregulierung zuständig sind, funktionieren bei Hunger einfach nicht so gut.

Bewusste Nahrungswahl

Diese Funktionen spielen auch eine Rolle bei der Entscheidungsfindung: Sie ist schwieriger, wenn der Hunger nagt. Wenn das Hungermonster naht, will der Körper möglichst schnell Energie haben. In dieser Situation greifen wir leicht zu einfachen Kohlenhydraten, beispielsweise Chips, Kekse oder andere Süßigkeiten und Süßgetränke. Solche Produkte schmecken gut, sättigen aber nicht wirklich. Also muss man öfter zugreifen, um sich satt zu fühlen.

Wer häufig zu solchen Lebensmitteln greift, statt Produkte mit höherer Nährstoffdichte zu wählen, fühlt sich körperlich und seelisch oft nicht sonderlich gut. Viele meiner Klienten erleben Schuldgefühle, wenn sie in Hungermomenten etwas Ungesundes gegessen haben. Sie hätten etwas Gesünderes gewählt, wenn sie weniger hungrig gewesen wären. Wir sollten uns bewusst darüber sein, dass der Körper versucht, uns zu schützen und sich die Energie zu verschaffen, die er benötigt.

Regelmäßige Essgewohnheiten etablieren

Ich empfehle dringend, sich anzugewöhnen, tagsüber ausreichend zu essen. Das ist besonders wichtig für alle, die Essattacken am Abend vermeiden möchten. Regelmäßiges Essen bedeutet nicht, das klassische Muster aus drei Mahlzeiten – Frühstück, Mittag und Abendessen – zu übernehmen. Es kann sogar ratsam sein, andere Essmuster auszuprobieren, um eins zu finden, das wirklich passt und auf lange Sicht durchgehalten werden kann.

So ein Essmuster könnte man als Gerüst einer regelmäßigen Ernährung betrachten. Wenn du feste Essenszeiten einrichtest, musst du nicht mehr darüber nachdenken, wann du essen solltest. Die Sache wird berechenbarer.

Welches Essmuster du wählst, hängt auch von deinen Arbeitszeiten und der zu Hause verbrachten Zeit ab. Wenn du beispielsweise 10 oder 12 Stunden täglich außer Haus bist, brauchst zu vielleicht ein Essmuster für Arbeitstage und ein anderes für Wochenenden und freie Tage. Und selbstverständlich kannst du flexibel sein und deine Mahlzeiten auf deinen Zeitplan abstimmen.

Praktischer Hunger kann beim Etablieren eines regelmäßigen Essmusters eine wichtige Rolle spielen. Vielleicht fühlst du dich in deiner halbstündigen Mittagspause nicht hungrig. Du könntest dich trotzdem entscheiden, etwas zu essen. So kannst du vermeiden, dass später Heißhunger aufkommt und du die Vorratskammer plünderst oder auf dem Heimweg am Drive-In anhältst und Fast Food bestellst. Ebenso könntest du auf den praktischen Hunger eingehen, wenn die Kinder Mittagsschlaf halten oder wenn du eine Pause zwischen Meetings hast.

Es ist nicht nötig, die gesellschaftlich üblichen Essenszeiten einzuhalten. Diese Essenszeiten sind ein soziales Konstrukt. Nichts ist falsch daran, schon um 11:30 Uhr Mittag zu essen oder das Abendessen auf 20:00 statt auf 18:00 zu legen. Es ist in Ordnung, allgemeinere Zeitrahmen für den Verzehr bestimmter Mahlzeiten oder Snacks festzulegen, um ein Essmuster zu entwickeln. (Im Gegensatz zu den Behauptungen vieler Diät-Influencer nimmt man nicht automatisch zu, wenn man nach 19 Uhr ist.)

Alle unten vorgeschlagenen Essmuster basieren darauf, alle drei bis vier Stunden oder fünf- bis sechsmal am Tag etwas zu sich zu nehmen. Es ist ratsam, innerhalb der ersten ein bis zwei Stunden nach dem Aufwachen etwas zu essen und dann alle drei bis vier Stunden bis zum Schlafengehen. Wer unter Sodbrennen oder Reflux leidet, sollte jedoch ein oder zwei Stunden vor dem Schlafengehen nichts mehr essen.

Essmuster 1: Traditionelle Mahlzeiten

Wer sich im Internet nach Essensplänen umschaut oder schon einmal eine Ernährungsberatung in Anspruch genommen hat, dürfte dieses Muster kennen. Meiner Meinung nach ist das traditionelle Essensschema ideal für ADHS-Patienten, die einen eher traditionellen Nine-to-Five-Job haben oder ihren Alltag entsprechend organisieren. Dieses Essmuster kann einen späten Snack nach dem Abendessen beinhalten, muss es aber nicht.

Beispiel für ein traditionelles Essmuster:

- Frühstück (7:00 Uhr): 2 Rühreier + 2 Scheiben Vollkorntoast + ½ Avocado + Heidelbeeren
- Snack (10:00 Uhr): Käse + Nüsse + Trockenfrüchte
- Mittag (13:00 Uhr): BLT-Sandwich + Obstsalat + eingelegtes Gemüse + Keks
- Snack (16:00 Uhr): Proteinshake
- Abendessen (19:00 Uhr): Protein-Pasta + Fleischsauce + Brokkoli
- Snack (nach Belieben, 21:00 Uhr): 2 Kekse + 1 Glas fettarme Milch

Essmuster 2: Anker-Mahlzeiten

Wer durch ADHS-Medikamente an Appetitlosigkeit leidet, könnte dieses Muster ausprobieren. Die größten Mahlzeiten sind Frühstück und Abendessen. Statt eines traditionellen Mittagessens gibt es drei oder vier Snacks oder Mini-Mahlzeiten im Lauf des Tages. Das kann gut funktionieren, weil der Appetit morgens vor der Einnahme der Medikamente und abends, wenn sie abklingen, wahrscheinlich am größten ist. Allerdings musst du möglicherweise häufiger essen.

Beispiel für ein Anker-Essmuster:

- Frühstück (7:00 Uhr): Frühstücks-Burrito + Paprikastreifen + Kaffee
- Snack (10:00 Uhr): Apfel + Käsewürfel
- Snack (13:00 Uhr): Griechischer Joghurt + Beeren + Walnüsse
- Snack (16:00 Uhr): Karotten + kleine Menge Hummus + Proteindrink
- Abendessen (19:00 Uhr): Gegrillte Hähnchenbrust + Ofenkartoffel + Beilagensalat + Keks

Essmuster 3: Mahlzeiten austauschen

Dieses Essmuster ist ideal für Menschen, die Schwierigkeiten mit dem Frühstück haben. Das Frühstück wird einfach mit dem Vormittagssnack getauscht. Je nach individuellen Bedürfnissen können auch andere Mahlzeiten oder Snacks gegeneinander vertauscht werden.

Beispiel für ein Austausch-Essmuster:

- Snack (7:00 Uhr): Kaffee + 1 EL Proteinpulver
- Frühstück (9:00 Uhr): 2 Egg Bites + Banane
- Mittag (12:00 Uhr): Mediterraner Salat + gegrilltes Hähnchen + Dressing + Vollkornpitta + 1 Stück dunkle Schokolade
- Snack (15:00 Uhr): Paprikastreifen + kleine Menge Guacamole
- Abendessen (19:00 Uhr): Tofu-Gemüsepfanne + Reis
- Snack (nach Belieben, 21:00 Uhr): Erdbeeren + Mandeln

Wie kann ich mein ADHS-Gehirn vom regelmäßigen Essen überzeugen?

Nachdem wir Beispiel-Tagespläne gesehen haben, geht es um die Umsetzung. In diesem Abschnitt präsentiere ich Tipps und Strategien, die mir und meinen Klienten geholfen haben, regelmäßig genug zu essen, indem sie ihren Tag flexibel strukturiert und moderne Erinnerungsfunktionen genutzt haben. Bevor ich in die Tiefe gehe, schlage ich vor, einmal darüber nachzudenken, welche Strategien und Tipps du nutzt, um andere tägliche Aufgaben und Aktivitäten nicht zu vergessen. Kannst du diese Strategien vielleicht auch nutzen, um daran zu denken, alle drei bis vier Stunden etwas zu essen?

Die »Satt ist gut«-Einstellung

»Satt ist gut« oder »Etwas essen ist besser als nichts essen« sind zwei Mantras, die meine Klienten im Zusammenhang mit dem regelmäßigen Essen hilfreich finden. Perfektionisten oder strikte Diäthalter könnten vielleicht eine Mahlzeit auslassen, weil die einzige verfügbare Option eine »schlechte« ist. Aber das kann später zu Heißhungerattacken führen. Die »Satt ist gut«-Einstellung kann helfen, Kategorien wie »gut« und »schlecht« außer Acht zu lassen und einen neutraleren Ansatz zu finden.

Ehrlich gesagt kann es mühselig sein, im Lauf des Tages regelmäßig zu essen. Aber Essen ist auch Selbstfürsorge. Wann immer du eine Pause einlegst, um etwas zu essen, sorgst du für dich selbst. Essen ist nicht nur eine Gelegenheit, mit dir selbst in Kontakt zu treten. Wenn du mit anderen Menschen isst, ist es auch eine Möglichkeit, mit anderen in Kontakt zu treten.

Deine Einstellung zum regelmäßigen Essen ist nicht in Beton gegossen. Du kannst sie verändern. Du könntest zum Beispiel einen Snack als Übergang von einer Aufgabe zur nächsten betrachten. Oder du verstehst dein Mittagessen als Pause vom Alltag und als Gelegenheit, die Batterie deiner Leitungsfunktionen aufzufüllen, damit du den Rest des Tages überstehen kannst.

Zeit finden, wo sie vermeintlich nicht da ist

Hast du das Gefühl, dass du keine Zeit zum Essen hast? Weißt du nicht, wie du dir Zeit zum Essen nehmen sollst? Wenn du zum Beispiel keine Zeit für eine einstündige Mittagspause hast, kannst du bewusst 15 Minuten Zeit einplanen, um regelmäßig zu essen. So ist die Wahrscheinlichkeit, eine Mahlzeit auszulassen, deutlich geringer.

Essen braucht Zeit. Du bist nicht egoistisch, unproduktiv oder faul, wenn du eine Pause einlegst, um deinen Körper und dein Gehirn zu ernähren. Im Gegenteil: Wenn du dir Zeit zum Essen nimmst, können deine Medikamente besser wirken und du bekommst die Energie, die du brauchst, um deine Aufgaben gut zu erfüllen.

Wer sich Zeit nimmt, seinen Körper zu ernähren, zeigt ihm, dass er ihn respektiert und gut versorgt.

Wer seinen täglichen Zeitplan genau unter die Lupe nimmt, wird passende Zeitfenster zum Essen finden – garantiert!

Rufe deinen Online-Kalender auf, nimm den selten benutzten Timer zur Hand oder suche einen Wochenkalender mit Stundeneinteilung. Stelle einen Timer auf 20–30 Minuten ein. Schreibe nun einen typischen Zeitplan für jeden Tag der Woche auf und notiere dabei alle Zeitfenster, in denen du essen könntest. Sei ehrlich mit dir selbst. Notiere, wie viel Zeit du mit Social Media, Fernsehen, Videospielen usw. verbringst. Kannst du eine dieser Aktivitäten einschränken, damit du Zeit zum Essen gewinnst?

Immer noch keine Zeit zum Essen? Kannst du denn Zeit freimachen, wenn der Chef oder ein Kollege einen Termin in den gemeinsamen Kalender einträgt? Wenn ja, könntest du jeden Tag einen festen Termin mit dir selbst vereinbaren, sodass du 20 Minuten für das Mittagessen einplanen kannst?

Andere Strategien für regelmäßiges Essen

Wecker und digitale Erinnerungsfunktionen sind nützlich, weil sie uns abnehmen, selbst am bestimmte Dinge zu denken. Hier kommen einige Beispiele:

Wecker oder Alarm

Manchen ADHS-Betroffenen kann es passieren, dass sie Mahlzeiten vergessen. In diesem Fall kann ein Wecker sehr hilfreich sein, um sich das regelmäßige Essen anzugewöhnen und die Zeit nicht aus den Augen zu verlieren. (Allerdings findet nicht jeder Betroffene solche Weckfunktionen angenehm – in dem Fall kannst du diesen Abschnitt überspringen.)

Weck- und Erinnerungsfunktionen gibt es auf dem Smartphone, der Smartwatch, dem Laptop und anderen Geräten. Meine Klienten wissen vor allem einen Alarm mit dem Titel »Was brauche ich« zu schätzen, weil er dabei hilft, in sich hineinzuhören. Dazu mehr in Kapitel 3.

Einige Tipps für die Nutzung der Alarmfunktion:

- Dem Alarm einen Titel geben, der seinen Zweck angibt.
- Für die Erinnerung ans Essen einen besonderen Alarmton auswählen.
- Einen konventionellen Wecker verwenden (d.h. nicht im Handy), damit du aufstehen musst, um ihn auszuschalten.
- Einen zweiten Alarm einstellen, der etwas später erfolgt – falls du beim ersten Alarm unabkömmlich bist.
- Suggestive Titel verwenden, z.B.»Hast du Hunger?«, »Bald ist Mittagszeit« oder »Wie wäre es mit einer Pause und einem Snack?«

Essen an etwas anderes koppeln

Eine andere Möglichkeit besteht darin, zwei Aktivitäten zu verbinden, um beide nicht zu vergessen. Ich kopple beispielsweise Frühstück und Mittagessen an meine Medikamenteneinnahme. Um diese Zeit habe ich den größten Appetit, darum fällt mir das Essen leichter. So werde ich nicht nur ans Essen erinnert, sondern auch an die Medikamente. Das ist wichtig, denn wenn ich sie zu spät am Tag nehme, kann ich abends nicht einschlafen.

Ich rate allerdings davon ab, das Essen mit sehr ablenkenden Beschäftigungen zu koppeln, denn dann ist es schwieriger, auf Hunger- oder Sättigungssignale zu achten. Wer sich in einer Fernsehsendung vertieft oder in den sozialen Medien unterwegs ist, kann vor lauter Ablenkung das Essen vergessen.

Das kann mit dem Essen gekoppelt werden:

- ADHS-Medikamente, vor allen wenn kurz wirksame zweimal täglich eingenommen werden.
- Kinder oder Haustiere füttern.
- Wasser trinken.
- Arbeitspausen oder Momente zwischen zwei verschiedenen Aufgaben.

Gesellschaft

Nicht jeder isst gern allein. In dem Fall kann beispielsweise beim Kochen und Essen Body Doubling hilfreich sein, aber auch ein Videotelefonat mit einem Freund oder einer Freundin. Am Arbeitsplatz könntest du einen Kollegen bitten, mit dir zu essen.

Visuelle Hilfen

Diese Hilfen sind nützlich für alle, die schnell vergessen, was sie nicht direkt vor Augen haben. Sie können am Arbeitsplatz eingesetzt werden, aber auch in der Küche oder im Auto. Manche meiner Klienten halten in einer Box oder Schublade einen Vorrat haltbarer Snacks bereit. Man könnte sie auch auf der Küchenarbeitsfläche aufbewahren, um sie nicht zu vergessen, oder auf Augenhöhe in den Kühlschrank legen. Snacks und Wasserflaschen könnten auch im Auto aufbewahrt werden, allerdings nicht unbedingt bei großer Hitze.

Hilfe von außen

Wer größere Schwierigkeiten hat, ans Essen zu denken, könnte den Partner, ein Familienmitglied, einen Freund oder Kollegen darum bitten, daran zu erinnern. Sprecht miteinander und überlegt gemeinsam, wie diese Erinnerung stattfinden kann. Vielleicht kennst du auch einen ADHS-Betroffenen, der das gleiche Problem hat, und ihr könnt euch gegenseitig helfen.

Eine meiner Klientinnen arbeitet oft die Mittagspause durch. Ihr Chef und ihre Kollegen wissen, dass sie ein schwieriges Verhältnis zum Essen hat, und erinnern sie an die Essenspause. Eine sehr schöne Form der Erinnerung ist auch eine Textnachricht von einem lieben Menschen mit einem Foto des Mittagessens und einer Unterschrift wie »Ich esse gerade eine leckere Burrito-Bowl. Was gibt es bei dir zum Mittag?« Mein Partner zweigt immer etwas für mich ab, wenn er eine Mahlzeit zubereitet. Wenn ich nach einem hektischen Arbeitstag nach Hause komme, ist das Essen schon fertig.

Das Essen automatisieren

Während der Arbeitswoche habe ich einige Mahlzeiten und Snacks, die ich regelmäßig esse. Wenn ich schätzen sollte, esse ich wohl an 70 Prozent der Tage dasselbe. Das macht mir das Essen leichter, wenn ich Medikamente nehme, und ich muss nicht erst überlegen, was ich essen soll. (Manchmal esse ich auch etwas anderes, wenn ich wirklich Appetit darauf habe.) Wenn du gerade unter Medikamenten Schwierigkeiten mit dem Essen hast, solltest du einige Dinge finden, die du trotzdem magst, und sie möglichst immer in Griffweite haben. Notfalls kannst du ein Abo abschließen und dir diese Lebensmittel regelmäßig liefern lassen, damit sie dir nie ausgehen.

Frühstücken

Ob du Medikamente nimmst oder nicht, das Frühstück ist wichtig. Medikamente sollten zu einer proteinreichen Mahlzeit eingenommen werden. Und abendliche Essattacken lassen sich leichter vermeiden, wenn tagsüber genug gegessen wird. Wer das Frühstück auslässt, gerät leicht in den Kreislauf Binge/Restrict-Kreislauf. Es muss aber nicht unbedingt ein traditionelles Frühstück mit Eiern, Müsli oder Marmeladenbrot sein. Du kannst auch Reste der Hähnchenpfanne vom Vorabend oder ein Wurstbrot und Obst essen.

Stimulanzien und regelmäßiges Essen

Wie in Kapitel 3 erwähnt, können ADHS-Medikamente den Appetit unterdrücken. Unabhängig von der Dosierung ist die Wirkung in der Regel am stärksten, wenn man mit der Einnahme von ADHS-Medikamenten beginnt. Mit der Zeit gewöhnt sich der Körper an die appetithemmende Wirkung. Wer also anfangs gar keinen Hunger hat, sollte sich etwas Zeit lassen.

Ich empfehle allen, die mit der Einnahme von ADHS-Medikamenten beginnen, dem praktischen Hunger Vorrang zu geben und eine Essroutine zu entwickeln, etwa indem sie alle drei bis vier Stunden etwas essen – und wenn es nur eine Kleinigkeit ist.

Essen ist unabdingbar, auch wenn das Gehirn andere Signale sendet. Keinen Appetit zu haben ist nicht gut. Wer Medikamente nimmt und nicht isst, wird mit großer Wahrscheinlichkeit abends, wenn die Wirkung nachlässt, Heißhungeranfälle erleben. Natürlich wirkt es sich auch negativ auf die körperliche und geistige Gesundheit aus, wenn man den ganzen Tag nichts isst. ADHS-Medikamente dienen nicht zur Gewichtsabnahme! Selbst Präparate, die bei ADHS und Binge-Eating eingesetzt werden, müssen zusammen mit einer Mahlzeit eingenommen werden.

Wer Medikamente einnimmt und zu wenig isst, bekommt mit Sicherheit Besuch vom Hungermonster, wenn die Wirkung abends nachlässt. Allerdings ist das Hungermonster keine Krankheit, sondern ein Versuch des Körpers, Mangelernährung zu vermeiden.

ADHS-Medikamente sind das Schmierfett, das für reibungslose Abläufe sorgt. Nahrung ist der Brennstoff, der uns von A nach B bringt. Wir brauchen beides.

Ratsam ist, alle drei bis vier Stunden zu essen. Wer keine festen Zeiten festlegen mag, sollte anstreben, sechsmal am Tag etwas zu essen. Es ist nicht so schlimm, gelegentlich einen Snack auszulassen, aber je öfter das passiert, desto stärker wird der Körper um diese Zeit Nahrung erwarten.

Und wenn die Medikamente eine Abneigung gegen Essen verursachen?

Niemand mag sich zum Essen zwingen, wenn Medikamente das Essen unattraktiv oder sogar widerlich machen. Aber ebenso, wie du vielleicht unkonventionelle Essmuster ausprobieren musst, um das für die passende zu finden, musst du eventuell auch Lebensmittel suchen, die du tolerieren kannst. Halte die folgenden Lebensmittel bereit, um auch unter Medikamenten etwas zu essen oder um dir in Zeiten, in denen eine Beeinträchtigung der Funktionsstörungen vorliegt, die Nahrungsaufnahme zu erleichtern.

Flüssigkeiten mit hoher Nährstoffdichte

Mit Medikamenten oder ohne können Flüssigkeiten eine gute Lösung sein, wenn du einen Widerwillen gegen Essen hast oder dir die Zeit für eine Mahlzeit fehlt. Solche Flüssigkeiten sind beispielsweise Proteinshakes, Trinkjoghurts, Suppen oder Smoothies.

Allgemeinen Diät-Ansichten zufolge ist es nicht gut, Kalorien in Form von Getränken zu sich zu nehmen. Soll das bedeuten, dass du von Mineralwasser leben sollst, wenn deine Medikamente deinen Appetit hemmen? Sicher nicht! Du würdest dich nicht gut fühlen, und langfristig wäre es schädlich für deine Gesundheit. Für Menschen, die (durch Medikamente oder aus anderen Gründen) Schwierigkeiten mit dem Essen haben, sind Flüssigkeiten mit hoher Nährstoffdichte durchaus eine gute Option, um die Nährstoffversorgung zu sichern.

Wer öfter solche Flüssigkeiten zu sich nimmt, sollte darauf achten, dass sie nicht nur zugesetzten Zucker enthalten. Gezuckerte Getränke wie Limo oder Energy-Drinks schmecken vielleicht gut, aber ihr Nährstoffprofil ist ungenügend. Besser ist es, nährstoffreiche Drinks auf Vorrat zu haben, um bei Bedarf zugreifen zu können.

»Kindernahrung«

Ja, Erwachsene können »Kindernahrung« essen, und sie sind dadurch nicht weniger erwachsen. Was spricht denn dagegen, den eigenen sensorischen Vorlieben nachzugeben? Gerade Lebensmittel für Kinder eignen sich oft gut für Menschen mit sensorischen Empfindlichkeiten. Darauf gehe ich in Kapitel 7 näher ein.

Kindernahrung ist im Hinblick auf Geschmack, Konsistenz und Geruch berechenbar. Sie ist häufig weich, hat einen milden Geschmack und eine blasse Farbe. Außerdem ist sie leicht zuzubereiten und erfordert keine besonderen Kochkenntnisse. In diese Kategorie gehören auch altmodische Wohlfühlgerichte, von denen viele sogar recht preiswert sind. Gute Beispiele sind Chicken Nuggets, Pommes frites, Kartoffelpüree, Makkaroni mit Käse, gegrillter Käse, Sandwiches mit Erdnussbutter und Marmelade, Instant-Ramen, Kartoffelchips, Mozzarella-Sticks, Käsepizza, Toast, Pfannkuchen usw.

Essfertige Produkte

Ja, es ist in Ordnung, verarbeitete Lebensmittel zu essen. Sie senken die Essschwelle. Wer es mühselig findet, einen XXL-Becher Joghurt aus dem Kühlschrank zu nehmen, etwas in ein Schälchen zu füllen, den Joghurt wieder in den Kühlschrank zu stellen und nach dem Essen abzuwaschen, wird vielleicht niemals Joghurt essen. Also kaufe Joghurt in Portionsbechern, damit du ihn auch isst. Du darfst es dir gern leicht machen.

Ja, Portionsbecher produzieren mehr Plastikmüll. Ich verstehe den Wunsch nach Nachhaltigkeit, aber wenn du oft zu wenig isst, kaum Energiereserven hast oder einfach nicht gut kochen kannst (was völlig okay ist), darfst du Zugeständnisse machen. **Essen ist ein menschliches Grundbedürfnis, das du erfüllen musst, um in Bestform zu sein.** Außerdem wird es dir schwer fallen, die Erde zu retten, wenn du ständig auf Reserve läufst. Du kannst deine Plastikbecher ja recyceln oder für einen anderen Zweck weiterverwenden.

Ausreichend und regelmäßig zu essen ist nicht nur die Grundlage für die notwendige Versorgung des Körpers. Es ist auch ein Teil des Umgangs mit ADHS. Wenn du ein Essmuster gefunden hast, das für dich funktioniert, kommt dir das Leben mit Sicherheit in die Quere. Es klappt nicht immer so perfekt, wie man es sich vorgenommen hat, aber das gehört zum Menschsein dazu und ist kein Grund zum Aufgeben. Wenn du dein Essmuster und andere Strategien nutzt, wirst du dir mit der Zeit eine flexible Struktur schaffen, und das Thema Essen wird dich nicht mehr überfordern. Nachdem wir uns damit beschäftigt haben, warum regelmäßiges Essen wichtig ist, geht es im nächsten Kapitel darum, warum Menschen auch dann zu Essen greifen, wenn sie keinen Hunger haben – und was man dagegen tun kann.

KAPITEL 5

Warum bin ich ein emotionaler Esser?

Wir haben schon geklärt, dass Heißhungerattacken eine Reaktion auf Verzicht oder ein unerfülltes Bedürfnis sind. Unerfüllte Bedürfnisse können auch Emotionen betreffen. Und weil die Emotionsregulierung ein Merkmal von ADHS ist, liegt es nahe, dass Betroffene oft emotionale Esser sind. Wenn der Raum zum Verarbeiten der Emotionen fehlt, kommt es oft zu wenig hilfreichen Bewältigungsstrategien wie Essen, Alkohol oder Online Shopping.

Nicht alle Menschen haben in der Kindheit gelernt, ihre Emotionen wahrzunehmen. Manche sind in einem Zuhause aufgewachsen, in dem kein Raum für Emotionen war. In solchen Fällen war Essen vielleicht die einzige Bewältigungsstrategie, und sie kann es bis ins Erwachsenenalter bleiben. Wer das kennt, sollte bedenken, dass Gefühle erlaubt und berechtigt sind. Sie sind notwendig, um Vorlieben und Abneigungen zu erkennen, gute Entscheidungen zu treffen und Ziele oder Träume zu verfolgen. Dies ist besonders wichtig für Menschen mit ADHS, die vor besonderen Herausforderungen stehen.

Die Diätkultur hat die Ansicht gefördert, dass emotionales Essen grundsätzlich schlecht ist. Das stimmt nicht. Manchmal liegt ein Bedürfnis nach Essen vor, manchmal steht nichts anderes zur Verfügung. Das darf so sein. Ich vergleiche emotionales Essen gern mit Hustentropfen, die man bei Erkältung einnimmt. Es kann das momentane Unbehagen lindern, aber nicht die Emotion beseitigen, die den Wunsch zu essen ausgelöst hat. Hustentropfen nimmt man ja auch nicht, um die Erkältung zu heilen, sondern um die Beschwerden vorübergehend zu lindern.

Emotionen oder Gefühle?

Die Begriffe *Emotionen* und *Gefühle* werden oft gleichbedeutend benutzt, dabei handelt es sich um verschiedene Dinge. Emotionen sind automatische und unbewusste Reaktionen auf bestimmte Ereignisse, beispielsweise das Kribbeln im Bauch, wenn man seinen Liebsten sieht, oder das Herzklopfen vor einer Rede. Sie sind in der Regel intensiver und von kurzer Dauer. Wer die körperlichen Empfindungen versteht, die sein Körper beim Erleben einer Emotion auslöst, kann besser mit ihnen umgehen. Die sechs universellen Emotionen sind Angst, Wut, Freude, Traurigkeit, Ekel und Überraschung.

Gefühle sind die eigene Interpretation einer Erfahrung. Sie können durch Emotionen ausgelöst werden und sind von individuellen Erfahrungen (Gedanken und Erinnerungen), sozialen Normen und der Kultur beeinflusst. Sie bleiben in der Regel länger bestehen als Emotionen und sind eher subjektiv. Im Gegensatz zu Emotionen, die sich körperlich äußern, können Gefühle verborgen werden.

Es geht also nicht darum, emotionales Essen generell zu vermeiden. Man muss sich nur klar sein, dass es zwar kurzzeitig hilft, aber nicht die Ursache eines Gefühls oder einer Emotion beseitigt. Außerdem sollte man darauf achten, *meistens* andere Bewältigungsstrategien zu wählen. Wenn du dich entscheidest, aus emotionalen Gründen zu essen, ist das ein bewusster Schritt und keine Notlösung aus einer Dringlichkeit heraus. Insofern ist dieses Handeln neutral und hat nichts damit zu tun, sich mit Essen zu betäuben.

In diesem Kapitel geht es darum, was emotionale Dysregulation ist, welche Rolle die Interozeption für die Emotionen spielt, wie man Auslöser für emotionales Essen erkennt und andere Bewältigungsstrategien entwickelt.

Herausforderung emotionale Dysregulation

Emotionale Dysregulation ist ein Kernmerkmal von ADHS und eine der größten Herausforderungen für Betroffene. Experten sind sich einig, dass sie das Leben mit ADHS maßgeblich beeinflusst. Eine Studie aus dem Jahr 2020 ergab, dass emotionale Dysregulation mit der Schwere der ADHS-Merkmale bei Erwachsenen korreliert.

Emotionale Dysregulation ähnelt oft einer emotionalen Überreaktion, d.h. das individuelle Gefühl passt nicht zu seiner Ursache. Das kann sich als Reizbarkeit, schlechte Laune, übermäßige Erregung oder Angst äußern.

Es kann schwierig sein, sich zu beruhigen, wenn eine Emotion überhand nimmt, darum versuchen manche ADHS-Betroffenen, ihre Gefühle möglichst nicht wahrzunehmen. Wegen ihrer großen Emotionen hat man ihnen vielleicht gesagt, sie seien zu empfindlich oder würden dramatisieren. Möglicherweise reagieren diese Betroffenen empfindlicher auf Ablehnung, Missbilligung oder sogar vermeintliche Ablehnung oder Missbilligung. (Dies wird manchmal als abweisungsempfindliche Dysphorie bezeichnet.)

Emotionen – auch große – sind in Ordnung. Es ist okay, die eigenen Gefühle wahrzunehmen, empfindlich zu sein und seine Gefühle zum Ausdruck zu bringen. **Ein Mensch erlebt seine Emotionen, sollte aber nicht mit ihnen gleichgesetzt werden.** Gute und schlechte Emotionen gehören zu unserer Existenz. Manche sind zwar angenehmer als andere, aber ich empfehle, sie alle in neutralem Licht zu sehen.

Wie emotionale Dysregulation zu emotionalem Essen führt

Im letzten Kapitel haben wir gesehen, dass unregelmäßiges oder ungenügendes Essen ein Weg in den Binge/Restrict-Kreislauf sein kann. Beides kann auch eine emotionale Dysregulation begünstigen. Und sie wiederum kann veranlassen, dass man isst, um die Emotionen zu regulieren. Das ist emotionales Essen. Nahrung versorgt das Gehirn mit Wohlfühl-Botenstoffen wie Dopamin und Serotonin, die Ruhe oder Wohlbehagen vermitteln.

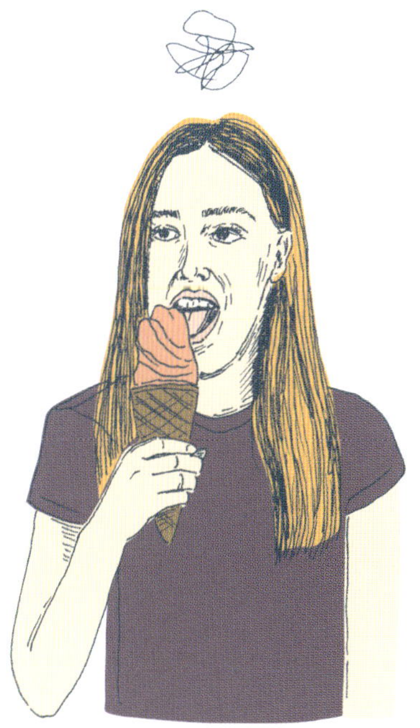

Wer sich aber auf Essen als wichtigstes Mittel zur Emotionsregulierung verlässt, riskiert übermäßiges Essen oder Essattacken. In diesem Kapitel geht es um andere Bewältigungsstrategien, damit Essen nicht die einzige Option sein muss.

Ist es emotionales Essen oder eine Reaktion auf Verzicht?

Es ist nicht immer einfach zu unterscheiden, ob man aus emotionalen Gründen isst, um Heißhunger zu stillen oder um sich nach einer Verzichtsphase satt zu fühlen. Wenn aber durch unregelmäßiges Essen die Tanks leer sind, kommt es öfter zu emotionaler Dysregulation und emotionalem Essen. Und wenn Heißhunger und emotionale Dysregulation zusammenkommen, besteht erhöhtes Risiko für übermäßiges Essen oder Binge-Eating. In dem Moment ist es die einzige Möglichkeit, den Körper mit der nötigen Energie und das Gehirn mit den benötigten Neurotransmittern zu versorgen.

Wenn Heißhunger mit einer starken Emotion oder einem Unbehagen einhergeht, kann die Emotion die größere Rolle spielen. Wenn jedoch keine Lebensmittel tabu sind und du dich weder körperlich noch geistig einschränkst, wirst du nicht dasselbe intensive Verlangen verspüren, das auftritt, wenn du emotional dysreguliert bist und dich in einem Mangelzustand befindest.

Vom emotionalen Essen zum Binge Eating

Bei der Arbeit mit ADHS-Betroffenen, die zu emotionalen Essattacken neigen, habe ich festgestellt, dass Essen auch genutzt werden kann, um sich nicht mit den Gefühlen auseinanderzusetzen. In dem Fall stehen das unangenehm starke Sättigungsgefühl oder die Schuldgefühle, die Kontrolle verloren zu haben oder »schlechte« Lebensmittel gegessen zu haben, im Mittelpunkt und nicht das tiefere Gefühl. Letztlich werden so Gefühle vergraben, sodass sie nie wirklich verarbeitet werden können.

Wäre eine Therapie sinnvoll?

Eine Therapie ist ein hervorragendes Mittel, um eine bessere Verarbeitung und Regulierung von Gefühlen zu lernen. ADHS-Betroffene können wirklich davon profitieren, wenn sie ihre Gefühle mit einer objektiven, professionellen Person in einem geschützten Rahmen betrachten. Eine Therapie kann auch helfen, die Diagnose zu verarbeiten und um das Leben zu trauern, das man hätte haben können, wenn ADHS früher erkannt worden wäre.

Da sich ADHS auf jeden Bereich deines Lebens auswirkt, empfehle ich dringend, einen Therapeuten oder Berater zu finden, der sich mit ADHS auskennt und seine Klienten mit Methoden unterstützt, die die neurodiversitätsspezifische Vielfalt fördern. Wer mit Essstörungen zu kämpfen hat, sollte einen Therapeuten aufsuchen, der auch in diesem Bereich geschult ist. In einem ersten Informationsgespräch lässt sich normalerweise klären, wie der jeweilige Therapeut arbeitet.

Emotionale Dysregulation ist einer der herausforderndsten Aspekte meines ADHS. Nur durch jahrelange Therapie, Medikamente und viel Arbeit an mir selbst konnte ich den Punkt erreichen, an dem ich jetzt bin. Heute esse ich nicht mehr übermäßig, um meine Emotionen zu regulieren. Manchmal esse ich aus emotionalen Gründen, und manchmal esse sich auch zu viel, aber ich überfresse mich nicht mehr, um meinen Gefühlen auszuweichen. **Das liegt daran, dass ich eine entscheidende Verbindung hergestellt habe. Ich weiß jetzt, dass es mir körperlich und seelisch schlecht geht, wenn ich esse, bis ich mich unwohl fühle.**

Wer emotionale Essattacken abstellen möchte, muss sich erlauben, seine Gefühle wahrzunehmen, um sie verarbeiten zu können.

Emotionaler Auslöser	Essen als Reaktion
Zorn, Frustration	Essen als Entlastung
Nervosität	Essen zur Beruhigung des Nervensystems
Emotionales Unbehagen	Essen, um Gefühle zu betäuben
Langeweile	Essen, um etwas zu tun zu haben
Feierlichkeiten	Essen als Belohnung oder um der Gemeinschaft willen
Leere- oder Mangelgefühl	Essen, um unerfüllte geistige oder körperliche Bedürfnisse zu stillen
Aufregung	Essen zum Vergnügen
Einsamkeit	Essen, weil sich Nahrung wie ein Freund anfühlt
Leichte Depression	Essen von Kohlenhydraten, um den Serotoninspiegel im Gehirn zu erhöhen
Prokrastination	Essen, um eine Aufgabe aufzuschieben
Stress oder Chaos	Essen zur Entspannung oder um den Chaos zu entgehen

Auslöser für emotionales Essen

Emotionen können nicht nur zum Essen verleiten, sondern auch zum Verzicht. Bei manchen Emotionen kann dies von der Situation abhängen, beispielsweise bei Stress. Bei manchen Menschen löst Stress Heißhunger aus, anderen verdirbt er den Appetit. Bei einigen spielt die Stressursache eine Rolle. Die Auslöser für emotionales Essen sind bei jedem Menschen anders.

Welche Auslöser für emotionales Essen fallen dir in der Tabelle (links) besonders auf? Wie wirkt sich diese Emotion auf dein Essverhalten aus? Gibt es spezielle Lebensmittel, die du isst, um mit einer bestimmten Emotion umzugehen?

Interozeption und emotionales Essen

Emotionale Dysregulation ein wichtiger Grund dafür, warum ADHS-Patienten eher zu emotionalem Essen neigen. Aber es gibt einen weiteren Aspekt von ADHS, der die Sache noch komplizierter machen kann: Die Interozeption, die schon in Kapitel 3 zur Sprache kam.

In Kapitel 3 haben wir gesehen, wie Unterschiede in der Interozeption es erschweren können, Körperzustände wie Hunger und Sättigung zu erkennen und darauf zu reagieren. Dieselben Unterschiede können auch das Erkennen unserer emotionalen Zustände erschweren. Deshalb sollten ADHS-Betroffene üben, Emotionen und die dahinter steckenden unerfüllten Bedürfnisse zu erkennen.

Das Erkennen von Emotionen, die körperlich wahrnehmbar sind, kann dir helfen, dich im Hier und Jetzt zu erden und unerfüllte Bedürfnisse aufzuspüren. Es kann dich auch befähigen, bewusste Entscheidungen über den Umgang mit dem Gefühlten zu fällen. Du kannst lernen, Hungersignale wahrzunehmen, um zu essen, bevor Heißhunger einsetzt. Ebenso kannst du lernen, die Empfindungen zu erkennen, die mit verschiedenen Emotionen einhergehen, um so deine Emotionen besser zu spüren und zu regulieren, bevor sie dich überwältigen.

Maskierung und Essen

Als Maskierung bezeichnet man bewusste oder unbewusste Verhaltensweisen, die Menschen an den Tag legen, um nicht als abweichend aufzufallen. Man könnte auch von Tarnung sprechen. Jeder Mensch tarnt sich bis zu einem gewissen Grad, aber bei ADHS-Betroffenen kommt es weitaus häufiger vor, um Vorurteile, Ablehnung oder Mobbing zu vermeiden, um bei der Arbeit oder in der Schule erfolgreicher zu erscheinen oder um Freunde zu finden. Das Maskieren kann zwar einen Zweck erfüllen, aber es ist anstrengend. Wer den ganzen Tag eine Maske trägt, kann auf lange Sicht die Fähigkeit zur Emotionsregulierung verlieren. Das Maskieren erhöht das Risiko von Depressionen, Angstzuständen und Selbstmordgedanken.

Eine Form der Maskierung ist das Verleugnen sensorischer Bedürfnisse. Tagsüber verbietest du dir vielleicht Dinge, die dir helfen, dich zu konzentrieren und deine Energie aufrechtzuerhalten, wie z.B. Musik hören, Zappeln oder häufiges Aufstehen. Das Verdrängen intensiver Emotionen wie Frustration oder Aufregung ist ein weiteres Beispiel für Maskierung. Kurzfristig mag es hilfreich sein, sich Konzentrationshilfen zu verbieten oder Gefühle zu verdrängen, um sich anzupassen und nicht negativ aufzufallen. Aber solche Verhaltensweisen führen oft dazu, dass oft wenig hilfreiche Verhaltensmuster greifen, wenn die Maskierung endlich wegfallen darf. Viele der Werkzeuge und Strategien, die in diesem Kapitel vorgestellt werden, können als Mittel zur Demaskierung und Entspannung dienen, sodass diese Funktion nicht nur durch Essen erfüllt werden muss.

Die Frage »Wie fühle ich mich?« beantworten lernen

Wer Gefühle verarbeiten möchte, muss sie zuerst benennen können. Das fällt vor allem Menschen mit ADHS manchmal schwer. Wir neigen dazu, uns mehr nach außen zu orientieren, sodass es uns schwer fallen kann, in uns hineinzuhören. Es gibt aber einige Tools, die dabei helfen können, die Frage »Wie fühle ich mich?« zu beantworten. Eines davon ist das Gefühlsthermometer.

Emotionen als Hungersignale

Wir haben in Kapitel 3 gesehen, dass ADHS-Betroffenen nicht immer der Magen knurrt, wenn sie Hunger haben. Bei manchen kann auch ein Stimmungsumschwung ein Hungersignal sein. Wer solche Signale ignoriert, isst zu wenig, was zum Binge/Restrict-Kreislauf führen kann. Nach Maßstäben der Diätkultur wäre es ein Fehler, wegen einer Stimmungsschwankung zu essen. Aber die Stimmung ist nicht unbedingt die einzige Ursache. Wichtig ist, die individuellen Hungersignale erkennen zu lernen.

Das Gefühlsthermometer

Das Gefühlsthermometer hilft nicht nur, die momentanen Gefühle zu erkennen, sondern zeigt auch Möglichkeiten, um sie zu lindern.

Das Thermometer ist in vier Farben unterteilt: rot, gelb, grün und blau. Jede Farbe steht für eine andere Gruppe von Gefühlen. Wenn es dir schwer fällt, zwischen Emotionen wie Angst oder Aufregung zu unterscheiden, kann diese Darstellung hilfreich sein, da die Gefühle in Gruppen zusammengefasst sind. So kannst du sehen, welche Strategien für ähnliche Gefühle vorgeschlagen werden. Es lohnt sich, mehrere der Strategien für Gefühle im gleichen Bereich des Thermometers auszuprobieren.

Rote Gefühle sind intensive, explosive Gefühle wie Aufregung, Wut, Verzweiflung, Angst oder Stress. Wenn du sie spürst, kann es dir vorkommen, als würdest du tatsächlich »rot sehen«.

Gelbe Gefühle können sich anfühlen, als ob Bienen in deinem Kopf herumschwirren oder Schmetterlinge in deinem Bauch. Dazu gehören Verwirrung, Überforderung, Verlegenheit, Aufregung, Irritation, Sorgen oder Nervosität.

Grüne Gefühle können positiv oder neutral sein. Dazu gehören Dazu gehören Zuversicht, Zufriedenheit, Konzentration, Glück, Hoffnung, innere Ruhe oder Stolz.

Blaue Gefühle sind wie düstere Regentage. Entsprechende Gefühle sind Enttäuschung, Ablehnung, Langeweile, Traurigkeit oder Müdigkeit.

Wichtig ist, ein Bewusstsein dafür zu entwichen, wie sich solche Emotionen körperlich äußern. Verändern sich Körpertemperatur, Atmung oder Puls? Fallen dir besondere Körperwahrnehmungen auf? In welchem Körperteil? Kannst du sie näher beschreiben?

Wie verhältst du dich?

- Aufgewühlt, wütend, verängstigt, gestresst
- Verwirrt, verlegen, reizüberflutet, ausweichend
- Lächelnd, entspannt, lachend, engagiert, aufmerksam
- Zurückgezogen, unkonzentriert, weinend, deprimiert

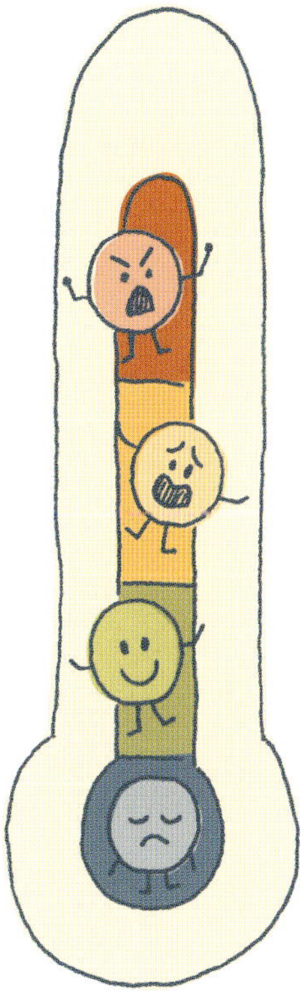

Was kannst du tun?

- Sport treiben, tief durchatmen, ein Nickerchen machen, bis zehn zählen
- Tief durchatmen, positive Selbstgespräche führen, eine Pause machen
- Lächeln und Dankbarkeit üben, jemandem helfen
- An die frische Luft gehen, Musik hören, ein Hobby ausüben, das dir Freude macht

Farbe	Was brauchst du?	Strategien
Rote Gefühle	Die Temperatur senken (im eigentlichen und im übertragenen Sinn)	• Kräftige Bewegung • Eine kalte Dusche • Von 10 oder 100 herunterzählen, bevor du reagierst • Erdungstechniken üben • Ein Kissen nehmen und auf den Boden werfen (bei Bedarf wiederholen) • Musik hören, die dir hilft, dieses Gefühl zu verarbeiten • Aufschreiben, was du fühlst
Gelbe Gefühle	Dich ruhig oder entspannter fühlen	• Meditation, Atemübungen, Augen schließen und eine Gedankenreise an einen friedlichen, glücklichen Ort machen, sanftes Yoga • Innehalten und um Hilfe bitten, ein Brain Dump machen, um die Gedanken zu ordnen • Eine Pause einlegen • 5 Dinge benennen, die man sehen kann, dann 4, die man fühlen kann, 3, die man hören kann, 2, die man riechen kann und eins, das man schmecken kann.
Grüne Gefühle	Gute Wege finden, diese Energie zu nutzen	• Jemandem danken oder jemanden anlächeln • Anderen helfen • Zeit mit Freunden oder lieben Menschen verbringen • Körperliche Bewegung • Über deine Erfolge schreiben oder sprechen • Etwas Neues ausprobieren oder ein Ziel in Angriff nehmen
Blaue Gefühle	Dich lebendiger oder froher zu fühlen	• Jemanden umarmen oder umarmt werden • Fröhliche Musik hören • Einen Duft verwenden, den du besonders magst • Ein Nickerchen machen oder pünktlich ins Bett gehen • Deine Umgebung umgestalten • Body Doubling, mit einem Freund oder Familienmitglied sprechen • Tanzen oder etwas Körperbezogenes tun (wenn du dich dabei sicher fühlst) • Etwas tun, das dir Spaß macht und bei dem du dich aktiv beteiligen musst (also nicht in den sozialen Medien scrollen)

Was ist nötig, um das momentane Gefühl zu verarbeiten?

Wenn du ein Gefühl benennen kannst, frage dich:

»Was brauche ich jetzt, um mit dem Gefühl umzugehen?«

Das kann dir helfen, herauszufinden, welches unerfüllte Bedürfnis hinter dem Gefühl steckt oder dazu führt, dass du zum Essen greifst, um damit fertig zu werden.

Es ist nicht schlimm, wenn du dir nicht sicher bist, was du brauchst. Wenn du es wüsstest, wäre es unwahrscheinlich, dass du zum Essen greifst. Vielleicht benötigst du Ablenkung, Unterstützung, Selbstfürsorge oder Zeit, um diese Emotion direkt zu verarbeiten.

Die Tabelle auf Seite 64 enthält Vorschläge, was bei den roten, gelben, grünen und blauen Gefühlen auf dem Gefühlsthermometer nötig sein könnte.

Zwei Fragen können helfen, das Bewusstsein zu schärfen und Veränderungen zu fördern: Was fühle ich gerade? Und was brauche ich in diesem Moment, um mit diesem Gefühl umzugehen? Das kurze Innehalten, das für diese beiden Fragen nötig ist, kann nützlich sein, um zwischen dem ersten Impuls und der darauf folgenden Handlung einmal tief durchzuatmen.

Je mehr du übst, dir diese Fragen zu stellen, desto besser wirst du darin werden. Vielleicht musst du dich anfangs daran erinnern, dass es diese Fragen gibt. Wenn du emotional dysreguliert bist, kannst du dir diese Fragen auch von deinem Partner oder Freund stellen lassen.

Bewältigungsstrategien entwickeln

Nachdem du Gefühle wahrnehmen und benennen kannst und deine damit verbundenen Bedürfnisse kennst, geht es um die Bewältigungsstrategien.

Dieser »Werkzeugkasten« ist Bestandteil einer größeren Sammlung von Strategien, die helfen können, mit den besonderen Herausforderungen bei ADHS umzugehen. Dazu gehören auch Wege zur Befriedigung der sensorischen Bedürfnisse (siehe Kasten auf Seite 88) und des Dopamin-Bedarfs, um den es in Kapitel 6 gehen wird.

Es ist völlig normal, wenn du nicht alle Strategien täglich oder regelmäßig anwendest. Manche brauchst du vielleicht für besondere Notzeiten. Das darf so sein. Und nur weil andere Menschen auf eine Strategie zurückgreifen, musst du es nicht auch tun.

Emotionale Bedürfnisse decken

Kehren wir zum Gefühlsthermometer zurück. Wähle aus jeder Kategorie (rot, gelb, grün, blau) mindestens ein Gefühl aus. Wenn Langeweile, Belohnung und Prokrastination auf deiner Liste stehen, dann bewahre sie bitte für das nächste Kapitel auf, in dem es um Dopamin geht. Normalerweise sind diese Gefühle Anzeichen dafür, dass du auf der Suche nach Stimulation bist.

Führe dann diese Übung aus:

- Schritt 1: Nimm dir Stift und Papier. Stelle einen Timer auf 10 Minuten.
- Schritt 2: Wähle ein Gefühl und schreibe: Wenn ich [Gefühl einsetzen], wahrnehme, kann ich ______________.
- Schritt 3: Liste darunter alles auf, was dir in dieser Gefühlslage helfen kann.

- Schritt 4: Wenn der Timer klingelt, stelle ihn neu um wähle das nächste Gefühl. Wiederhole die Übung für alle Gefühle, die du am Anfang ausgesucht hast.

Ich beginne diese Übung mit dem Gefühlsthermometer, weil darauf ähnliche Gefühle zu Gruppen zusammengefasst werden. Folglich kann ich auch ähnliche Bewältigungsstrategien anwenden. Das erscheint mir sinnvoll. Wenn ich auf das Gefühlsthermometer schaue, kann auch aus den vorgeschlagenen Optionen diejenige aussuchen, die mit im jeweiligen Moment am hilfreichsten erscheint.

Selbstregulierung für unterwegs

Eine gute Idee ist auch ein tragbarer Werkzeugkasten mit einigen Selbstregulierungshilfen, den du im Auto, in der Brieftasche, im Aktenkoffer oder Rucksack bei dir tragen kannst. Die Hilfsmittel müssen möglichst unkompliziert sein, denn sonst wirst du sie wahrscheinlich nicht benutzen.

Du könntest in der Fotogalerie deines Smartphones Bilder vom Gefühlsthermometer (Seite 63) speichern, vom Dopamenü (Seite 76), von Hunger/Sättigungssignalen und von Dingen, die du magst, aber leicht vergisst.

Es können auch reale Gegenstände sein. Ich habe auf Reisen immer eine kleine Box mit Handschmeichlern, Ohrstöpseln, Kaugummi und einer Schlafmaske bei mir.

Sensorische Bedürfnisse befriedigen

Wenn es um meine sensorischen Bedürfnisse geht, setzte ich auf konkrete Hilfsmittel und versuche, meine Umgebung so zu gestalten, dass ich nicht reizüberflutet werde. Sehr hilfreich finde ich in dem Zusammenhang das Buch *The Neurodivergent Friendly Workbook of DBT Skills* von Sonny Jane Wise. Darin wird unter anderem erklärt, wie man einen sensorisch sicheren Raum gestalten kann, in dem man sich bei Dysregulation zurückziehen kann. Für mich ist das mein Wohnzimmer.

Die folgenden Dinge könnten beim Einrichten eines sensorisch sicheren Raums bedacht werden:

- **Beleuchtung:** Helles weißes Licht kann überreizend sein. Ich habe einen Dimmer, coole Leuchten mit einstellbarer Lichtfarbe (je nach Stimmung) und einen funkelnden Weihnachtsbaum (den ich das ganze Jahr über benutze).
- **Sitzbereich:** Ideal sind verschiedene Sitzmöglichkeiten, die deinen sensorischen Bedürfnissen entsprechen. Dazu gehören beispielsweise ein Gymnastikball, ein drehbarer Barhocker oder ein weiches Bodenkissen. Ich persönlich sitze am liebsten auf dem Boden.
- **Weitere konkrete Hilfen:** Gemeint sind vor allem Utensilien, die helfen können, wenn man sich reizüberflutet fühlt, beispielsweise eine Gewichtsdecke, Ohrstöpsel, Bilder, die positive Erinnerungen hervorrufen, eine Soundbox, flauschige Socken oder eine Yogamatte.

Was tun beim Wunsch nach emotionalem Essen?

Wer sich für emotionales Essen entscheidet, sollte sich nicht schämen. Ich versuche, es ganz bewusst zu tun und den Moment zu zelebrieren. Während ich dieses Buch schrieb, starb unser Familienhund mit 17 Jahren. Ich war untröstlich. Ich wollte etwas, das mir Freude macht, und so kaufte ich im Supermarkt einen XL-Cookie. Nach der Heimkehr sagte ich laut zu mir selbst: »Ich werde so viel von diesem Keks essen, wie ich will, weil ich traurig bin.« Ich setzte mich auf die Couch, aß meinen Keks und weinte. Ich wusste, dass der Keks nichts an meinen Gefühlen ändern würde. Aber ich brauchte eine kurze Trauerpause, und der Keks erfüllte dieses Bedürfnis.

Emotionales Essen begrenzen

Wenn du dich weder körperlich noch geistig einschränkst, aber feststellst, dass du anstelle anderer Bewältigungsstrategien zum Essen greifst, könntest du versuchen, dir selbst eine Grenze zu setzen. So eine Grenze schafft genügend Raum, um andere Bewältigungsstrategien zu nutzen.

Vielleicht besteht diese Grenze darin, dass du genug von den Snacks mitnimmst, die du normalerweise tagsüber isst, damit bei der Arbeit keine Mangelgefühle aufkommen. Wichtig ist, dass du dir erlaubst, sie ohne Schuldgefühle oder Selbstverurteilung zu essen.

Vielleicht hast du dir vorgenommen, das Essen in eine Schüssel oder auf einen Teller zu legen und dich hinzusetzen, um bewusster zu essen. Für manche mag das funktionieren, aber für andere wäre es nur eine starre Essensregel. Ich würde eine solche Grenze wirklich nur dann aufstellen, wenn dir klar ist, dass du das Essen aktiv als Ersatz für andere Bewältigungsmethoden wählst, und nicht, weil du glaubst, dass du dadurch mehr Selbstkontrolle beim Essen gewinnst.

Betrachte solche Grenzen als vorübergehende Beseitigung des emotionalen Essensauslösers, damit du dich für ein anderes Handeln entscheiden kannst. Wenn du wirklich Lust auf das Essen hast, kannst du diesem Gefühl nachgeben.

Drang-Surfen

Drang-Surfen bedeutet, sich einzugestehen, dass man einen Drang verspürt (z.B. zum emotionalen Essen oder Binge Eating), und die Pause-Taste zu drücken. Man kann ein Verlangen nicht immer verhindern, aber man kann wählen, wie man darauf reagiert. Drang-Surfen bedeutet, dass du übst, den Drang zu verzögern oder Abstand zwischen Drang und Nachgeben zu bringen. So lernt das Gehirn, dass es dieses Gefühl aushalten kann.

Wer diese Strategie anwendet, sollte vorher festlegen, wie lange er mindestens auf der Drang-Welle reiten will. 60 Sekunden können schon genügen. Nützlich ist eine Liste mit Dingen, die man in dieser Zeit tun könnte, um sich zu beschäftigen und zu beruhigen. Dabei helfen die Tools zur Emotionsregulierung.

Drang-Surfen Schritt für Schritt

1. **Den Drang benennen.** »Ich spüre den Drang, unverhältnismäßig zu essen, weil [Auslöser einsetzen]. Nur weil ich den Drang spüre, muss ich ihm nicht nachgeben.«
2. **Die Zeit** des Drang-Surfens festlegen, am besten im Voraus. 60 Sekunden können schon genügen.
3. **Eine Beschäftigung** wählen oder einen bequemen, ruhigen Sitzplatz suchen.
4. **Einen Timer** auf die gewählte Zeit stellen.
5. Wenn der Timer klingelt: Schaffst du es weitere 60 Sekunden? **So oft wiederholen,** wie du kannst – oder bis der Drang abklingt.
6. Nach der Übung solltest du **dich loben,** dass du dem Drang nicht sofort nachgegeben hast.
7. **Reflektiere die Übung, ohne zu bewerten:** Was lief gut? Was lief nicht so gut? Was würdest du beim nächsten Mal anders machen?

Den Innenblick zur Gewohnheit machen

Innezuhalten und den Blick nach innen zu richten ist etwas, das man lernen muss. Das kostet Zeit, Geduld und regelmäßiges Üben. Manchen Menschen fällt es schwerer als anderen, aber für alle lohnt es sich. Herauszufinden, wie man sich fühlt und welche Bedürfnisse aktuell vorliegen, ist nicht nur wichtig für die Emotionsregulierung, sondern auch für die Befriedigung anderer körperlicher Bedürfnisse. Wenn man sich dafür nie Zeit nimmt, kann das Leben im Chaos versinken, und es droht der ADHS-Burnout-Kreislauf: Eine Aufgabe beginnen, von ADHS-Merkmalen unterbrochen werden, was zu Stress führt. Ungünstige Bewältigungsstrategien wählen (Vermeidungsverhalten, Prokrastination, Selbstmedikation), bis man sich so festgefahren fühlt, dass man aufgibt oder sich zurückzieht.

Schon in Kapitel 4 habe ich empfohlen, tagsüber ab und zu einen Alarm mit dem Titel »Was brauche ich?« zu nutzen.

Man könnte den Alarm noch um die Frage »Wie fühle ich mich?« erweitern. Ich rate dazu, diesen Alarm in Zeitphasen zu legen, in denen du die Erinnerung erfahrungsgemäß brauchst, oder nach Dingen, die für dich emotional anstrengend sind.

Selbstfürsorge-Checkliste

Wenn ich viel zu tun habe oder unter Stress stehe, vergesse ich manchmal, in mich hineinzuhorchen und Dinge zu tun, die mir helfen, gut zu funktionieren und im Gleichgewicht zu bleiben, beispielsweise mittags etwas zu essen. Also habe ich auf einer Checkliste notiert, was ich *im Idealfall* vormittags, mittags und nachmittags erledigen möchte, um den Blick nach innen nicht zu vergessen. So muss ich über die elementaren Dinge nicht nachdenken, die ich im Lauf des Tages tun muss, um ausgeglichen zu bleiben. Es fällt mir leichter, vom Aufwachen in die Morgenroutine zu kommen, oder von der Arbeit in die Mittagspause, wenn ich vorgegebene Dinge tue, von denen ich weiß, dass sie meine Grundbedürfnisse decken.

F.U.N. nicht vergessen!

Dieses Akronym steht für »Wie **F**ühle ich mich? Habe ich ein **UN**erfülltes Bedürfnis?« Je besser es dir gelingt, regelmäßig deine Grundbedürfnisse zu erfüllen, desto mehr Raum gewinnst du für Spaß. Du könntest auch das Benennen eines Gefühls und eines unerfüllten Bedürfnisses als F.U.N. bezeichnen

Beispiel-Checkliste:

Vormittag

- ☐ Hunde rauslassen
- ☐ Hunde füttern
- ☐ Mit Lola spazieren gehen
- ☐ Meditieren
- ☐ Kochen
- ☐ Frühstücken
- ☐ Kalender durchsehen
- ☐ To-do-Liste schreiben

Mittag

- ☐ Hunde rauslassen
- ☐ Mittagessen zubereiten (falls nötig)
- ☐ Mittag essen
- ☐ Dopamin-Snack

Nachmittag

- ☐ Hunde rauslassen
- ☐ Tagebuch
- ☐ Dopamin-Snack
- ☐ Kochen
- ☐ Abendessen
- ☐ To-do-Liste kontrollieren
- ☐ Angefangene Aufgaben beenden

Ich tue nicht alles, was auf der Liste steht, denn ich bin inkonsequent und manchmal fehlt auch die Zeit. Ich versuche aber, mindestens eins der Dinge zu tun, denn ich weiß: Wenn ich nicht in mich hineinhorche, fühle ich mich öfter dysreguliert, und dann muss ich mehr Zeit und Energie aufwenden, um wieder ins Gleichgewicht zu kommen.

Zeit für den Innenblick finden

Ich bin absolut sicher, dass jeder Mensch irgendwo im Tag zwei Minuten Zeit finden kann, um in sich hineinzuhören. Diese Selbstreflexion kann in verschiedener Form stattfinden, beispielsweise indem man Tagebuch schreibt, kurze Anmerkungen spricht und mit dem Smartphone aufzeichnet oder Einträge in einem Journal mit Hilfsfragen notiert. Man kann den Tag im Gespräch mit einem Partner oder Freund Revue passieren lassen, zeichnen, malen oder ein Musikinstrument spielen. Vielleicht wird auch das, worauf man Lust hat, durch die Art und Weise des Reflektierens beeinflusst.

Wenn du es vergisst, ärgere dich nicht. Überlege lieber, was du morgen anders machen kannst, um dir die Zeit zu nehmen. Du könntest dein Journal so hinlegen, dass du es siehst. Oder du könntest den Partner bitten, dir zwei Minuten für dein Tagebuch zu geben, bevor du dich zu ihm vor den Fernseher setzt.

Je öfter du den Innenblick übst, desto selbstverständlicher wird er. Wenn du etwas in deinem Körper wahrnimmst, halte inne und frage dich: »Was fühle ich? Was brauche ich gerade jetzt?«

Der Blick von außen

Für diese Übung brauchst du die Unterstützung eines Menschen, der dir nahe steht. Erkläre zuerst, dass du dir angewöhnen möchtest, dir die beiden F.U.N.-Fragen zu stellen, um deine Bedürfnisse besser wahrzunehmen und deine Emotionen zu regulieren, es manchmal aber vergisst. Bitte diese Person, dich daran zu erinnern, tief durchzuatmen und dir die beiden Fragen zu stellen, wenn du »neben der Spur« bist. Oder bitte deinen Helfer darum, dich auf andere Weise zu erinnern.

Es geht nicht darum, sich von der Hilfsperson abhängig zu machen. Das Ziel ist, dass der Innenblick allmählich zu einer Selbstverständlichkeit wird und keine fremde Erinnerung mehr nötig ist. In 90 Prozent der Fälle muss ich einfach daran erinnert werden, zu essen, zu trinken, an die frische Luft zu gehen oder soziale Kontakte zu pflegen.

Emotionaler Hunger ist ein großes, kompliziertes Thema für ADHS-Betroffene. Um eine gesunde Beziehung zum Essen zu entwickeln, müssen wir lernen, mit emotionalem Hunger umzugehen. Im nächsten Kapitel beleuchten wir ein Thema, das eng damit zusammenhängt: den Hunger des Gehirns oder das Essen zur Stimulation.

KAPITEL 6

ADHS: Ernährung und Dopamin

Dopamin ist ein Neurotransmitter. Als »Wohlfühl-Botenstoff« wirkt es positiv auf Motivation, Konzentration und Emotionsregulierung. Es sorgt dafür, dass man Freude empfindet, wenn man Musik hört, den Hund streichelt, Sport treibt oder etwas Leckeres isst. Dopamin ist an so vielen körperlichen und geistigen Funktionen beteiligt, dass seine Regulierung bei allen Menschen für die Gesamtgesundheit wichtig ist. Bei ADHS spielt es aber eine besonders große Rolle.

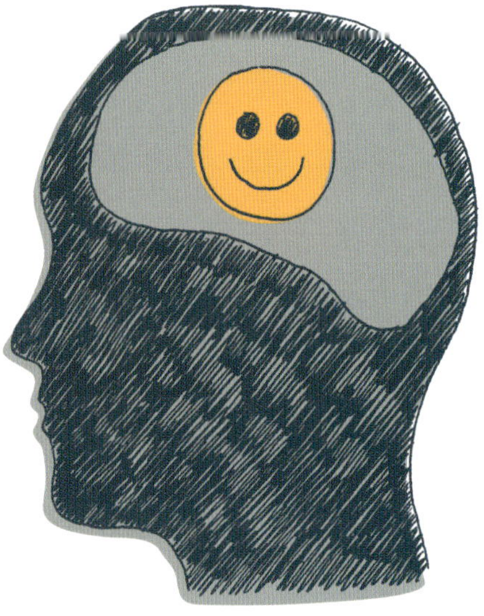

Im ADHS-Gehirn sind Dopaminspiegel und Funktion anders als bei anderen Menschen. Neurotypische Menschen schütten Dopamin während einer Aufgabe aus, weil sie von ihrer Erledigung und einem positiven Ergebnis ausgehen. Bei ADHS-Betroffenen wird Dopamin ausgeschüttet, wenn sie etwas interessant finden oder genießen. Das Erledigen einer langweiligen Aufgabe ist darum weniger befriedigend. Außerdem sinkt der Dopaminspiegel schneller wieder ab als bei Menschen ohne ADHS. Das kann zu Motivationsschwierigkeiten, Prokrastination und Vermeidungsverhalten führen. In den letzten zehn Jahren wurde begonnen, den Zusammenhang zwischen Östrogen und ADHS zu untersuchen. Dabei hat man entdeckt, dass bei einem Absinken des Östrogenspiegels, z.B. in der Lutealphase des Menstruationszyklus oder in der Menopause, auch der Dopaminspiegel zu sinken scheint. Dies wirkt sich darauf aus, wie sich ADHS bei Frauen darstellt.

Solche Veränderungen des Dopaminspiegels spielen sowohl bei ADHS als auch bei Drogenkonsum und Essstörungen eine Rolle. Es ist daher nicht überraschend, dass ADHS-Betroffene ein deutlich höheres Risiko haben, beides zu entwickeln. Deshalb ist es für Menschen mit ADHS so wichtig zu lernen, wie sie den Dopaminspiegel in ihrem Gehirn unterstützen können.

In diesem Kapitel geht es um die Beziehung zwischen Nahrung und Dopamin, um Essen zur Stimulation, die Vor- und Nachteile des Stimulationsessens und um Strategien für den Umgang mit dem Bedürfnis nach Stimulation.

Dopamin und Ernährung

Jeder Mensch schüttet nach dem Essen Dopamin aus. Für die frühen Menschen war es wichtig, Essen als Freude oder Belohnung zu erleben, um vor allem in Notzeiten die Motivation für die Nahrungssuche oder Jagd aufrecht zu erhalten. Es gibt noch viel zu erforschen, um die individuellen Unterschiede in der Dopaminproduktion als Reaktion auf Nahrung zu verstehen. Einige Forschungsergebnisse liegen aber bereits vor.

Wenn wir Essen sehen, riechen und schmecken, steigt unser Dopaminspiegel. Unser Verlangen nach bestimmten Speisen und unser Hungergefühl scheinen ebenfalls zu beeinflussen, wie viel Dopamin beim Verzehr ausgeschüttet wird. Je hungriger du bist oder je lieber du ein Lebensmittel magst, desto mehr Dopamin wird ausgeschüttet. Wenn du Heißhunger hast und instinktiv nach einem Lieblingssnack greifst (einfache Kohlenhydrate, Süßigkeiten oder Snacks), liegt das zum Teil daran, dass du in diesem Moment viel mehr Dopamin durch diese Lebensmittel bekommst.

Für Menschen in den Industrieländern ist Essen eine bequeme, leicht verfügbare und angenehme Dopaminquelle. Darum neigen Menschen mit ADHS oft dazu, vorwiegend auf Essen zu setzen, um Dopamin zu bekommen. Beim Lernen, Fernsehen oder Arbeiten essen sie oft, um sich zu stimulieren und konzentriert zu bleiben. Der Nachteil ist, dass sie sich manchmal so sehr auf die Tätigkeit konzentrieren, dass sie nicht mehr in der Lage sind, die Menge des Essens zu regulieren oder ein Sättigungsgefühl wahrzunehmen.

Stimming

ADHS-Gehirne suchen ständig nach Möglichkeiten, ihren Dopaminspiegel zu regulieren. Wir pendeln oft zwischen Unterstimulation und Überstimulation. Eine Möglichkeit zur Regulierung des Dopaminspiegels bei ADHS-Patienten ist das Stimming. Es sind sich wiederholende körperliche Bewegungen oder Geräusche, die beruhigen, den sensorischen Input regulieren und Energie freisetzen. ADHS-Betroffenen hilft Zappeln oder Brummen nachweislich dabei, sich auf Aufgaben zu konzentrieren, die uninteressant oder für das Gehirn nicht anregend genug sind. Es kann auch ein Weg sein, um Gefühle von Angst, Stress oder Nervosität zu lindern.

Essen kann als Stimulationsmittel hilfreich sein, aber wenn es zu übermäßigem Essen oder Essanfällen führt, wird es schädlich. In den meisten Fällen sind Stimulationsverhaltensweisen jedoch harmlos.

Dopamin und Essstörungen

Die Entwicklung von Essstörungen ist komplex und von vielen Faktoren beeinflusst, aber Dopamin hat viel damit zu tun, dass die Binge-Eating-Störung (BED) und Bulimia nervosa bei Menschen mit ADHS häufiger vorkommt. Forscher haben Veränderungen der Dopaminbahnen im Gehirn festgestellt, die zu BED und Bulimia nervosa beitragen. Es ist jedoch noch weitere Forschung erforderlich, um diese Veränderungen vollständig zu verstehen. Als ADHS-Betroffene, die BED und Bulimie aus eigener Erfahrung kennt, hatte ich immer das Gefühl, dass in Diskussionen über Essstörungen etwas fehlt. Ich brauchte damals Dopamin für mein Gehirn und wandte diese Verhaltensweisen an, um es zu bekommen.

Ich erinnere mich an einen Urlaub, in dem ich keine Medikamente nahm, nicht hungerte und keine Essattacken hatte. Es ging mir gut. Nach der Heimkehr fing ich wieder an, unmäßig zu essen und zu erbrechen. Ich verstand es nicht. Jahre später erfuhr ich, dass dies ein verbreitetes Verhalten ist, um nach einer Aktivität, bei der viel Dopamin ausgeschüttet wurde, das schnelle Absinken des Spiegels zu vermeiden.

Stimulationsessen: Vor- und Nachteile

Ja, Essen ist eine einfache und bequeme Art, um an Dopamin zu kommen. Es ist eine Form der Selbstmedikation, die Aufmerksamkeit, Stimmung und Energie regulieren kann. Alles schön und gut. Es erinnert auch daran, dass eine der einfachsten Freuden des Lebens eine Dopaminquelle sein kann.

Andererseits kann Stimulationsessen zu übermäßigem Essen und Essattacken führen, was kein Wohlgefühl vermittelt. Binge Eating kann langfristig der Gesundheit schaden. Es kann das Risiko für Typ-2-Diabetes, Bluthochdruck, hohe Cholesterinwerte, Herz- und Gallenerkrankungen sowie einige Krebsarten erhöhen. ADHS-Betroffene wählen zur Stimulation oft besonders schmackhafte Produkte aus, die meist einen höheren Energie- oder Kaloriengehalt haben. Wer mehr Energie aufnimmt, als sein Körper braucht, nimmt an Gewicht zu. Dies ist ein möglicher Grund dafür, dass Menschen mit ADHS oft fülliger sind.

Es ist weder hilfreich noch realistisch, Betroffenen vom Stimulationsessen abzuraten. Ebenso kann man einem ADHS-Kind nicht verbieten, im Unterricht zu zappeln. Viele Menschen mit ADHS schämen sich für ihr Stimulationsessen, vor allem, wenn es zu Essattacken führt. Aber niemand ist ein Versager oder schlechterer Mensch, nur weil er aus emotionalen Gründen oder zur Stimulation isst. Die Vermeidung des Stimulationsessens ist eine Form der Einschränkung.

Es geht also nicht darum, das Stimulationsessen abzuschaffen, sondern alternative Möglichkeiten zu finden, damit Essen nicht das einzige Stimulans ist. Wer zur Stimulation isst, kann es ohne Schuldgefühle tun, denn genau wie das emotionale Essen erfüllt es einen Zweck.

ADHS-Medikamente und Dopamin

Es gibt verschiedene Medikamente zur Behandlung von ADHS, darunter Stimulanzien, Nicht-Stimulanzien und Antidepressiva.

Stimulanzien, insbesondere Amphetamine, sind die erste Wahl bei der Behandlung von ADHS bei Erwachsenen. Diese Medikamente tragen dazu bei, den Dopamin- und Noradrenalinspiegel im Gehirn zu erhöhen. Theoretisch erhöhen auch Nicht-Stimulanzien die Konzentrationen dieser Neurotransmitter im präfrontalen Kortex des Gehirns. Bei Nicht-Stimulanzien kann es jedoch vier bis acht Wochen dauern, bis sie ihre maximale Wirkung entfalten. Bei Stimulanzien ist die Wirkung innerhalb einer Stunde zu spüren.

Appetitlosigkeit ist eine häufige Nebenwirkung von ADHS-Medikamenten. Wie bereits erwähnt, spielt Dopamin eine Rolle bei der Regulierung der Nahrungsaufnahme. Wenn das Gehirn durch die Medikamente genügend Dopamin erhält, signalisiert es dem Magen Sättigung, auch wenn noch nichts gegessen wurde. Andererseits kann eine ausreichende Dopaminmenge die Konzentration so sehr schärfen, dass man das Essen vergisst.

Zur Erinnerung: Diese Medikamente dienen nicht der Appetitregulierung. Wer sie einnimmt, um den Appetit zu zügeln und die Nahrungszufuhr zu beschränken, leidet möglicherweise an einer Essstörung.

Wie erkenne ich, ob ich physischen Hunger habe oder Stimulation suche?

Wer weiß, warum er essen möchte, kann bewusstere Entscheidungen fällen. Stimulationsessen ähnelt oft dem Essen aus Langeweile, zum Aufschieben oder als Belohnung. Es kann aus dem Bedürfnis entstehen, etwas mit Händen oder Mund zu tun. Vielleicht soll auch ein bestimmter Geschmack oder eine Konsistenz das Bedürfnis nach Stimulation befriedigen.

Um die gute Gewohnheit des regelmäßigen Blicks nach innen ging es schon im vorigen Kapitel. Sei dabei neugierig, wenn du körperliche Hungersignale wahrnimmst, erlaube dir, ihnen nachzugeben. Spürst du keine Signale, frage dich, wann zu zuletzt gegessen hast. Wenn es drei Stunden oder länger her ist, seit du das letzte Mal gegessen hast, könnte es Zeit sein, etwas zu essen. Ist es weniger als drei Stunden her, könnte es sein, dass dir langweilig ist, dass Hand oder Mund Beschäftigung suchen oder dass dein Gehirn eine Art Juckreiz verspürt. Wenn letzteres der Fall ist, braucht dein Gehirn vermutlich Stimulation. Könnte achtsames Essen dafür sorgen? Oder wäre in dem Moment etwas anderes hilfreicher?

Nichts spricht dagegen, zur Stimulation zu essen, wenn es sich hilfreich anfühlt. Tut es das nicht, solltest du versuchen, andere Mittel für die gewünschte Stimulation zu verwenden (dazu später mehr). Das ist besonders wichtig, wenn du weißt, dass gedankenloses Stimulationsessen bei dir leicht zu übermäßigem Essen oder Essattacken führt. Gerade beim Fernsehen oder Scrollen in den sozialen Medien neigen viele Menschen dazu, es beim Stimulationsessen zu übertreiben. Das liegt daran, dass der Medienkonsum allein für das ADHS-Gehirn nicht genug Anregung bietet. Ich habe in meinem Wohnzimmer immer Handschmeichler, ein Malbuch, ein Balance Board und ein Stickzeug griffbereit, damit ich beim Fernsehen außer Handy-Scrollen und Essen noch etwas anderes tun kann, vor allem, wenn ich nicht wirklich hungrig bin.

Wie unregelmäßiges Essen das Dopamin beeinflusst

Wer sich beim Essen einschränkt oder darauf verzichtet, erhöht den Belohnungswert oder das Dopamin, das er durch die Lebensmittel gewinnt. Gerade Lebensmittel, die den stärksten physischen oder geistigen Einschränkungen unterlegt werden, wecken oft die größten Gelüste. Durch den Verzicht, durch Diäten oder strenge Ernährungsregeln können Betroffene also den Belohnungswert von bestimmten Lebensmitteln steigern. Unser Gehirn bezieht mehr Dopamin aus Dingen, die tabu sind. Das kann einer der Gründe dafür sein, dass ADHS-Betroffene ein höheres Risiko für schädliche Verhaltensweisen aufweisen.

Meiner Erfahrung nach hilft es, mit dem Essen Frieden zu schließen und andere Möglichkeiten der Stimulation zu suchen. Dann verursacht das Essen weniger starke Dopaminspitzen als wenn man es zu tabuisieren versucht.

Wenn du allerdings den ganzen Tag auf Essen verzichtest, seit vier oder mehr Stunden nichts gegessen hast oder eine längere Phase von Verzicht oder Diät hinter dir hast, ist es sehr wahrscheinlich, dass du tatsächlich physischen Hunger hast, und nicht nur ein Dopamintief.

Den Gehirnhunger stillen

Wegen der Unterschiede in der Interzeption kann es für ADHS-Betroffene schwierig sein, physischen Hunger von Gehirnhunger (Stimulationsbedürfnis) zu unterscheiden. Ich finde es sehr wichtig, alle Formen des Hungers als normal zu betrachten, denn gerade Menschen mit ADHS schämen sich oft, dem Gehirnhunger nachzugeben. Dabei ist er ein durchaus berechtigter Grund, etwas zu essen.

Stimulationsessen kann auch mit dem Essen zur Emotionsregulierung einhergehen (etwa bei Stress, wobei es dann mehr um Serotonin und weniger um Dopamin geht). ADHS-Medikamente helfen bei der Emotionsregulierung. Wenn ihre Wirkung nachlässt, könnte man zu Essen greifen, um mit Emotionen umzugehen, die während des Tages nicht ausreichend verarbeitet wurden. Wenn man tagsüber zu wenig gegessen hat, während der Arbeit unter Stress stand und nun obendrein ein Bedürfnis nach Stimulation hat, kann es leicht zu übermäßigem Essen kommen.

Die Dopaminsignale können auch dadurch beeinflusst werden, was und wann gegessen wird. Darum ist es so wichtig, sich regelmäßiges Essen anzugewöhnen. In Kapitel 4 stelle ich Strategien vor, die dabei helfen können.

Wie nutzen wir Essen zur Stimulation?

Wer das Stimulationsessen reduzieren möchte, muss zuerst einmal verstehen, wann und warum wir Nahrung zu diesem Zweck benutzen. Die folgenden Fragen können mehr Klarheit schaffen.

- Gibt es Tätigkeiten oder Aufgaben, bei denen du das Gefühl hast, Essen würde deine Konzentration verbessern? Mögliche Beispiele sind Lernen, Autofahren oder Ausfüllen von Formularen.
- Welche Geschmacksrichtungen oder Konsistenzen machen dein Gehirn glücklich? Vielleicht süße, saure oder scharfe Geschmäcker, knusprige, weiche oder gummiartige Konsistenzen?
- Neigst du zu bestimmten Tageszeiten (z.B. abends) oder in bestimmten Phasen (z.B. Lernphase vor Klausuren) zum Stimulationsessen?
- Hat die Phase deines Menstruationszyklus Einfluss darauf, wie sehr du Essen zur Stimulation verwendest?

In solchen Zeiten decken schnelle Dopaminquellen wie Essen die Bedürfnisse vielleicht nicht so, wie es gewünscht ist. Später in diesem Kapitel stelle ich andere Möglichkeiten vor, die Dopaminausschüttung anzuregen.

Stimulationsessen voll ausschöpfen

Wer zur Stimulation isst, sollte versuchen, dabei die Dopaminausschüttung zu maximieren. Das gelingt beispielsweise, indem man *langsam* isst und sich ganz auf die sensorischen Eigenschaften der Lebensmittel konzentriert. Nimmst du die saftige Konsistenz und den intensiven Schokoladengeschmack des Brownies wirklich wahr, den du beim Schreiben einer E-Mail isst? Oder schlingst du ihn herunter, um ihn gleich danach zu vergessen, und gehst in den Pausenraum, um dir noch einen zu holen?

Es mag eigenartig klingen, aber ich empfehle, das Stimulationsessen zu zelebrieren. Wenn du es zu einem besonderen Moment machst, kannst du Ablenkungen vermeiden und die sensorischen Aspekte des Essens besser wahrnehmen. Anstatt den Brownie zu essen, während du eine E-Mail schreibst, nimmst du dir vielleicht eine fünfminütige Pause, gehst an die frische Luft und isst ihn an einem Tisch. Achte auf den Duft, den Geschmack und die Konsistenz. Wenn du außerdem wahrnimmst, wie du dich beim Essen fühlst, bist du zufriedener. Dann wird dir leichter fallen, aufzuhören, wenn du satt bist.

Stimulationsessen bei der Arbeit

Im Hinblick auf das Stimulationsessen ist der Arbeitsplatz oft eine besonders herausfordernde Umgebung. Das liegt daran, dass mehr Stimulation nötig ist, um die Aufgaben zu erledigen, aber die Zeit oft fehlt, um dieses Bedürfnis zu befriedigen. Gerade Menschen mit einem anstrengenden, fordernden Beruf neigen dazu, zur Stimulation und zur Emotionsregulierung zu essen.

- **Knabberst du oft Kleinigkeiten?** Wenn du das tust, wirst du nie richtig satt. Vielleicht hast du diese Gewohnheit, weil deine Medikamente den Appetit hemmen: Du isst tagsüber zu wenig und hast am Abend, wenn die Wirkung nachlässt, Heißhunger. Oder du setzt Essen als Selbstmedikation ein und gönnst dir keine Pausen zum Essen.
- **Isst du zur Stimulation, aber mit schlechtem Gewissen?** Dann hast du vielleicht eine »Alles- oder-nichts-Haltung«. Du isst einen Keks (einen Bonbon, ein paar Chips), aber weil du es dir eigentlich verbieten möchtest, sagst du dir: »Ich habe es vergeigt, jetzt ist sowieso alles egal!« und isst die Tüte leer.
- **Isst du, während du andere Dinge tust?** Du isst schnell, vor allem, wenn du dich deswegen schämst, und nimmst dir nicht einmal einen Moment Zeit, um es zu genießen.

Wer eins dieser Beispiele kennt, sollte sich für die Arbeit andere Stimulationsstrategien suchen. Wenn aber der Beruf oder das Arbeitsumfeld die Möglichkeiten einschränken, wirst du akzeptieren müssen, dass du gelegentlich zur Stimulation essen wirst.

Andere Wege zur Anregung der Dopaminausschüttung

Ich bezeichne Dopaminquellen – ebenso wie Lebensmittel – ungern als gut/schlecht oder gesund/ungesund. Solche wertenden Begriffe können Schuldgefühle verursachen und darum Verhaltensänderungen behindern. Stattdessen betrachte ich **Dopaminquellen als hilfreich, weniger hilfreich oder nicht hilfreich.** So ist es einfacher, neugierig und unvoreingenommen zu erkunden, welche Stimulationsmöglichkeiten es gibt. Wer glaubt, Dopamin nur durch Essen gewinnen zu können, ist für Alternativen nicht offen. Darum empfehle ich, bei der Suche nach anderen Möglichkeiten offen und neugierig zu bleiben.

Für ADHS-Betroffene gehört es zur Selbstfürsorge, das Gehirn mit Dopamin zu versorgen. Wir brauchen es, um richtig zu funktionieren. Darum können manche Medikamente so hilfreich sein. Wer sich aber nicht die Zeit nimmt, Dopamin auch aus anderen Quellen zu gewinnen, wird Mühe mit dem Management seines ADHS haben. Medikamente können nicht alles lösen. Selbst wenn sie das notwendige Dopamin liefern, sind andere stimulierende Tätigkeiten wichtig, damit die Akkus länger halten.

Es ist wichtig, jeden Tag Dinge zu tun, die Freude und Genuss schenken. Das können große Dinge wie ein Konzertbesuch sein, aber auch kleinere wie ein Glas des Lieblings-Sprudelwassers. Es ist nicht nur erlaubt, Dinge zu tun, die dir wichtig sind und dafür sorgen, dass du dich wohlfühlst – es ist unerlässlich für deine Lebensqualität.

Im nächsten Abschnitt geht es darum, eine Auswahl verschiedener Möglichkeiten zu schaffen, um den Dopaminbedarf zu decken. Ich nenne es das »Dopamenü«.

Aufbau des Dopamenüs

In Kapitel 5 haben wir Strategien zur Emotionsregulierung betrachtet. Hier geht es um vergleichbare Werkzeuge zur Stimulation. Dazu gehören nicht nur greifbare Dinge wie Spielzeug oder Handarbeitsgarn zur Beschäftigung der Hände, sondern auch Aktivitäten wie Tanzen oder Zeit im Freien. Das »Dopamenü« ist eine visuelle Darstellung der Möglichkeiten. Entwickelt wurde es von Eric Tivers von *ADHS reWired* und Jessica McCabe von *How to ADHS*.

Menschen mit ADHS können leicht vergessen, welche Werkzeuge und Strategien ihnen zur Verfügung stehen. Dann greifen sie oft aus Gewohnheit auf weniger hilfreiche Möglichkeiten zurück, beispielsweise Essen, Handy-Scrollen oder fallen in eine Art Starre. Das Dopamenü hilft, das zu vermeiden.

Das Dopamenü ist motivierend. Es hilft, Aufgaben anzupacken, durchzuhalten oder abzuschließen und sich bei Reizüberflutung zu entspannen. Ich verstehe mich und mein Verhalten viel besser, seit ich weiß, dass mein Gehirn ständig nach Dopamin verlangt. Wer seinen Dopaminbedarf deckt, hat mehr Kapazitäten für andere Aufgaben frei und kann besser für sich selbst sorgen.

Da Menschen mit ADHS Abwechslung brauchen, müssen regelmäßig neue Aktivitäten ins Dopamenü aufgenommen werden. Schauen wir uns zuerst an, wie es aussieht und wie es aufgebaut wird.

Was ist ein Dopamenü?

Auf der Menükarte eines Restaurants wählen wir aus, was wir essen möchten. Im Dopamenü wählen wir eine Aktivität, die uns im gegebenen Moment mit Dopamin versorgt. Das Dopamenü umfasst sechs Kategorien: Vorspeisen, Beilagen, Hauptgerichte, Extras, Desserts und Abend-Snacks. Jede Kategorie steht für eine bestimmte Art von Aktivitäten, die dazu beitragen, die Dopaminausschüttung anzuregen.

Das Dopamenü ist auf die individuelle Person und ihre Interessen abgestimmt. Was eine Person als Vorspeise ansieht, könnte für eine andere ein Dessert sein. Essen kann ein Teil des Dopamenüs sein und in verschiedene Kategorien fallen. Schauen wir uns zuerst die einzelnen Kategorien mit einigen Beispielen an.

Vorspeisen

Stell dir die Vorspeise als einen schnellen Dopaminschub vor. Sie erfordert nicht viel Zeit, Geld oder Mühe. Vorspeisen können es einfacher machen, eine Aufgabe zu beginnen, sei es durch eine kleine Belohnung für die Erledigung einer Aufgabe oder durch eine unterhaltsame kurze Pause.

Beispiele:

- Die Zubereitung einer Tasse Tee oder Kaffee zelebrieren
- Den Körper kräftig ausschütteln
- 10 Minuten geführte Meditation
- Ein temperamentvolles Musikstück hören oder dazu tanzen
- Einen Freund anrufen
- Einen Wecker stellen, um eine Aufgabe in einer vorher festgelegten Zeit erledigen
- Die Umgebung umgestalten
- Sich für die Erledigung einer langweiligen Aufgabe loben
- Zu Beginn einer Aufgabe eine Kerze anzünden

Beilagen

Eine Beilage dient dazu, dir eine andere Aufgabe zu erleichtern. Sie kann diese Aufgabe lustiger oder interessanter machen, und sie motiviert, sie abzuschließen. Beilagen sind Tools, die einen Sinn beschäftigen, der für die Aufgabe nicht benötigt wird.

Beispiele:

- Handspielzeug (Fidget Spinner, Stressbälle, Handschmeichler usw.)
- Kaugummi
- Beißschmuck
- Strick oder Häkelarbeit
- Puzzle
- Knackige Snacks (Karotten, Nüsse, Äpfel, Chips mit Salz und Essig)
- Musik, ein Podcast oder ein Hörbuch
- Body Doubling (Seite 125)
- Telefonat oder Video-Telefonat
- Farbige Gelstifte
- Kohlensäurehaltiges Mineralwasser oder zuckerarme Bio-Limonade
- Balance Board anstelle eines Stuhls
- Tischfahrrad oder andere Aktivmöbel am Arbeitsplatz

Hauptgerichte

Dies sind Aktivitäten, die mehr Zeit und Energie in Anspruch nehmen als Vorspeisen, aber auch mehr Dopamin liefern. Es sind Tätigkeiten, die du genießt und die dir nützen. Dazu gehören auch individuelle Interessen. Hauptgerichte können Dinge sein, die beim Umgang mit ADHS wirklich helfen.

Beispiele:

- Spaziergang mit dem Hund
- Joggen oder High Intensity Interval Training (HIIT)
- Kochen oder Plätzchen backen
- Gute Zeit mit Familie, Freunden oder Partner
- Basteln, Handarbeit oder malen
- Ein Projekt abschließen
- Etwas über den aktuellen Interessenschwerpunkt lernen
- Eine neue Fähigkeit/ein neues Hobby lernen
- Längere Meditation oder somatischer Tanz
- Sex
- Sport treiben in einer Freizeitmannschaft
- Rechtzeitig zu Bett gehen
- In die Sonne oder ins Grüne gehen

Extras

Wie der Name ahnen lässt, sind dies besondere Aktivitäten, die du vielleicht nicht regelmäßig ausführen kannst, weil sie mehr Zeit, Geld oder Anstrengung erfordern als andere. Gerade darum kann es sein, dass du vergisst, wie sehr du sie genießt. Wer gut verdient, kann sich Extras etwas öfter gönnen.

Beispiele:

- Essen/Getränke in einem schönen Restaurant
- Ausflug übers Wochenende
- Maniküre/Pediküre
- Massage oder Kosmetikbehandlung
- Kinobesuch
- Konzert- oder Festivalbesuch
- Besuch einer Sportveranstaltung
- Einen Blumenstrauß/eine Topfpflanze für dich selbst kaufen

Desserts

Wie bei echten Desserts handelt es sich um Aktivitäten, die man leicht übertreiben kann und die vielleicht nicht so befriedigend sind. Sie sorgen für kleine Dopaminschübe, und das macht Lust auf mehr. Es ist ziemlich unrealistisch, dir vorzunehmen, für den Rest des Lebens auf Desserts zu verzichten, aber es ist ratsam, dir Grenzen zu setzen, um nicht über die Stränge zu schlagen. Wenn du bedenkst, dass manche Aktivitäten erst Befriedigung vermitteln, wenn sie beendet sind, kann das helfen, dich im jeweiligen Moment besser zu entscheiden.

Beispiele:

- Süßigkeiten, Naschereien
- Gezuckerte Getränke
- Koffein
- Übermäßiger Social-Media-Konsum
- Impulskäufe (auch online)
- Streitsüchtiges Verhalten bei Langeweile
- Körperbezogenes, sich wiederholendes Verhalten (an der Haut zupfen, Haare zwirbeln)
- Übermäßiger Sport
- Dauer-Fernsehen

Späte Snacks

Über diese Kategorie bin ich gestolpert, als ich online Dopamenüs angeschaut habe. Hier geht es um Möglichkeiten, die bei Reizüberflutung oder beim Herunterkommen hilfreich sind. Ich erlebe öfter, dass Menschen nach Stimulation suchen, obwohl ihr Gehirn eigentlich eine Hilfe braucht, um mit Überstimulation umzugehen.

Das passiert häufig am Abend. Statt das Gehirn nach all den Reizen des Tages zur Ruhe kommen zu lassen, suchen sie nach weiteren Möglichkeiten, um Dopamin zu bekommen und wach zu bleiben. Die späten Snacks könnten also Dinge sein, die dabei helfen, den Tag zu beenden, ohne in die Kategorie der Desserts zu greifen. Übermäßiges Essen oder Fernsehen bis zwei Uhr nachts wären kontraproduktiv. Besser sind Wege zur Entschleunigung. Sie können helfen, einen Absturz durch Überreizung zu verhindern.

Beispiele:

- Playlist mit Chill-Musik
- Einschlafhilfen:
  - Lavendelöl oder Kissenspray
  - Gedämpftes Licht
  - Schlafmaske, Ohrstöpsel
  - Weißes Rauschen
  - Gewichtsdecke oder -Kissen
- Hautpflegeprogramm
- Kuscheln mit Haustier, Partner oder Squishmallow
- Tagebuch schreiben
- Dehnübungen
- Vorbereitungen für morgen (Kleidung herauslegen, Frühstück/Mittag vorbereiten, Wohnzimmer aufräumen etc.)
- Hinlegen und 15 Minuten die Augen schließen (Mittagspause für die Sinne)
- Stimmungsvolle Beleuchtung, Lichterkette
- Weiche, bequeme Feierabendkleidung
- Zeit für dich allein nach einem Anlass, an dem du dein ADHS versteckt hast

Wie erstelle ich mein Dopamenü?

Beim Erstellen des ersten Dopamenüs können die folgenden Schritte helfen.

Schritt eins: Möglichkeiten suchen, die Dopaminausschüttung anzuregen

Sieh dir zuerst online einige Dopamenüs an, um Anregungen zu finden. Stelle einen Timer auf 20–30 Minuten. Nimm ein Blatt Papier und zeichne in die Mitte eine senkrechte Linie. Schreibe auf die linke Seite eine Liste von Aktivitäten, die du spannend findest, die dir Spaß machen und die bewirken, dass du dich lebendig fühlst.

Moira Maybin, ADHS-Podcasterin, Coach und Ausbilderin, empfiehlt, sich dabei an dem Akronym **P.I.N.C.H.** zu orientieren. Es steht für **P**lay; **I**nterest; **N**ovelty; **C**ompetition, **C**ollaboration & **C**onnection; und **H**urry up (Dringlichkeit). Am besten tust du dich mit anderen ADHS-Betroffenen zusammen, denn das gemeinsame Brainstorming macht Spaß und ihr könnt euch gegenseitig auf gute Ideen bringen. Wenn dir nicht viel einfällt, das du wirklich genießt, denke ein Weilchen darüber nach. Vor allem urteile nicht. Manche Aktivitäten würde man vielleicht eher Kindern zuordnen, aber es spricht doch nichts dagegen, zu spielen und das innere Kind glücklich zu machen.

Schritt zwei: Die Liste durchsehen und eingrenzen

Wenn deine editierte Liste der anregenden Aktivitäten fertig ist, stelle deinen Timer auf 30 oder 40 Minuten. Schreibe auf die rechte Seite alle Aktivitäten, die du sofort ausführen könntest. Wenn gerade Sommer ist, schreibe also nicht Skilaufen auf die rechte Seite, denn das ist gerade nicht möglich.

Schritt drei: Einordnen in Kategorien

Schau dir nun die Kategorien des Dopamenüs an und ordne ihnen deine Aktivitäten zu. Denk daran, dass das Dopamenü ein lebendiges Dokument ist. Du kannst jederzeit Aktivitäten hinzufügen, streichen oder umsortieren. Mach dir keinen Stress, du musst nicht alles in einem Arbeitsgang ausfüllen.

Wenn du Struktur und Inhalte zu Papier gebracht hst, kommt der vergnügliche Teil. Gestalte dein Dopamenü hübsch und individuell. Du kannst dich auf Schrift beschränken, Bilder oder Emojis benutzen. Vielleicht gefällt dir ein Strichmännchen in einer Yogahaltung? Wenn dein Dopamenü fertig ist, bewahre es gut sichtbar auf, zum Beispiel am Kühlschrank, an der Tür der Vorratskammer, auf dem Sperrbildschirm deines Smartphones oder griffbereit am Schreibtisch.

Wie gewöhne ich mir die Nutzung des Dopamenüs an?

Erlaube dir zuerst, die Dinge auf dem Dopamenü zu tun, und schaffe dafür Zeit und Raum. Bewahre es sichtbar auf, am besten an verschiedenen Orten, damit du es nicht vergisst. Die Küche ist ein guter Platz, wenn du darauf achten willst, bei Stimulationsbedarf nicht unbedingt immer etwas zu essen. Es spricht auch nichts dagegen, sich durch einen Handy-Alarm daran erinnern zu lassen, einen Blick auf das Dopamenü zu werfen.

Überlege dir, wie du die Hindernisse für Aktivitäten, die du öfter ausüben möchtest, abbauen kannst. Ich lasse zum Beispiel Spielzeug gut sichtbar auf meinem Couchtisch liegen, damit ich nicht gedankenlos an den Kühlschrank gehe, wenn ich keinen Hunger habe. Ebenso kann man gezielt Barrieren aufbauen. Vielleicht möchtest du Lebensmittel in der Speisekammer aufbewahren statt auf dem Küchentresen. Du weißt, dass sie verfügbar sind, aber sie sind nicht so leicht greifbar.

Bewusste Barrieren können auch helfen, weniger hilfreiche Aktivitäten in anderen Lebensbereichen einzuschränken. Ich habe mein Handy so eingestellt, dass es sich abends automatisch ausschaltet. So vermeide ich es, stundenlang zu scrollen und gehe früher ins Bett. Zwar nutze ich gelegentlich die Funktion »Erinnere mich in 15 Minuten«, aber diese Gewohnheit macht mir bewusst, wie lange ich mit dem Telefon beschäftigt bin.

Manchmal ist es schwierig, eine Aktivität zu beginnen oder zu beenden. Wenn du dich bei angenehmen Aktivitäten stark einschränkst, kann das dazu führen, dass du es mit anderen Dingen, die dir Spaß machen, übertreibst. Möglicherweise schränkst du dich beim Essen ein. Vielleicht isst du aber auch, weil du keinen Raum für andere Aktivitäten schaffst. Du solltest dir wirklich erlauben, alle Dinge auf deinem Menü regelmäßig und ohne Schuldgefühle zu tun.

Dopamin könnte man mit einem Akku vergleichen. Wenn du dir Zeit für Dinge nimmst, die dir Freude machen und dir Zufriedenheit schenken, lädst du deine Akkus auf. Sie werden aber schneller leer, wenn du dir für diese Dinge keine Zeit nimmst. Und wenn die Akkus erst einmal ganz leer sind, ist es umso schwieriger, sie wieder aufzuladen. Darum ist es so schwierig, den ADHS-Burnout-Kreislauf zu durchbrechen.

Es ist viel einfacher, mit dem Essen aufzuhören, wenn man es nicht entbehren muss und der Körper weiß, dass es später wieder zur Verfügung steht. Ebenso ist es auch viel einfacher, mit diesen Aktivitäten aufzuhören, wenn man weiß, dass man sie wieder tun kann.

Versuche zu verstehen, dass Langeweile, Suche nach einer Belohnung oder Aufschieben ein Zeichen dafür ist, dass dein Gehirn Dopamin braucht. Schau dann auf dein Dopaminmenü und entscheide, wie du dein ADHS-Gehirn mit dem benötigten Dopamin versorgen kannst.

Jeden Tag Zeit für Dopamin-Snacks

Wenn du abends Essattacken hast, dich in den sozialen Medien verlierst, übermäßig fernsiehst oder Alkohol trinkst, nimmst du dir vielleicht tagsüber nicht genug Zeit für Genuss und Freude ohne schlechtes Gewissen. Vielleicht reichen auch die Mittel, die du im Lauf des Tages für dein Dopamin einsetzt, einfach nicht aus, um dich zufrieden zu machen.

Das Prinzip ist ähnlich wie beim ADHS-Binge/Restrict-Kreislauf. Du musst regelmäßig und genug essen, um den Kreislauf zu durchbrechen. Ebenso brauchst du im Lauf des Tages regelmäßig Freude und Genuss, sonst lässt dich der Nachholbedarf abends nicht zur Ruhe kommen.

Aus diesem Grund nehme ich mir tagsüber regelmäßig etwas Zeit für meine »Dopamin-Snacks«. Ich benutze mein Dopaminmenü, um festzulegen, welchen Snack ich wählen will, wenn die Zeit gekommen ist. So kann ich bewusst hilfreiche Maßnahmen ergreifen, um meinen Dopamin-Akku im Lauf des Tages immer wieder zu laden. Wenn ich einen Dopamin-Snack auf meiner Mittags-Checkliste sehe, freue ich mich darauf. Das motiviert mich, die anderen Dinge auf der Liste zu erledigen und mich mit dem Dopamin-Snack zu belohnen. Du kannst solche Snacks auch nutzen, um von einer Aufgabe zur nächsten zu wechseln, oder um dir eine Pause von der Arbeit zu gönnen, die produktiver ist, als auf deinem Handy zu scrollen.

Manche meiner Dopamin-Snacks sind echte Snacks – meist knusprige. Wenn du das Gefühl hast, dass dir tagsüber die Zeit fehlt, könntest du versuchen, Hauptgericht oder Extras, die mehr Zeit in Anspruch nehmen, gegen mehrere Vorspeisen auszutauschen.

Die Regulierung des Dopaminspiegels ist entscheidend, um ADHS und Essverhalten in den Griff zu bekommen. Natürlich kann Essen eines der Mittel zur Stimulierung sein. Außerdem ist es aber wichtig, ein Repertoire an anderen Strategien zur Verfügung zu haben, um bei Bedarf andere Optionen auszuwählen. Das Dopamenü ist ein hervorragendes Instrument, das dabei hilft, die Stimulationsquellen zu visualisieren und zu kategorisieren.

Nachdem wir gesehen haben, wie man den Dopamin-Bedarf des ADHS-Gehirns decken kann, wenden wir uns im nächsten Kapitel der sanften Ernährung zu – vor allem den Lebensmitteln, die gut dafür geeignet sind, das ADHS-Gehirn zu unterstützen.

KAPITEL 7

Sanfte Ernährung bei ADHS und warum sie wichtig ist

Sanfte Ernährung ist das letzte Prinzip der Intuitiven Ernahrung. Das hat seinen Sinn, denn Intuitive Ernährung ist keine Diät mit starren Regeln. Sie berücksichtigt selbstverständlich die allgemeinen Prinzipien einer gesunden Ernährung, doch vor allem geht es darum, wie sich Menschen mit dem, was sie essen fühlen. Das intuitive Wissen um das, was uns gut tut, bildet die Grundlage eines gesunden Essverhaltens.

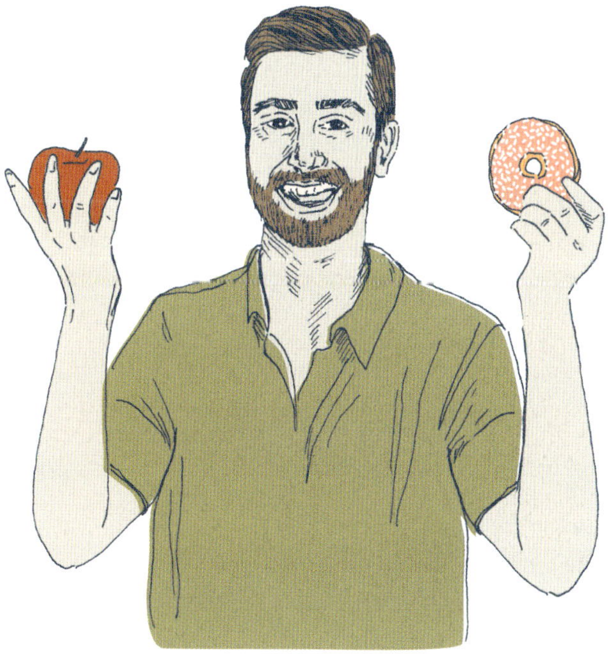

Wer eine schwierige Beziehung zum Essen und ein chaotisches Essverhalten hat, sollte sich zuerst diesen Themen zuwenden und erst dann versuchen, die Empfehlungen in diesem Kapitel umzusetzen.

Den meisten Menschen mit ADHS ist die Bedeutung einer gesunden Ernährung gut bekannt. Aber die Merkmale von ADHS, darunter exekutive Dysfunktion, Dopaminbedarf, Appetitmangel durch Medikamente und sensorische Empfindlichkeiten können es STARK erschweren, sich tatsächlich gesund zu ernähren. Hinzu kommt, dass die meisten Ernährungsempfehlungen nicht auf Menschen mit ADHS zugeschnitten sind. In diesem Kapitel möchte ich mehr Klarheit schaffen und einige dieser Barrieren aus dem Weg räumen.

Bei der IE geht es nicht um die perfekte Ernährung, denn die gibt es nicht. Wer versucht, sein Essverhalten zu verändern oder mehr Lebensmittel mit hoher Nährstoffdichte einzuplanen, sollte sich **auf die Fortschritte konzentrieren, nicht auf die Perfektion.** Das bedeutet, jeden Tag kleine Schritte zu gehen, um sich allmählich dem Ziel zu nähern. Wenn ich mit Klienten arbeite, erwarte ich nicht, dass sie über Nacht ihr komplettes Essverhalten ändern. Wer das jemals versucht hat, wird wissen, dass es meistens nicht so endet, wie es geplant war.

Diäten und ADHS

Bevor wir uns mit der sanften Ernährung befassen, möchte ich erklären, dass es sich nicht um eine Diät handelt. Vielleicht fragst du dich, ob ADHS durch die Ernährung verursacht wird. Klare Antwort: Nein. In vielen Studien wurde nachgewiesen, dass die Ernährung keine Ursache für ADHS ist.

Unabhängig von Alter, Geschlecht oder sozioökonomischem Status werden Unaufmerksamkeit und Hyperaktivität oft mit »ungesunden Ernährungsgewohnheiten« in Verbindung gebracht, z.B. mit einem erhöhten Konsum von Zucker und gesättigten Fetten. Aber niemand bekommt ADHS, weil er oder sie zu viel Zucker, Lebensmittelfarbstoffe oder verarbeitete Lebensmittel gegessen hat. Mit diesen Mythos muss endlich aufgeräumt werden. Wenn du als Kind oder erwachsener Mensch viel Zucker gegessen hast, geschah das, um dein ADHS-Gehirn anzuregen. Es liegt nahe, sich leicht zugänglichen und angenehmen Dopaminquellen zuzuwenden, um sich zu stimulieren und die Emotionen zu regulieren, wenn man sich wegen eines unkontrollierten ADHS unglücklich fühlt. (Bessere Alternativen werden in Kapitel 5 und 6 vorgestellt.)

Die Ernährung wird auch nicht als vorrangige Behandlungsstrategie bei ADHS angesehen. In einer im Jahr 2023 veröffentlichten Übersicht über die Ernährung bei ADHS wurde festgestellt, dass die »aktuellen Forschungsergebnisse keine Empfehlungen für die Verwendung von Mikronährstoffen oder Probiotika bei der Behandlung von ADHS zulassen«.

Lange Zeit hat sich die ADHS-Forschung, vor allem in Bezug auf die Ernährung, auf Kinder konzentriert. Diese Studien zeigen, dass die Ernährung bei weitem nicht so wirksam ist wie Medikamente und nur bei einer Teilgruppe von Kindern mit ADHS einen gewissen Nutzen bringt. Selbst wenn Diäten Kindern mit ADHS helfen würden, wüsste man nicht sicher, ob das auch bei Erwachsenen mit voll entwickeltem Gehirn der Fall wäre. Um Klarheit zu gewinnen, sind weitere Studien mit größeren Probandengruppen, längerer Dauer und strengeren Richtlinien erforderlich.

Die 3 Grundprinzipien der Ernährung

Intuitive Ernährung basiert auf drei Grundprinzipien: Vielfalt, Mäßigung und Ausgewogenheit.

1. Vielfalt: Verschiedene Lebensmittel enthalten unterschiedliche Nährstoffe. Versuche, mindestens ein Lebensmittel aus jeder der Gruppen zu essen. Arbeite dann daran, mehr Lebensmittel aus allen Gruppen aufzunehmen.

2. Mäßigung: Gemeint, ist, Extreme zu vermeiden, also weder zu viel noch zu wenig von einem bestimmten Lebensmittel zu essen. Mäßigung im IE bedeutet nicht Verzicht oder den Versuch, so wenig wie möglich zu essen. Wer seinen Frieden mit dem Essen gemacht hat, kann alle Lebensmittel in Maßen essen.

3. Ausgewogenheit: Eine Mahlzeit, ein Tag oder eine Woche entscheidet nicht über deine Gesundheit. Wichtiger ist es, den Blick auf das gesamte Essverhalten zu richten. Sowohl Ausgewogenheit als auch Mäßigung können helfen, das Schwarz-Weiß-Denken in Bezug auf Lebensmittel zu hinterfragen.

»Empfohlene« Diäten bei ADHS im Licht der Forschung

Als ich dieses Buch schrieb, gab es noch keine von Fachleuten begutachteten Studien über den Einsatz von Diäten zur Behandlung von ADHS bei Erwachsenen (eine Studie ist derzeit in Arbeit). In diesem Abschnitt werde ich einige Diäten vorstellen, die im Zusammenhang mit ADHS untersucht wurden. Ich werde darstellen, was die Forschung gezeigt hat und was zu beachten ist, bevor man mit diesen oft sehr restriktiven Diäten beginnt. Dass ich diese Diäten erwähne, heißt nicht, dass ich sie befürworte.

Feingold-Diät

Die Feingold-Diät ist eine Ausschlussdiät, die in den 1970er Jahren von Dr. Benjamin Feingold entwickelt wurde. Bei dieser Diät wird empfohlen, auf künstliche Aromastoffe, künstliche Süßstoffe, Salicylate, bestimmte Konservierungsmittel und Lebensmittelfarbstoffe vollständig zu verzichten. Auf diese Diät geht auch der Mythos zurück, dass ADHS durch Lebensmittelfarbstoffe verursacht wird.

Die Feingold-Diät hat sich nicht als wirksam erwiesen. Studien zeigen, dass es eine Untergruppe von Kindern mit und ohne ADHS gibt, die schlecht auf Lebensmittelfarbstoffe zu reagieren scheint. Der Verzicht auf Lebensmittelfarbstoffe kann die ADHS-Merkmale nur *unwesentlich* verbessern, und die Forscher halten ihn für wenig relevant.

Die Umsetzung dieser Diät ist selbst im Rahmen von Forschungsprojekten äußerst schwierig. Wenn du feststellst, dass das Weglassen bestimmter Lebensmittel deine Symptome verbessert, kannst du sie weglassen. Der Verzicht auf Farb- und Zusatzstoffe erfordert jedoch eine Menge zusätzlicher Arbeit in Form von Etikettenlesen, mehr Zeit und Energie für die Zubereitung von Lebensmitteln von Grund auf und mehr Geld, da die Alternativen, die frei von diesen Zusatzstoffen sind, meist teurer sind. Ich versuche, diese Stoffe in meiner eigenen Ernährung einzuschränken, weil ich mich dann besser fühle, aber ich bin nicht übermäßig streng.

Die Few Foods Diät

Von allen untersuchten Ausschlussdiäten ist die Few-Foods-Diät die vielversprechendste Option für *Kinder, die zu jung sind oder für die eine medikamentöse Behandlung von ADHS nicht infrage kommt.* Diese Diät ist während der Ausschlussphase extrem restriktiv (erlaubt sind nur Lamm, Wild, Quinoa, Reis, Birne und Gemüse). Es kann bis zu einem Jahr dauern, bis die Wiedereinführungsphase abgeschlossen ist, um herauszufinden, welche Lebensmittel die ADHS-Merkmale verstärken. Das ist eine große Herausforderung für Menschen, die ständig inkonsequent sind und mit Impulsivität zu kämpfen haben. Es ist schon herausfordernd, Monate damit zuzubringen, die richtigen Medikamente zu finden. Wie viel schwieriger mag es sein, ein Jahr lang eine extrem restriktive Diät einzuhalten.

Diese Diät ist für Kinder vielleicht einfacher zu befolgen, weil sie selten über die Auswahl ihrer Lebensmittel bestimmen und auch nicht aktiv am Einkauf und der Zubereitung von Lebensmitteln beteiligt sind. Ich meine aber, dass übermäßig restriktive Diäten unabhängig vom Alter unnötige Ängste vor Nahrungsmitteln auslösen können, und das halte ich gerade bei Menschen mit ADHS, die ohnehin anfälliger für Essstörungen sind, für bedenklich. Zudem birgt eine so restriktive Diät das Risiko eines Nährstoffmangels.

Studien zu dieser Diät bergen auch ein großes Risiko der Verzerrung durch Beobachter. Die Eltern wissen, welche Diät ihr Kind einhält, und sie sind diejenigen, die über Veränderungen im Verhalten des Kindes berichten. Oft handelt es sich um Eltern, die lieber auf Ernährung oder andere natürliche Strategien statt auf Medikamente setzen, und die sich wünschen, dass ihr Kind Fortschritte macht.

Die meisten ADHS-Betroffenen, die ich kenne und mit denen ich arbeite, können eine herkömmliche Diät nicht länger als ein paar Monate durchhalten. Ich bin mir nicht sicher, wie Erwachsene mit ADHS diese restriktive Diät durchführen können, ohne sich sozial zu isolieren. Wissenschaftler, die sich mit dieser Diät befassen, sagen sogar, dass sie zwar vielversprechend ist, aber außerhalb des Forschungsumfelds nicht eingesetzt werden kann.

Glutenfreie Diät

Wer nicht an Zöliakie oder einer anderen Gluten-Überempfindlichkeit leidet, braucht auf Gluten nicht zu verzichten. Die einzige Möglichkeit, um eine Gluten-Überempfindlichkeit festzustellen, besteht darin, das Gluten für mindestens zwei Wochen aus der Ernährung zu streichen, um zu sehen, ob ein Unterschied in deinem Wohlbefinden festzustellen ist (Tests auf Gluten-Überempfindlichkeit gibt es nicht).

Wer sich ohne Gluten besser fühlt, kann es weglassen. Es gibt keine stichhaltigen Beweise dafür, dass eine glutenfreie Ernährung bei ADHS-Symptomen hilft, *es sei denn,* es liegt eine der oben genannten Magen-Darm-Erkrankungen vor. Das gilt auch für Milchprodukte und Soja. Niemand muss auf milch- oder sojahaltige Lebensmittel verzichten, sofern keine Allergie oder Unverträglichkeit besteht.

Ketogene Diät

Die ketogene Diät wurde ursprünglich entwickelt, um Epilepsie bei Kindern zu behandeln. Eine echte ketogene Diät enthält viel Fett (etwa 90 Prozent der täglichen Kalorien), mäßig viel Eiweiß und wenig Kohlenhydrate (unter 50 Gramm pro Tag). Es gibt einige Forschungsergebnisse, die zeigen, dass sie bei Alzheimer und Parkinson helfen kann, aber diese Diät wurde noch nicht bei Menschen mit ADHS untersucht.

Viele Menschen, die behaupten, sich »ketogen« zu ernähren, praktizieren eine modifizierte Version, die im Wesentlichen der Atkins-Diät ähnelt. Diese Version der Keto-Diät ist kohlenhydratarm, enthält aber viel Eiweiß und mäßig viel Fett. Eine kohlenhydratarme Diät ist bei ADHS ebenfalls noch nicht untersucht worden.

Unabhängig davon ist es sehr schwierig, eine Diät langfristig durchzuhalten, bei der Kohlenhydrate – die Hauptenergiequelle des Körpers – stark eingeschränkt wird. Solche Diäten wirken nicht nachhaltig und schaden wahrscheinlich mehr als sie nützen. Gewichtsschwankungen (der Jojo-Effekt) können schädlich sein und treten in der Regel auf, wenn Menschen eine Diät immer wieder abbrechen.

Probiotika und ADHS

Dies ist ein faszinierender neuer Forschungsbereich. Die Darmgesundheit ist zweifellos wichtig für unsere Gesamtgesundheit, aber es ist noch viel mehr Forschung auf diesem Gebiet nötig, bevor wir Empfehlungen für Probiotika bei ADHS geben können. Es gibt viele Arten von Probiotika, und wir wissen noch nicht, welche Arten und Mengen für ADHS-Patienten am hilfreichsten sind. Ich persönlich konzentriere mich auf den Verzehr von ballaststoffreichen Lebensmitteln (Präbiotika, d.h. Nahrung für die guten Darmbakterien) und fermentierten Lebensmitteln wie Joghurt oder Kimchi, um meine Darmgesundheit zu unterstützen.

Ketogene Ernährung kann unerwünschte Nebenwirkungen haben, darunter Nährstoffmangel, Verdauungsprobleme, »Keto-Grippe« (Kopfschmerzen, Gehirnnebel, Müdigkeit, Reizbarkeit), Nierensteine, unscharfes Denken, Stimmungsschwankungen und Herzerkrankungen. Sie ist ungeeignet für Menschen mit Bauchspeicheldrüsenentzündung (Pankreatitis), Lebererkrankungen, Fettstoffwechselstörungen sowie Menschen mit Essstörungen.

Wegen der zahlreichen Risiken und der Tatsache, dass es keine von Experten begutachteten Studien gibt, die diese Diät bei ADHS unterstützen, würde ich von ihr abraten. Der Verzicht auf Kohlenhydrate ist für Menschen mit Essattacken oder einer Essstörung bedenklich, weil er in einen auf Kohlenhydrate bezogenen Binge/Restrict-Zyklus münden kann.

Wer meint, zu viele Kohlenhydrate zu essen oder gar danach süchtig zu ein, sollte Ruhe bewahren. Auf dieses Thema gehe ich noch ein.

Gesunde Essgewohnheiten für das ADHS-Management

Es gibt VIELE Bücher, die versprechen, dass diese oder jede Ernährung ADHS auf wundersame Weise zum Verschwinden bringt. Ich verstehe gut, dass Betroffene sich natürliche Lösungen statt Medikamenten wünschen, aber wir haben gesehen, dass man ADHS nicht durch die Ernährung »heilen« kann. *Punkt.* Wenn du eine der Diäten aus dem vorigen Abschnitt ausprobiert hast und dich wie ein Versager fühlst, weil dein ADHS nicht verschwindet, bedenke, dass es nicht deine Schuld war. Eine Diät kann weder deine Gene noch die strukturellen Unterschiede in ADHS-Gehirnen verändern.

Die Ernährung kann ADHS zwar nicht »heilen«, aber sie kann Einfluss auf die Merkmale und das allgemeine Wohlbefinden haben. Menschen mit ADHS ernähren sich oft ungesünder: Fertiggerichte mit mehr zugesetzten Zucker, gesättigten Fetten und Salz, gesüßte Getränke, Restaurantessen. Viele Betroffene bevorzugen solche Lebensmittel, weil sie eine einfache Dopaminquelle darstellen, es leichter machen, sensorische Empfindlichkeiten zu vermeiden, und schnelle Energie für diejenigen liefern, die aufgrund von Medikamenten keinen Appetit haben.

Auch wenn es keine spezielle Diät für ADHS gibt, kann ein gesundes Essverhalten das geistige und körperliche Wohlbefinden positiv beeinflussen. Wahrscheinlich kennst die gängigen Ernährungsrichtlinien und ihre visuellen Darstellungen. Da werden Empfehlungen ausgesprochen wie: »Viel Obst und Gemüse, magere Proteine, wenig Zucker, Natrium und gesättigte Fette«. All das haben wir schon oft gehört, und das ADHS-Gehirn schreit: »LANGWEILIG!«, denn das ist weder neu noch spannend. Einseitige Diäten finden wir aufregender, denn sie versprechen schnelle Ergebnisse (Belohnung!) oder präsentieren sich (fälschlicherweise) als »neu« oder »anders«. Dass man sich bei so einer Diät besser fühlt, liegt meist daran, dass man mehr Obst und Gemüse, magere Proteine und wenig Zucker, Salz und gesättigte Fette isst. Leider sind diese Diäten meist einseitig und bringen keinen dauerhaften Erfolg – es sei denn, man würde sie bis ans Lebensende befolgen.

ADHS oder Nährstoffmangel?

Wer Nährstoffmängel in seiner Ernährung behebt und keine ADHS-Merkmale mehr aufweist, hatte Symptome, die durch den Nährstoffmangel verursacht wurden und nicht durch ADHS. Es gibt Mangelerscheinungen, die ADHS-Merkmalen ähneln. So kann beispielsweise Eisenmangel zu Müdigkeit, Konzentrationsschwierigkeiten und einer Beeinträchtigung der kognitiven Funktionen führen.

Zwei Ernährungsweisen können bei ADHS hilfreich sein: Die DASH-Ernährung (Dietary Approaches to Stop Hypertension) und die mediterrane Ernährung. Beides sind keine Diäten, und bei beiden liegt der Schwerpunkt auf allgemein gesunden Ernährungsmustern. Auf sie möchte ich näher eingehen.

Mediterrane Ernährung

Von allen »Diäten« wurde die mediterrane Ernährung in den letzten sieben Jahren vom *U.S. News & World Report* zur besten Ernährungsweise gekürt. Ich mag diese Art der Ernährung, weil es keine strengen Regeln oder komplizierten Berechnungen gibt, um zu bestimmen, was oder wie viel man essen soll, und auch keine verbotenen Lebensmittel. Stattdessen liegt der Schwerpunkt auf dem allgemeinen Essverhalten. Sie ist flexibel und nachhaltig und lässt sich gut mit einer sanften Ernährung vereinbaren. Ich möchte betonen, dass es wichtig ist, nährstoffreichere Lebensmittel zu essen, um das ADHS-Gehirn zu unterstützen.

Grundpfeiler der mediterranen Ernährung:

- Täglich Vollkornprodukte, Obst, Gemüse, Hülsenfrüchte, Kräuter, Gewürze, Nüsse und gesunde Fette
- Zweimal pro Woche Fisch und Meeresfrüchte
- Maßvoller Verzehr von Milchprodukten, Eiern und Geflügel
- Wenig Alkohol
- Regelmäßige soziale Kontakte, wie gemeinsame Mahlzeiten, und Bewegung

Die Mittelmeerdiät (MedDiet) kann möglicherweise bei Kindern das Risiko, an ADHS zu erkranken verringern. Zudem kann diese Ernährung die kognitiven Funktionen stärken und Stimmungsschwankungen und Depressionen lindern. Die mediterrane Ernährung enthält reichlich Ballaststoffe und Omega-3-Fettsäuren, die bei ADHS von Vorteil sind.

Mein einziges Problem mit dieser Diät ist, dass sie oft als eine aufgehübschte Version der im Mittelmeerraum typischen Lebensmittel dargestellt wird. Aber auch viele andere Kulturen essen frisches Obst und Gemüse, gesunde Fette und Fisch. Das heißt, dass du dich auch mit den typischen Lebensmitteln aus deiner Kultur gesund ernähren kannst.

DASH-Ernährung

Wie der Name DASH (Dietary Approaches to Stop Hypertension) nahe legt, wurde diese Ernährungsweise ursprünglich zur Behandlung von Bluthochdruck entwickelt. Sie eignet sich aber für die gesamte Bevölkerung. Der Schwerpunkt liegt auf dem Verzehr der empfohlenen Menge an Ballaststoffen und der Begrenzung der Aufnahme von Natrium und zugesetztem Zucker. Es gibt nur eine Studie zu dieser Diät, und sie zeigt einige positive Ergebnisse für Menschen mit ADHS.

Sowohl DASH als auch die mediterrane Ernährung zeigen, dass die Konzentration auf gesunde Ernährungsmuster nicht nur ADHS, sondern auch die allgemeine Gesundheit unterstützt. Aus diesem Grund sind sie hilfreicher als strenge Ausschlussdiäten und Nahrungsergänzungsmittel.

Fazit? Zweifellos ist der Verzehr nährstoffreicher Lebensmittel wichtig für unsere allgemeine Gesundheit und unser Wohlbefinden. Doch bevor wir uns praktischen Hilfsmitteln und Strategien zuwenden, mit denen sich auf sanfte Weise mehr nahrhafte Lebensmittel in deine Ernährung einbauen lassen, möchte ich auf einen wichtigen Aspekt von ADHS eingehen, der bei der Diskussion über Lebensmittel oft außer Acht gelassen wird: sensorische Empfindlichkeiten.

Sensorische Empfindlichkeiten sind keine Mäkelei

Verabschieden wir uns zuerst von der Bezeichnung »mäkeliger Esser«. Jeder Mensch hat Vorlieben und Abneigungen. Bei ADHS können sie aufgrund von Unterschieden in der sensorischen Verarbeitung stärker ausgeprägt sein. Das als Mäkeln zu bezeichnen, ist eine unangebrachte Bewertung. Sie erzeugt Scham und lenkt von der Komplexität der Essprobleme ab. Essensvorlieben sind berechtigt. Darum werde ich in diesem Abschnitt Begriffe wie »selektiver Esser« und »sensorische Empfindlichkeit« verwenden. Betroffenen empfehle ich, ähnlich zu verfahren.

Es ist in Ordnung, Vorlieben und Abneigungen gegenüber Lebensmitteln zu haben. Niemand muss alle existierenden Lebensmittel essen oder jede Zubereitungsart mögen. Du musst nicht bestimmte Lebensmittel essen, nur weil alle anderen sie mögen. Selektive Esser bekommen oft zu hören, sie seien ähnlich wählerisch wie Kinder. Wenn du Lebensmittel magst, die allgemein als »Kinderessen« betrachtet werden, ist das in Ordnung.

Es ist wichtig, die eigenen sensorischen Präferenzen anzunehmen.

Häufige sensorische Empfindlichkeiten

Die Bandbreite der Vorlieben und Abneigungen ist bei Menschen mit ADHS groß. Viele essen aber ungern Eier, Joghurt, Hüttenkäse, Huhn, Fisch, Avocado, Gemüse (vor allem breiig) und Obst. Viele dieser Lebensmittel enthalten Mikronährstoffe, die ADHS-Patienten benötigen, die aber zum Glück auch in anderen Lebensmitteln zu finden sind.

Ein weiteres Problem für viele ADHS-Betroffene besteht darin, dass sich die Abneigungen verändern können. Vielleicht isst man drei Monate lang jeden Morgen ein Spiegelei zum Frühstück, aber eines Tages sieht man es nur an, und das Gehirn sagt »Igitt«. Wie lange diese Abneigung anhalten wird, ist nicht vorhersehbar. Das kann frustrierend sein, aber letztlich hilft nur der Versuch, das Auf und Ab des Ekelfaktors zu akzeptieren. Wenn dir das passiert, denke darüber nach, welche Art von Nährstoffen dieses Lebensmittel liefert, und versuche, eine Alternative zu finden.

Dass ADHS-Patienten – vor allem solche mit sensorischen Empfindlichkeiten – dazu neigen, mehr verarbeitete Lebensmittel zu essen, hat einen Grund. Sie sind konsistent und vorhersehbar. Wenn du eine Lebensmittelpackung öffnest und einen Bissen nimmst, ist es in 99,9 Prozent der Fälle so, wie du es erwartest. Das ist beim Verzehr von Vollwertkost, insbesondere von Obst und Gemüse, nicht der Fall.

Hypo- oder Hypersensibilität

Wer hyposensibel auf Lebensmittel reagiert, sucht vielleicht nach Lebensmitteln mit kräftigem Geschmack, leuchtender Farbe und markanter Konsistenz. Wenn eine Hypersensibilität vorliegt, werden eher blassere, mildere und weichere Lebensmittel bevorzugt.

Obst und Gemüse

Wir alle wissen, dass Obst und Gemüse sehr gesund sind. Zu den häufigsten Nährstoffen in Obst und Gemüse gehören Ballaststoffe, Folsäure, Vitamin C, Vitamin K, Eisen und Kalium. Der Verzehr von viel Obst und Gemüse senkt den Blutdruck, verringert das Risiko von Herzkrankheiten und Schlaganfällen und vieles mehr. Trotz all dieser Vorteile ergab eine Studie aus dem Jahr 2019, dass nur 12,3 Prozent bzw. 10,0 Prozent der befragten Erwachsenen die empfohlene Menge an Obst bzw. Gemüse zu sich nehmen.

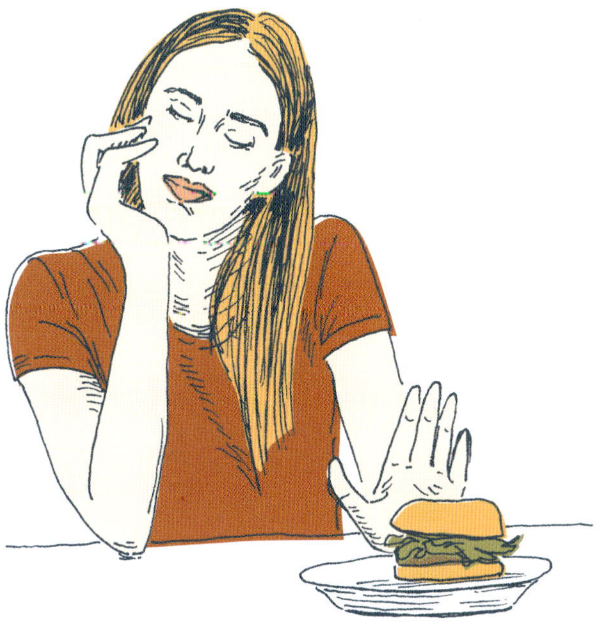

Wenn selektives Essen zur Störung wird

Die vermeidend-restriktive Ernährungsstörung (ARFID – Avoidant Restrictive Food Intake Disorder) äußert sich durch »Vermeiden und Ablehnung von Nahrung« und führt zu extrem selektivem Esserhalten. Anders als bei der Magersucht geht es bei ARFID nicht um Körperform oder Gewicht. Sie beruht auf einer Phobie vor Nahrungsmitteln und/oder der Angst, sich zu verschlucken, zu erbrechen oder durch den Verzehr krank zu werden, auf einer erhöhten Empfindlichkeit gegenüber sensorischen Aspekten von Nahrungsmitteln oder einem mangelnden Interesse am Essen aufgrund von Appetitlosigkeit. ARFID ist eine schwere Essstörung, die zu Unterernährung, erheblichem Gewichtsverlust und zu Wachstums- und Entwicklungsstörungen führen kann. Wie alle Essstörungen kann auch ARFID das Leben stark beeinträchtigen, da das Essen auch eine soziale Komponente hat.

Schätzungen zufolge sind bis zu 26 % der Menschen mit ARFID auch von ADHS betroffen. Die meisten Forschungsarbeiten über ARFID und die Behandlung konzentrieren sich auf Kinder, da immer öfter bei Erwachsenen ADHS und Autismus diagnostiziert werden, dürften auch die Raten für ARFID bei Erwachsenen steigen.

Wirksame Behandlungen sind noch nicht bekannt. Die heute angewandten Ansätze sind klientenzentriert und konzentrieren sich auf die Akzeptanz von Ernährungsunterschieden, anstatt zu versuchen, Menschen mit ARFID zu zwingen, »neurotypische« Essensstandards zu erfüllen.

Wie bei allen Essstörungen müssen in der Therapie klientenorientierte ZIele gesetzt werden. Bei vielen ADHS-Betroffenen wird man sich auf Wiederherstellung und Aufrechterhaltung des Ernährungszustands konzentrieren müssen, statt darauf, eine Vielfalt an Lebensmitteln zu essen.

Bei Gemüse fällt mir auf, dass viele Menschen sich scheuen, es gut schmecken zu lassen. Gemüse muss nicht fade und langweilig sein, damit es als Gemüse zählt. Man kann mit verschiedenen Kräutern und Gewürzen experimentieren, verschiedene Zubereitungsmethoden wie Braten, Rösten oder Grillen ausprobieren (all das eignet sich hervorragend, wenn man knusprige Lebensmittel mag), etwas Fett beim Kochen verwenden, sie mit einem Dip servieren, mit Käse überbacken oder mit Honig beträufeln. Nichts davon schmälert den Nährwert dieser Lebensmittel, und es hilft, ausreichend wichtige Nährstoffe aufzunehmen.

Wer sich mit Obst schwer tut, kann es mit Quetschbeuteln oder gefrorenen Früchten versuchen. Die Konsistenz und der Geschmack sind meiner Meinung nach vorhersehbarer und besser. Außerdem wird gefrorenes Obst nicht schlecht. Ich gebe gefrorene Blaubeeren in eine Schüssel und esse sie wie frische Blaubeeren. Dasselbe tue ich gern mit süßen, hellen Weintrauben, die dann wie kleine Eiskugeln schmecken.

Unterm Strich lohnt es sich, zu experimentieren, um zumindest ein paar Obst- und Gemüsesorten zu finden, die du essen magst. Informiere dich darüber, welche Mikronährstoffe sie liefern, und suche nach anderen Alternativen, um für Abwechslung zu sorgen. Jede Möglichkeit, Obst und Gemüse in den Tagesablauf einzubauen, ist besser als gar kein Obst und Gemüse zu essen.

Eine Liste sicherer Lebensmittel erstellen

Für selektive Esser kann es sehr hilfreich sein, eine Liste sicherer Lebensmittel zusammenzustellen (und sichtbar aufzubewahren). Sie sollte vier Kategorien enthalten: bevorzugte Lebensmittel für alle Tage, tolerierbare zum gelegentlichen Verzehr, Lebensmittel zum Auswärts-Essen sowie Dinge, die du einmal probieren möchtest oder früher gegessen hast. Du könntest zudem jede Kategorie weiter untergliedern, etwa nach Zeitbedarf oder danach, wie viele exekutive Funktionen die Zubereitung erfordert. Die Liste ist flexibel. Lebensmittel können jederzeit hinzugefügt oder in andere Kategorien verschoben werden.

Der Umgang mit sensorischen Empfindlichkeiten ist nicht einfach. Ich empfehle zwei Mantras: *Satt ist gut* und *Etwas essen ist besser als nichts essen.* Beide können helfen, ohne schlechtes Gewissen auch weniger nährstoffdichte Lebensmittel zu verzehren, um genug und regelmäßig zu essen.

Sanfte Ernährung im Alltag

Nachdem wir einige Irrtümer über ADHS und Ernährung ausgeräumt und Strategien für sensorische Empfindlichkeiten betrachtet haben, wenden wir uns der Frage zu, wie sich sanfte Ernährung im Alltag umsetzen lässt.

In Kapitel 4 haben wir gesehen, dass eine gesunde Beziehung zum Essen darin besteht, genug und regelmäßig zu essen. Wer es schafft, das *meistens* zu tun, auf restriktive Diäten zu verzichten und seinen Frieden mit Nahrung zu machen, kann über sanfte Ernährung nachdenken. Die Intuitive Ernährung empfiehlt, Lebensmittel zu wählen, die »gut für die Gesundheit und den Geschmackssinn sind und Wohlbefinden schenken«. In der sanften Ernährung geht es darum, Genuss, Sättigung und Gesundheit in Einklang zu bringen, denn die geistige und emotionale Gesundheit sind Bestandteile der Gesamtgesundheit.

Ich habe schon öfter erwähnt: **Satt ist gut.** Im Zweifelsfall rate ich eher dazu, »zu viel« zu essen als gar nichts. Für Menschen, die Mühe haben, ihren Energiebedarf zu decken, können Lebensmittel, die allgemein als Junk Food gelten, sogar notwendig sein. Darum ist es so wichtig, alle Lebensmittel moralisch und emotional als neutral zu betrachten. Wenn dein Körper nicht genug Energie (Kalorien) bekommt, drohen Müdigkeit und Antriebsschwäche, Schlafstörungen und Stimmungstiefs. All das kann sich auf die ADHS-Merkmale auswirken.

Bei restriktiven Diäten bleiben oft Genuss und Zufriedenheit auf der Strecke. Das schadet der geistigen und emotionalen Gesundheit. Du wirst feststellen, dass du am Ende vorwiegend nährstoffreiche Lebensmittel isst, weil du dich damit wohlfühlst. Noch einmal: Es geht nicht um Perfektion. Es geht darum, eine Auswahl zu treffen, die deiner Zeit, deinen Ressourcen, deinen Kochkünsten und deinen Exekutivfunktionen entspricht.

Ein Hinweis, bevor wir uns mit spezifischen Prinzipien und Strategien befassen. Der folgende Abschnitt enthält konkrete Zahlen (Kalorien, Gewichte von Nährstoffen usw.). Wer von einer Essstörung betroffen ist oder war, kann diesen Abschnitt vorerst überspringen.

Hier folgen einige einfache Möglichkeiten, um die sanfte Ernährung in den Alltag einzubeziehen.

Hinzufügen, nicht weglassen

Dies ist eine gute Methode, um sanfte Ernährung im Alltag umzusetzen. Als Empfehlung könnte man sagen: **Iss, was du willst, und füge hinzu, was du brauchst.** Das ist nicht nur hilfreich, um Verzichtsgefühle zu vermeiden. Es hilft auch, die Ernährung flexibler und ausgewogener zu gestalten.

Wer mehr nährstoffreiche Lebensmittel isst, bleibt länger satt und erlebt das Essen als zufriedenstellender. Empfehlenswert sind Ballaststoffe aus Obst und Gemüse, komplexe Kohlenhydrate, ungesättigte Fette und magere Proteine, zum Beispiel:

- Gedünsteter Brokkoli (Gemüse) und gegrilltes Hähnchen (Protein) zu Nudeln und Käse
- Mandelmus (Fett), Proteinpulver (Protein) und Blaubeeren (Obst) zu Haferflocken
- Möhren (Gemüse) und Ranch-Dressing (Fett) ODER ein Salat (Gemüse) mit fettarmem Dressing als Beilage zu Pizza
- Gehackte Walnüsse (Fett) und in Scheiben geschnittene Erdbeeren (Obst) zu Eiscreme

Nährstoffreiche Fertigprodukte

Ja, einige dieser Lebensmittel können teurer sein als die Originalversion. Die zusätzlichen Kosten können sich lohnen, wenn du an deine langfristige Gesundheit denkst. Kaufe, was du dir leisten kannst und was zu deinem Lebensstil passt. Dabei geht es nicht unbedingt darum, eine kalorienärmere Variante zu wählen, sondern eine, die in Bezug auf die Nährstoffe das Beste für den Preis bietet.

Hochverarbeitete Lebensmittel haben einen schlechten Ruf, weil sie oft zu wenig Ballaststoffe und Proteine enthalten, aber viel Natrium, Zucker und gesättigte Fette. Wer es sich leisten kann, sollte Produkte kaufen, die gut schmecken und die eine höhere Nährstoffdichte haben. Wenn deine absoluten Favoriten aber nicht in einer nährstoffreicheren Variante erhältlich sind, ist das auch in Ordnung.

Diese Alternativen finden meine Klienten hilfreich:

- Protein- oder Kichererbsennudeln anstelle normaler Nudeln
- Probiotische Limonade oder Kombucha mit weniger Zucker statt Limonade
- Ballaststoffreicheres, proteinreicheres Brot statt Weißbrot
- Griechischer Joghurt oder Skyr anstelle von normalem Joghurt
- Proteinchips oder Grünkohlchips statt Kartoffelchips
- Eiweißpfannkuchen anstelle von normalen Pfannkuchen
- Eiweißshake und Müsli anstelle von Milch und Müsli
- Kaffee mit fertigem Proteinshake statt Kaffee mit Kaffeesahne

Etiketten aufmerksam lesen

Lebensmitteletiketten helfen, sich zwischen verschiedenen Lebensmitteln zu entscheiden. Die 5/20-Regel erleichtert die Auswahl von Lebensmitteln mit einer höheren Nährstoffdichte. Wenn der prozentuale Anteil eines Nährstoffs am Tagesbedarf 5 oder weniger beträgt, ist der Gehalt an diesem Nährstoff gering. Liegt der Anteil bei 20 oder mehr, ist der Nährstoffgehalt hoch. Du könntest also nach etwas suchen, das viel Protein oder Ballaststoffe, aber wenig Zucker, Natrium oder gesättigte Fette enthält.

Eine entscheidungsfreundliche Umgebung schaffen

Die Ernährung kann Ernährungsentscheidungen beeinflussen. Für Menschen mit ADHS, die mit Impulsivität oder Unaufmerksamkeit zu tun haben, ist eine Umgebung umso wichtiger, in der sie unbewusst gesunde Entscheidungen treffen können. Wer impulsiv ist, sich leicht einmal etwas von der Arbeitsfläche schnappt und isst, ohne nachzudenken, könnte besonders leckere Lebensmittel außer Sicht aufbewahren, etwa in der Speisekammer. Ich meine nicht, sie zu verstecken oder jemand anders darum zu bitten, denn das würde nicht funktionieren. Aber eine Barriere kann helfen, nach dem Impuls kurz innezuhalten und zu überlegen, ob Essen wirklich das eigentliche Bedürfnis ist.

Wer andererseits aus Unaufmerksamkeit das Essen vergessen kann, ist besser beraten, nährstoffreiche

Lebensmittel offen sichtbar zu platzieren. Wer unberechenbaren Hunger hat oder noch übt, die feinen Signale wahrzunehmen, könnte Nüsse, Frucht-Quetschbeutel, Proteinpulver oder -shakes usw. an regelmäßig benutzten Orten aufbewahren, damit bei Bedarf etwas Gesundes greifbar ist und nicht Fast Food oder Süßigkeiten von der Tankstelle als schnelle Lösung herhalten müssen.

Nicht zu kompliziert!

Bevor ich Intuitives Essen entdeckte, drehte sich mein Leben darum, meine Nahrungsaufnahme und meine Bewegung zu kontrollieren. Das hinderte mich daran, im Hier und Jetzt das Leben zu genießen. Jetzt lebe ich nicht mehr nach »Essensregeln«. Stattdessen vertraue ich meinem Körper, dass er mir sagt, was, wann und wie viel ich essen soll. Und wenn mein Körper nicht zuverlässig ist, weiß ich, wie ich für mich sorgen kann.

Die Ernährung kann leicht zu kompliziert werden, weil es so viele widersprüchliche Empfehlungen gibt und weil sie eine komplexe Wissenschaft ist. Aber unser Körper ist klug, wir müssen ihm nur zuhören.

Es ist in Ordnung, wenn dein Teller wie ein »Kinderteller« aussieht, sofern du alle Lebensmittelgruppen abdecken kannst. Versuche, deine Mahlzeiten wie einen Baukasten zusammenzusetzen: mit Protein, Kohlenhydraten und Fett, dazu ein Gemüse und eine Frucht. Es macht nichts, wenn ab und zu eine Mahlzeit nicht alle Lebensmittelgruppen enthält. Die Mahlzeiten sollten *meistens* alle Gruppen umfassen, aber es geht nicht um Perfektion. Wenn mal kein Gemüse zur Hand ist oder du kaum Appetit hast, dürfen es auch Nudeln mit Butter sein. Das ist nicht schlimm.

Statt dich in den neuesten Ess-Trends zu verzetteln, konzentriere dich auf das Wesentliche:

- Genug essen
- Regelmäßig essen (etwa alle drei bis vier Stunden)
- Andere Regulierungsstrategien finden (für Emotionen und Stimulation)
- Vorwiegend Wasser trinken
- Lebensmittel aus allen Gruppen essen (Proteine, Kohlenhydrate, Fette, Gemüse und Obst)
- Lebensmittel einplanen, die du gern magst

Wer sich ausgewogen ernährt, hat mehr Energie, eine ausgeglichenere Stimmung und kann sich besser konzentrieren.

Einzelne Lebensmittel einschränken

Gesättigte Fette, Natrium und zugesetzter Zucker sind drei Nährstoffe, die man einschränken sollte. Ich meine nicht, sie zu verteufeln oder ganz auf sie zu verzichten. Das wäre unrealistisch, vor allem für Menschen mit ADHS. Mit »einschränken« meine ich, sich weitgehend an die Empfehlungen in den Ernährungsrichtlinien für dein Land zu halten.

Viele Menschen in der westlichen Welt essen zu viel gesättigte, Fette, Zucker und Natrium. Vielleicht stellst du fest, dass du dich körperlich oder geistig nicht so gut fühlst, wenn du große Mengen davon verzehrt hast. Ich vertrete den Ansatz, dass alle Lebensmittel erlaubt sind, aber wir sollten uns bewusst sein, dass alles, was wir essen, bis zu einem gewissen Grad unsere Gesundheit beeinflusst. Darum sollten alle Menschen ein wenig aufmerksamer mit Zucker, Salz und gesättigten Fetten umgehen.

Lieber ungesättigte Fette

Gesättigte Fette sind hauptsächlich in tierischen Fetten enthalten, sowie in Kokosöl und Palmöl. Sie gelten als entzündungsfördernd. Gesättigte Fette sollten maximal 5–6 % der Gesamtkalorien ausmachen, d.h. etwa 12 Gramm gesättigte Fette pro Tag bei einer Ernährung mit 2000 Kalorien. Gesättigte Fette sind hauptsächlich in fetteren Fleischsorten, gebackenen und frittierten Lebensmitteln, vollfetten Milchprodukten und Butter enthalten. Versuche, gesättigte Fette gegen ungesättigte auszutauschen, z.B. aus fettem Fisch, Olivenöl, Avocados, Nüssen und Samen. Wer viel Milchprodukte isst, sollte zu fettarmen oder fettfreien Varianten greifen.

Mäßiger Salzkonsum

Natrium oder Salz würzt und verbessert die Haltbarkeit. Mehr als 70 Prozent des Natriums in unserer Ernährung stammt aus Tiefkühlkost, abgepackten Lebensmitteln oder außer Haus zubereiteten Speisen. Der Verzehr von zu viel Natrium kann das Risiko für Bluthochdruck, Herzkrankheiten und Schlaganfälle erhöhen.

Menschen in der westlichen Welt verzehren im Durchschnitt 3500 Milligramm Natrium pro Tag. Ernährungsexperten empfehlen jedoch, nicht mehr als 1500 Milligramm pro Tag (1 Teelöffel) zu sich zu nehmen. Wer seine Natriumzufuhr reduzieren möchte, sollte natriumfreie oder Natriumarme Lebensmittel bevorzugen. Und wer selbst kocht, sollte bedenken, dass Salz und Pfeffer nicht die einzigen Gewürze sind. Auch Knoblauch, Kräutermischungen, Chilipulver oder Ingwer eignen sich gut zum Würzen.

Zugesetzten Zucker begrenzen

Hier geht es nicht nur um weißen Haushaltszucker, sondern auch um Honig, Fruktosesirup, Agavendicksaft, Melasse, Rohrzucker, Maissirup, Rohzucker, Fruchtkonzentrate und Rübensirup. Zucker wird bei der Verarbeitung oder Zubereitung von Lebensmitteln zugesetzt, um sie schmackhafter zu machen. Gezuckerte Getränke, Süßigkeiten, Desserts und süße Snacks enthalten besonders viel davon. Eine Dose Limonade enthält zum Beispiel 10 Teelöffel oder 39 Gramm Zucker!!

Natürlich vorkommender Zucker in Milch, Gemüse oder Obst ist nicht dasselbe. Während jeder Zucker im Körper in Glukose aufgespalten wird, enthält natürlicher Zucker auch andere Nährstoffe wie Ballaststoffe, Eiweiß und Mikronährstoffe. Die Ballaststoffe und das Eiweiß tragen dazu bei, dass der Körper den Zucker in diesen Lebensmitteln langsamer aufnimmt, sodass der Blutzuckerspiegel nicht so stark schwankt wie bei zugesetztem Zucker.

Empfohlen wird, den Zuckerkonsum auf weniger als 10 % der Gesamtkalorien zu beschränken. Bei einer Ernährung mit 2000 Kalorien sind das etwa 200 Kalorien oder 12 Teelöffel. Darum betrachte ich Produkte mit viel zugesetztem Zucker eher als Genussmittel und nicht als primäre Quelle für Energie und Nährstoffe.

Künstliche Süßstoffe wie Aspartam, Saccharin oder Sucralose enthalten keine Kalorien. Sie gelten als unbedenklich, wenn man die empfohlene Tageshöchstmenge nicht überschreitet. Eine weitere Alternative sind Zuckeralkohole wie Xylit oder Erythrit. Sie sind nicht so süß wie künstliche Süßstoffe und tragen auch zur Konsistenz bei. Darum sind sie oft in Diätprodukten wie Proteinshakes, Riegeln oder Kaugummi enthalten. Natürliche Süßungsmittel aus Pflanzen wie Stevia oder Mönchsfrucht enthalten kaum Kalorien, sind nur wenig verarbeitet und treiben den Blutzuckerspiegel nicht in die Höhe. Geschmacklich ähneln sie Haushaltszucker am ehesten.

Verpackungsaufschrift und Zuckergehalt

Für die Verwendung bestimmter Begriffe auf Lebensmittelverpackungen gibt es strenge Regeln. Aber Ausdrücke wie »weniger Zucker«, »leicht gesüßt« oder »enthält 30 % weniger Zucker« unterliegen solchen Regeln nicht. Sie werden oft aus Marketinggründen benutzt, um Produkten einen gesünderen Anschein zu geben.

Einige gängige Begriffe und was sie bedeuten:

- Zuckerfrei: 1 Portion enthält weniger als 0,5 Gramm Zucker (natürlicher und zugesetzter)
- Zuckerreduziert (wenig Zucker, weniger Zucker): Enthält mindestens 25 % weniger Zucker als das Standardprodukt
- Ohne Zuckerzusatz: Bei der Verarbeitung und Verpackung wurde kein Zucker und keine zuckerhaltige Zutat hinzugefügt

Der gesunde Teller

Nachdem wir gesehen haben, welche Lebensmittel nur in Maßen genossen werden sollten, betrachten wir jetzt, was empfehlenswert ist und wie eine nährstoffreiche Mahlzeit zusammengesetzt sein könnte. In diesem Abschnitt gehe ich auch auf einige Nährstoffe ein und erkläre, warum sie bei ADHS besonders wichtig sind.

Die aktuellen Ernährungsrichtlinien werden oft in Form eines Tellers veranschaulicht. Sie wurden auf der Grundlage aktueller wissenschaftlicher Untersuchungen erstellt, um »die Gesundheit zu fördern, das Risiko chronischer Krankheiten zu verringern und den Nährstoffbedarf zu decken«, und werden in regelmäßigen Abständen aktualisiert. **Schätzungen zufolge halten nur 10 Prozent der Erwachsenen in der westlichen Welt diese Richtlinien ein.**

Der ideale Teller enthält nährstoffreiche Lebensmittel aus den folgenden Kategorien: Gemüse, Obst, Getreide, Milchprodukte, proteinhaltige Lebensmittel und Fette. Eine gesunde Ernährung umfasst Lebensmittel aus all diesen Gruppen. Das bedeutet, dass alle Makronährstoffe – Kohlenhydrate, Fett und Eiweiß – berücksichtigt werden, da jeder dieser Nährstoffe unterschiedliche Funktionen im Körper erfüllt (mehr dazu im nächsten Abschnitt). Ich empfehle, bei Hauptmahlzeiten alle drei Makronährstoffe und bei Zwischenmahlzeiten mindestens zwei anzustreben.

So sollte ein gesunder Teller zusammengesetzt sein:

- ½ Teller = Obst und/oder Gemüse
- ¼ Teller = verschiedene Proteinquellen
- ¼ Teller = Getreide, davon mindestens die Hälfte Vollkorn
- Fettarme Milchprodukte oder mit Kalzium und Vitamin D angereicherte pflanzliche Alternativen
- Zucker, gesättigte Fetten, Natrium und Alkohol nur in geringen Mengen

Die Intuitive Ernährung unterscheidet sich insofern von diesem idealen Teller, als sie auch Sättigung und/oder Zufriedenheit einbezieht. Zufriedenheit kann für mich Verschiedenes bedeuten. Geschmack, Konsistenz, Duft und auch die Umgebung spielen dafür eine Rolle. Zufriedenheit schenkt mir zum Beispiel eine tolle Gewürzmischung auf meinem Avocado-Toast, meine Konzentration auf die knusprige Textur und den Geschmack von gebackenen Knoblauchkartoffeln bis hin zum Genießen meines Mittagessens auf dem Balkon in Gesellschaft meiner Hunde. Solche Aspekte versuche ich so oft wie möglich in meine Mahlzeiten einzubeziehen. Und wenn das nicht klappt, dann bemühe ich mich um eine wirklich gute Nährstoffzusammensetzung.

Ich kann alle Menschen verstehen, die sich von dem Prinzip des idealen Tellers überfordert fühlen. Versuche es mit kleinen Veränderungen und arbeite dich langsam voran. Es geht nicht über Nacht. Sei geduldig, bleibe neugierig und probiere aus, was sich für dich bewährt. Im nächsten Kapitel geht es um Strategien, der Überforderung in der Küche zu begegnen, damit es leichter wird, deinen Teller möglichst oft gesund zu füllen.

Nachdem wir einige Möglichkeiten gesehen haben, sanfte Ernährung in den Alltag zu integrieren, schauen wir uns einige besondere Ernährungsaspekte bei ADHS näher an.

Makronährstoffe verstehen

Wenn meine Klienten bereit sind, sich mit sanfter Ernährung auseinanderzusetzen, konzentrieren wir uns zunächst auf zwei Nährstoffe: Proteine und Ballaststoffe. Der ideale Teller wirkt weniger überfordernd, wenn man ihn häppchenweise betrachtet. Aber bevor du anfangen kannst, mehr Protein und Ballaststoffe in deine Ernährung aufzunehmen, musst du verstehen, was sie sind und was sie in deinem Körper bewirken. Sprechen wir also über Makronährstoffe – Kohlenhydrate, Protein und Fett.

Kohlenhydrate

Kohlenhydrate werden oft verteufelt, und das, obwohl sie die wichtigste und bevorzugte Energiequelle des Körpers sind. Der Körper wandelt Kohlenhydrate in Glukose (Zucker) um. Glukose ist der Treibstoff, der den Motor – den Stoffwechsel – am Laufen hält. Magen, Darm, Leber, Nieren, Gallenblase und Muskeln sind an der Regulierung des Blutzuckerspiegels beteiligt. Gehirn, rote Blutkörperchen und Nervenzellen sind in erster Linie auf Glukose angewiesen, um richtig zu funktionieren.

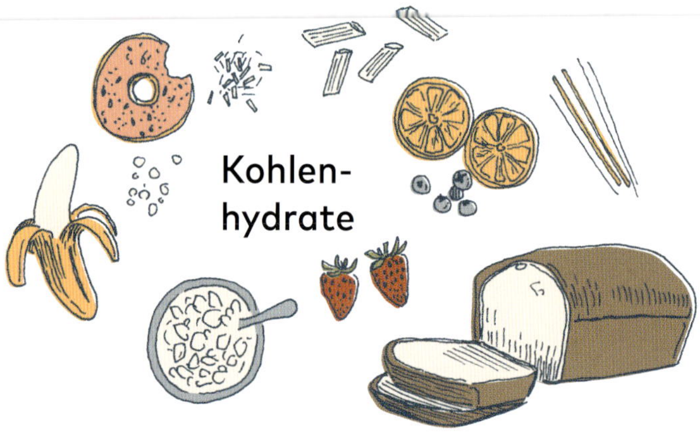

Es heißt zwar oft, Protein sei der Hauptnährstoff für ADHS-Gehirne, aber die Hauptenergiequelle für das Gehirn ist dennoch Glukose. Sie ist so wichtig, dass ein Absinken des Glukosespiegels unter ~40 mg/dl zu dauerhaften Hirnschäden und sogar zum Tod führen kann. Beim Fasten, Hungern oder bei einer kohlenhydratarmen Diät baut der Körper Fett zu Ketonkörpern ab, um das Gehirn mit Energie zu versorgen. Dieses Reservesystem hat der Körper entwickelt, um uns in Hungerperioden zu schützen. Es ist aber nicht als langfristige Brennstoffquelle für unseren Körper gedacht.

Nimmt man mehr Kohlenhydrate zu sich, als die Zellen verbrauchen, speichert der Körper die Glukose in den Muskeln, um sie später bei Hunger oder Anstrengung zu nutzen. Kann man zu viele Kohlenhydrate essen? Ja. Zu viel, egal wovon, bewirkt meist, dass man sich nicht gut fühlt. Kohlenhydrate gelten als Dickmacher, aber das stimmt so nicht. Zur Gewichtszunahme kommt es, wenn man mehr Kalorien zu sich nimmt, als der Körper verbraucht. Eine Banane, ein Vollkorn-Sandwich oder Nudeln werden aber nicht automatisch in Körperfett umgewandelt.

Also keine Angst vor Kohlenhydraten. Manche haben eine höhere Nährstoffdichte als andere, aber alle – auch Kekse oder Eiscreme – haben ihren Platz in einer gesunden Ernährung. Sehen wir uns die verschiedenen Kohlenhydrate genauer an.

Einfache und komplexe Kohlenhydrate

Statt von guten und schlechten Kohlenhydraten wollten wir lieber von einfachen und komplexen reden. Als »gute« Kohlenhydrate gelten normalerweise solche, die Ballaststoffe enthalten, etwa Obst, brauner Reis, Bohnen, Mais, Erbsen, Kartoffeln, Haferflocken, Quinoa und Vollkorn-Getreideprodukte. Komplexe Kohlenhydrate werden langsam verdaut, liefern gleichbleibend Energie und bewirken einen langsamen Anstieg des Blutzuckerspiegels. »Schlechte« Kohlenhydrate sind oft einfache Kohlenhydrate, die viel Zucker und wenig Ballaststoffe enthalten, wie Fruchtsaft, Weißbrot, weißer Reis, weiße Nudeln, Süßigkeiten,

Chips usw. Sie liefern schnell schnelle Energie und lassen den Blutzuckerspiegel schneller und stärker ansteigen. Um das zu verlangsamen, kann man sie mit Fett und/oder Protein kombinieren.

Die Hälfte der Kohlenhydrate sollten komplex sein, weil sie mehr Ballaststoffe und Mikronährstoffe enthalten. Wer also verrückt nach Kohlenhydraten ist, sollte darauf achten, um welche es sich handelt. Isst du überwiegend einfache Kohlenhydrate? Wenn ja, überlege, wie du sie durch ballaststoffreichere Kohlenhydrate austauschen kannst, und achte darauf, wie du dich damit fühlst. Viele meiner Klienten haben weniger Appetit auf Süßes, wenn sie mehr komplexe Kohlenhydrate essen, um ihren Ballaststoffbedarf zu decken. Der Körper bekommt genug Energie aus komplexen Kohlenhydraten. Wenn du versuchst, auf Kohlenhydrate zu verzichten, aber Heißhunger auf sie bekommst, könntest du auch auf komplexe Kohlenhydrate umschwenken – zu den Mahlzeiten und auch als Snacks.

Aber auch einfache Kohlenhydrate ohne Ballaststoffe und Mikronährstoffe können Teil einer gesunden Ernährung sein. Wenn der Blutzuckerspiegel niedrig ist, können sie sogar die bessere Wahl sein, weil sie schnell verdaut werden und schnell Energie liefern. Darum ist es so wichtig, sich an das anzupassen, was der Körper gerade braucht.

Einfache Kohlenhydrate haben übrigens auch oft einen Trost-, Verwöhn- oder Geselligkeitsfaktor, etwa wenn man sich mit einer Freundin einen Kaffe und ein Stück Kuchen gönnt. Manchmal sind einfache Kohlenhydrate die einzig verfügbare Dopaminquelle, und auch das ist legitim. Dann ist aber ratsam, sie mit Fett oder Proteinen zu essen, damit sie länger satt halten.

Empfohlene Ballaststoffmengen:

- Frauen, 19–50: 25 g/Tag
- Frauen 51+: 21 g/Tag
- Männer 19–50: 38 g/Tag
- Männer 51+: 30 g/Tag

Ballaststoffe

Ich empfehle meinen Klienten immer, reichlich Ballaststoffe zu essen, sofern dem keine Darmerkrankung im Wege steht. Ballaststoffe sind wichtig für eine geregelte Verdauung und für die Blutzuckerregulierung. Sie dienen den nützlichen Darmbakterien als Nahrung, senken den Cholesterinspiegel, verringern das Darmkrebsrisiko und haben weitere Vorteile.

Man unterscheidet zwischen löslichen und unlöslichen Ballaststoffen. Unlösliche Ballaststoffe erleichtern den Nahrungstransport im Darm und erhöhen das Stuhlvolumen. Lösliche Ballaststoffe bilden eine Art Gel. Beide Arten nimmt man zu sich, wenn man regelmäßig verschiedenes Obst und Gemüse isst.

Wer wenig Ballaststoffe isst, sollte die Menge langsam erhöhen, um Blähungen, Völlegefühl oder Bauchschmerzen zu vermeiden.

Ballaststoffreiche Lebensmittel:

- Gemahlene Leinsamen
- Chia-Samen
- Himbeeren, Heidelbeeren, Brombeeren, Erdbeeren
- Äpfel
- Avocados
- Artischocken
- Rosenkohl
- Süßkartoffeln und Kartoffeln
- Haferflocken
- Linsen
- Quinoa
- Bohnen: schwarz, rot, weiß
- Kichererbsen
- Kohlenhydrat-arme Wraps
- Gerste
- Vollkornbrot
- Nudeln aus Linsen oder Kichererbsen

Protein

Viele Menschen mit ADHS essen zu wenig Protein. Das liegt daran, dass die Kohlenhydrate bevorzugen, denn sie sind leichter verfügbar, preisgünstig, bieten eine schnelle Dopaminquelle und werden auch bei sensorischer Empfindlichkeit meist toleriert. Außerdem sind Kohlenhydrate lecker.

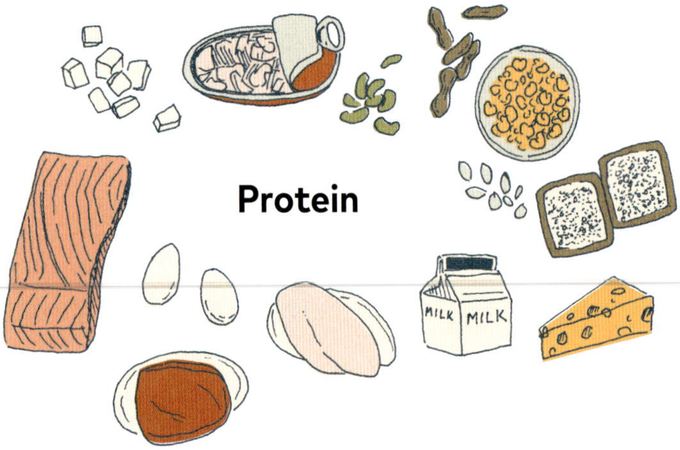

Protein ist jedoch wichtig für ADHS-Betroffene. Es dient als Baustein für viele Dinge in unserem Körper. Protein wird im Körper nicht in demselben Maße gespeichert wie Fett und Kohlenhydrate, darum muss man es über den Tag verteilt regelmäßig zu sich zu nehmen. Zudem regt Protein die Produktion von Leptin an, einem Hormon, das Sättigung anzeigt.

Protein besteht aus Aminosäuren, den Bausteinen von Botenstoffen wie Dopamin. Theoretisch kann der Verzehr von mehr Protein dazu beitragen, die Produktion von Neurotransmittern wie Dopamin zu erhöhen. Bislang gibt es jedoch keine Studien, die sich speziell mit der Frage beschäftigen, ob eine proteinreiche oder -arme Ernährung bei ADHS hilfreich ist. Dennoch haben sowohl meine Klienten als auch ich selbst festgestellt, dass eine erhöhte Proteinzufuhr hilfreich sein kann.

Der Proteinbedarf hängt vom Alter, dem Aktivitätsniveau und anderen Faktoren ab (z.B. Stillen). Für die meisten Menschen liegt die Empfehlung bei 0,8–1,2 Gramm Eiweiß pro Kilogramm Körpergewicht. Wenn du nicht genug Eiweiß zu dir nimmst, solltest du den Mindestwert von 0,8 Gramm pro Kilogramm Körpergewicht anstreben. Im Allgemeinen bedeutet dies:

- 20 Gramm Protein mit den Mahlzeiten
- 10–15 Gramm Protein mit Snacks

Für die meisten Menschen reichen diese Mengen aus, um eine eiweißreiche Ernährung zu erreichen. Beispiele für Lebensmittel mit mindestens 20 Gramm Eiweiß sind eine durchschnittlich große Hühnerbrust, eine Portion griechischer Joghurt, eine Portion fettarmer Hüttenkäse, ein Eiweißshake, eine magere Rindfleischpastete, Geflügelwurst, Tofu, Linsen oder eine Dose Thunfisch.

Fett

Fett hat mit 9 Kalorien pro Gramm die höchste Nährstoffdichte. Unser Körper braucht davon nur wenig. Es wird von allen drei Makronährstoffen am langsamsten verdaut, darum hält es lange satt. Außerdem verbessert es Geschmack und Konsistenz von Speisen.

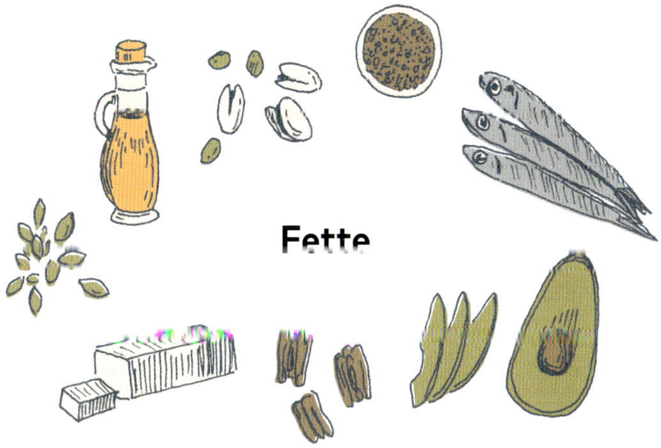

Fett spielt eine wichtige Rolle für das Nervensystem und für die Produktion und Regulierung von Hormonen wie Östrogen. Es wird für die Aufnahme fettlöslicher Vitamine (Vitamin A, D, E, K) benötigt und trägt dazu bei, die Aufnahme von sekundären Pflanzenstoffen zu verbessern, d.h. von gesundheitsfördernden Phytonährstoffe, die in Obst und Gemüse enthalten sind. Unser Körperfett hat die Funktion, die Organe zu isolieren und zu schützen.

Man unterscheidet gesättigte und ungesättigte Fette. Der dritte Typ, die Transfette, kommt in Fertigprodukten und Frittiertem vor. Bei Fetten ist sogar für mich vertretbar, die Kategorien »gesund« und »ungesund« zu wählen, obwohl mir solche Begriffe normalerweise nicht gefallen.

Gesättigte Fette

Gesättigte Fette gelten als ungesund. Sie sind meist in tierischen Produkten wie fettem Fleisch oder Butter enthalten, aber auch in Kokosöl und Palmöl. Gesättigte Fette können das LDL-Cholesterin (schlechtes Cholesterin) erhöhen, das sich in den Arterien ablagern kann und das Risiko für Herzkrankheiten und Schlaganfälle erhöht. Sie sollten so oft wie möglich gegen ungesättigte Fette, insbesondere mehrfach ungesättigte Fette, ausgetauscht werden.

Gesättigte Fette sind bei Zimmertemperatur oft fest. Häufige Quellen sind:

- Butter
- Tiefkühlgerichte
- Pizza
- Vollfett-Milchprodukte einschließlich Käse
- Hühnchen oder Truthahn mit Haut
- Rindfleisch
- Schweinefleisch
- Kokosnuss
- Palm- und Palmkernöl
- Eiscreme
- Sahne
- Gebackene und frittierte Lebensmittel

Ungesättigte Fette

Ungesättigte Fette gelten als gesund, da sie bei ausreichender Zufuhr den Cholesterinspiegel senken, Entzündungen hemmen und den Herzrhythmus stabilisieren können. Diese Fette sind hauptsächlich in Pflanzen, wie Pflanzenölen, Nüssen und Samen, sowie in Fisch enthalten. Bei Zimmertemperatur sind sie flüssig. Die meisten Menschen nehmen nicht genug von diesen Fetten zu sich, daher kann es hilfreich sein, gesättigte Fette so oft wie möglich durch ungesättigte Fette zu ersetzen. Es gibt zwei Formen dieser Fette: einfach ungesättigte und mehrfach ungesättigte Fette. Mehrfach ungesättigte Fette enthalten Omega-3- und Omega-6-Fettsäuren. Beide müssen wir über die Nahrung aufnehmen, weil der Körper sie nicht selbst herstellen kann.

Ungesättigte Fette	Wirkung	Quellen
Einfach ungesättigt	Spielen eine Rolle bei der Entwicklung und Erhaltung der Zellen	Nüsse wie Cashews, Mandeln, Erdnüsse, Pekanüsse, Samen wie Sonnenblumen- und Kürbiskerne, Avocado, Rapsöl, Olivenöl, Distelöl, Sonnenblumenöl, Erdnussöl, Sesamöl
Mehrfach ungesättigt	Enthalten Omega-3- und Omega-6-Fettsäuren, wichtig für Gehirngesundheit und Zellwachstum	Walnüsse, Leinsamen oder Leinsamenöl, Chiasamen, Maisöl, Sojaöl, Distelöl und Fisch wie Lachs, Thunfisch, Makrele, Forelle oder Hering

Genug essen – was bedeutet das in Kalorien?

Alle drei Makronährstoffe liefern Energie oder Kalorien. »Genug« zu essen, bedeutet genügend Kalorien oder Energie zu sich zu nehmen. Aber wie viel ist genug?

Die Energie- oder Kalorienmenge, die der Körper benötigt, hängt von Alter, Geschlecht und Aktivitätsniveau ab. Diäten können den angenommenen Kalorienbedarf extrem verzerren, weil sie meist nicht ausreichend Kalorien für einen Erwachsenen liefern. (Bei reduzierter Kalorienzufuhr ist es auch sehr schwierig, den Bedarf an Mikronährstoffen zu decken). Die meisten Kalorienzähl-Apps setzen zum Beispiel die Kalorienzufuhr zum Abnehmen für eine Frau auf 1200 Kalorien fest, was der empfohlenen Mindestmenge an Kalorien für Kinder im Alter von 5–8 Jahren entspricht.

Geschätzter Energiebedarf von Erwachsenen

Geschlecht und Alter	Kalorienbedarf
Frauen 19–30	1800–2400 Kalorien pro Tag
Frauen 31+	1600–2200 Kalorien pro Tag
Männer 19–30	2400–3000 Kalorien pro Tag
Männer 31–59	2200–3000 Kalorien pro Tag
Männer 60+	2200–2600 Kalorien pro Tag

Trans- und nicht-binären Menschen wird empfohlen, sich an die Empfehlung für das bei der Geburt zugewiesene biologische Geschlecht zu halten.

Schwangere und stillende Frauen haben einen höheren Energiebedarf.

Wer seinen Energiebedarf nicht einschätzen kann, sollte sich an einen qualifizierten Ernährungsberater wenden, um die tägliche Kalorienzufuhr zum Halten des Gewichts zu ermitteln.

Ich hoffe, dieser Abschnitt hat dir nützliche Informationen über Nährstoffe geliefert und kann dabei helfen, sie in die Ernährung einzubauen. Im letzten Abschnitt dieses Kapitels möchte ich mich mit einem Thema beschäftigen, das viele ADHS-Betroffene kennen dürften: Nahrungsergänzungsmittel.

Nahrungsergänzungsmittel bei ADHS

Die meisten Menschen gehen davon aus, dass ich als Ernährungsberaterin, die mit ADHS-Patienten arbeitet, die Einnahme von Nahrungsergänzungsmitteln empfehle. Ich denke, dass Nahrungsergänzungsmittel gut geeignet sind, um Nährstoffmängel auszugleichen und Nährstofflücken zu schließen. Aber viel besser ist es, diese Nährstoffe über die Nahrung aufzunehmen. Außerdem sind Nahrungsergänzungsmittel zur Behandlung von ADHS bei weitem nicht so wirksam wie stimulierende Medikamente. **Eine schlechte Ernährung lässt sich mit Nahrungsergänzungsmitteln nicht reparieren.**

Es gibt verschiedene frei verkäufliche Nahrungsergänzungsmittel für ADHS auf dem Markt. Die meisten sind nicht gut erforscht, manche gar nicht. In diesem Abschnitt gehen wir auf einige gängige Nahrungsergänzungsmittel ein, die bei ADHS empfohlen werden, auf die zugrunde liegende Forschung und auf Möglichkeiten, Lebensmittel, die reich an diesen Mikronährstoffen sind, als Alternative einzubauen.

Nahrungsergänzungsmittel: Pro und Contra

Es gibt über 100 000 Nahrungsergänzungsmittel. Ich empfehle sie meinen Kunden nur dann, wenn sie einen wichtigen Nährstoff nicht in ausreichender Menge zu sich nehmen oder wenn es aussagekräftige, von Experten begutachtete Forschungsergebnisse gibt, die den Einsatz von Nahrungsergänzungsmitteln bei einer bestimmten Erkrankung unterstützen. Wie bereits erwähnt, gibt es nicht genügend Forschungsergebnisse, die den Einsatz von Mikronährstoffen oder Probiotika bei der Behandlung von ADHS unterstützen. Daher setze ich bei der Ernährung an, und suche nach Möglichkeiten, mehr Vollwertkost zu sich zu nehmen.

Es gibt aber einige sinnvolle Einsatzgebiete:

- Überbrückung von Nährstofflücken
- Behebung von Mangelerscheinungen
- Bequemlichkeit
- Erhöhte sportliche Leistung
- Eventuell zur Unterstützung der Krankheitsprävention

Nahrungsergänzungsmittel gelten als »natürlich«, doch auch sie bergen Risiken. Sie sind keine Arzneimittel und unterliegen nicht deren strengen Vorschriften. Die Hersteller können vollmundige Versprechungen machen, um von den Unsicherheiten oder Ängsten der Verbraucher zu profitieren. Es gibt viele Produkte, die bei ADHS weder ausreichend erforscht noch notwendig sind.

Nachteile von Nahrungsergänzungspräparaten:

- Fehlende Richtlinien zur Normierung
- Unerwünschte Nebenwirkungen: Leberschäden, erhöhtes Blutungsrisiko und Nervenschäden
- Negative Wechselwirkungen mit Medikamenten und anderen Nahrungsergänzungsmitteln
- Risiko der Toxizität und Überdosierung
- Qualitätsbedenken: Können Verunreinigungen und Schadstoffe enthalten, und die Deklarierung auf den Etiketten kann ungenau sein
- Können teuer sein

Vor der Verwendung solltest du immer Rücksprache mit dem Arzt halten, vor allem bei Einnahme von Medikamenten.

Multivitamine

Multivitaminpräparate werden nicht zur Behandlung von ADHS empfohlen. Die Einnahme kann aber sinnvoll sein, wenn du nicht viel Obst und Gemüse isst, dich nicht abwechslungsreich ernährst oder Schwierigkeiten hast, genug zu essen.

Häufig empfohlene Nahrungsergänzungsmittel bei ADHS und der Standpunkt der Forschung

Johanniskraut

Johanniskraut kann die Verfügbarkeit von Neurotransmittern wie Dopamin erhöhen, ähnlich wie einige Antidepressiva. Es hat *viele Wechselwirkungen* mit anderen Nahrungsergänzungsmitteln und Medikamenten und hat sich bei ADHS als nicht wirksamer als ein Placebo erwiesen.

L-Tyrosin

Die in Proteinquellen enthaltene Aminosäure ist eine Vorstufe von Epinephrin, Noradrenalin und Dopamin, das Menschen mit ADHS benötigen. Studien haben gezeigt, dass L-Tyrosin bei neurologischen Erkrankungen wie der Parkinson-Krankheit hilfreich sein kann. Zurzeit gibt es noch keine Studien über ADHS.

L-Tyrosin ist in proteinreichen Lebensmitteln enthalten, die einem Präparat vorzuziehen sind. Das Geld, das du jeden Monat für ein Nahrungsergänzungsmittel ausgeben würdest, könntest du für den Kauf von hochwertigeren Proteinen wie Rindfleisch aus Weidehaltung oder Fisch aus Wildfang verwenden.

Nootropika

Nootropika sind Präparate oder Ergänzungsmittel, die die kognitive Leistung verbessern. Dazu gehören sowohl stimulierende Medikamente als auch Nahrungsergänzungsmittel. Die wirksamsten Nootropika sind stimulierende Medikamente wie Adderall und Ritalin, aber auch nicht-stimulierende Medikamente wie Modafinil. Diese übertreffen alle anderen Arten von Nootropika, wenn es um die Exekutivfunktion geht. Darüber hinaus wurde ihre Sicherheit und Wirksamkeit durch umfangreiche Forschungsarbeiten belegt, und sie unterliegen strengen Vorschriften.

Nootropische Nahrungsergänzungsmittel sind eine ganz andere Sache. Dabei kann es sich um ein einzelnes Präparat oder eine Mischung aus Mikronährstoffen, pflanzlichen Stoffen und anderen Nährstoffen handeln, die im Hinblick auf ADHS oder kognitive Leistungen untersucht wurden. Diese Nahrungsergänzungsmittel bergen das Risiko möglicher Wechselwirkungen mit anderen Medikamenten, da sie Inhaltsstoffe enthalten können, die nicht auf dem Etikett aufgeführt sind.

Manche Unternehmen, die solche Ergänzungspräparate verkaufen, nutzen die Vorbehalte mancher Kunden gegenüber Arzneimitteln und halten schädliche Stereotypen über Stimulanzien aufrecht (z.B. die Gleichsetzung mit harten Drogen). Einige Anbieter berufen sich auf Studien, in denen nur ein einziger Inhaltsstoff untersucht wurde, um die Wirksamkeit anzupreisen. Es gibt jedoch keine Garantie dafür, dass dieser Wirkstoff in Kombination mit anderen Inhaltsstoffen die gleiche Wirkung hat. Für keines der nootropischen Nahrungsergänzungsmittel gibt es umfassende klinische Studien mit großen Probandenzahlen. Die langfristige Sicherheit und Wirksamkeit ist also nicht gewährleistet.

Magnesium

Studien zeigen, dass ADHS- Betroffene häufiger einen niedrigeren Magnesiumspiegel im Blut haben. Magnesium ist ein Mineral, das es in vielen Formen gibt, und jede hat einen anderen Zweck. L-Threonat ist die Form von Magnesium, die in Bezug auf ADHS untersucht wird. Die ersten Ergebnisse sind vielversprechend, es liegen aber noch nicht genug Studien vor, um eine therapeutische Dosis für ADHS festzulegen.

Es ist möglich, zu viel Magnesium in Form von Nahrungsergänzungsmitteln zu sich zu nehmen. Das Risiko besteht bei Magnesium aus der Nahrung nicht. Darum empfehle ich, es über die Nahrung aufzunehmen. Nüsse und Samen sind besonders reich an Magnesium, aber auch dunkles Blattgemüse, Hülsenfrüchte und Vollkornprodukte sind gute Quellen.

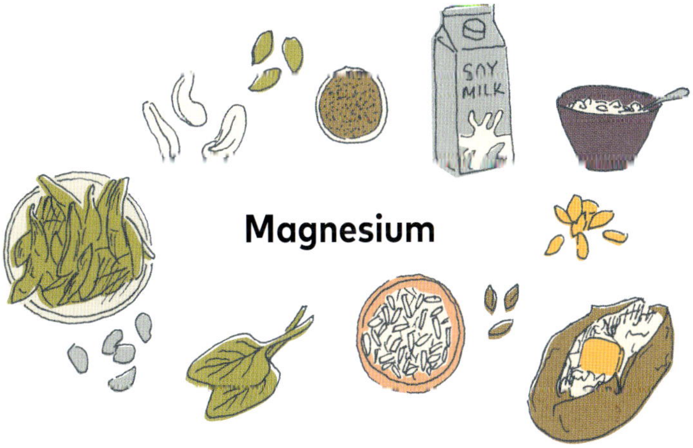

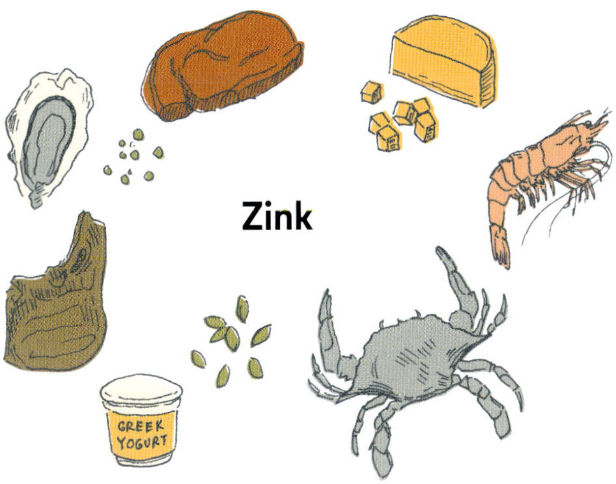

Zink

Auch Zink ist ein Mineralstoff, mit dem ADHS-Betroffene häufiger unterversorgt sind. Es wurde als Nahrungsergänzungsmittel zur Behandlung von ADHS untersucht. In einer systematischen Studie und einer Dosis-Wirkungs-Meta-Analyse wurde die Beweissicherheit für eine Zinksupplementierung für alle Ergebnisse als mäßig bis sehr gering eingestuft.

Zinkmangel kann zu Appetitlosigkeit führen und den Geschmacks- und Geruchssinn beeinträchtigen. Wenn du wenig zinkhaltige Lebensmittel isst und sensorische Empfindlichkeiten hast, könnte es sich also lohnen, mehr davon aufzunehmen. Austern sind die beste Quelle. Aber auch Rind- und Schweinefleisch sowie Geflügel liefern Zink. Es ist auch in Bohnen, Nüssen und Vollkorngetreide enthalten, aber Zink aus pflanzlichen Quellen wird vom Körper nicht so gut aufgenommen.

Eisen

Eine niedrige Eisenkonzentration im Gehirn könnte in einem Zusammenhang mit ADHS stehen. Eisen wird häufig zusammen mit Zink untersucht und kann für eine Untergruppe von Jugendlichen mit ADHS hilfreich sein. Man unterscheidet zwischen Häm-Eisen aus tierischen Quellen und Nicht-Häm-Eisen aus pflanzlichen Quellen. Der Mensch kann Nicht-Häm-Eisen nicht so gut aufnehmen, daher wird empfohlen, pflanzliche Eisenquellen mit den nachfolgend aufgeführten Vitamin-C-reichen Lebensmitteln zu kombinieren, um die Aufnahme zu verbessern.

Mageres Fleisch und Meeresfrüchte sind die besten Quellen für Häm-Eisen. Eisern ist auch in Bohnen, dunklem Blattgemüse und angereicherten Getreidesorten enthalten.

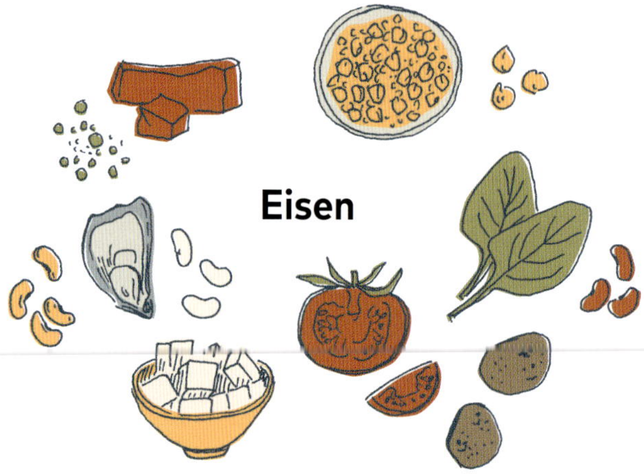

Vitamin C

Vitamin C scheint an der Dopaminproduktion beteiligt zu sein, aber seine Rolle ist noch nicht vollständig erforscht. Hohe Dosen von Vitamin C (über 1000 mg) können Wechselwirkungen mit ADHS-Medikamenten auf Amphetaminbasis aufweisen. Hochdosierte Vitamin-C-Präparate müssen mit einem zeitlichen Abstand von mindestens einer Stunde zu ADHS-Medikamenten eingenommen werden, weil sich beide sonst in ihrer Wirkung gegenseitig behindern können.

Obst und Gemüse sind die besten Vitamin-C-Quellen. Beim Kochen und bei längerer Lagerung kann ein Teil des Vitamins verloren gehen. Beim Dämpfen oder Garen in der Mikrowelle sind die Verluste geringer, und viele Obst- und Gemüsesorten können roh gegessen werden.

B-Vitamine

Es gibt acht verschiedene B-Vitamine. Studien zufolge liegt der Spiegel bei ADHS-Betroffenen oft niedriger als bei Menschen ohne ADHS. Dazu gehören Riboflavin (B2), Vitamin B6, Folsäure (B9) und Vitamin B12.

B-Vitamine sind an der Energieregulierung und der Produktion von Neurotransmittern beteiligt. Riboflavin (B2) unterstützt das Wachstum, die Entwicklung und die Funktion der Zellen sowie die Umwandlung von Nahrung in Energie. Riboflavin ist in Eiern, Innereien, magerem Fleisch, Milch, Pilzen, Quinoa und Brot enthalten.

Vitamin B6 ist an der Bildung von Dopamin beteiligt. Die reichsten Quellen sind Fisch, Rinderleber, Kartoffeln, Kichererbsen und Obst (kein Zitrusfrüchte). Vitamin B6 ist auch in dunklem Blattgemüse, Obst, Fruchtsäften, Nüssen, Bohnen, Erbsen, Meeresfrüchten, Eiern, Milchprodukten, Fleisch, Geflügel und Vollkornprodukten enthalten.

Folsäure (B9) wird für die Synthese von DNA und Neurotransmittern benötigt. Sie ist in Rinderleber, Spinat, Augenbohnen, angereicherten

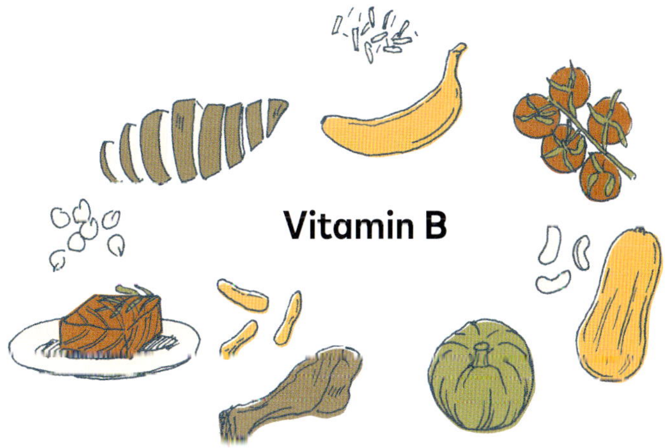

Frühstücksflocken, Reis, Spargel, Rosenkohl, angereicherten Nudeln, Vollkornprodukten, Römersalat, Avocado und Spinat enthalten.

Vitamin B12 ist wichtig für die Gesundheit der roten Blutkörperchen und der Nervenzellen und spielt eine Rolle bei der DNA-Synthese. Gute Quellen sind Rinderleber, Venusmuscheln, Austern, Nährhefe, Lachs, Thunfisch, Rindfleisch, fettarme Milch, Joghurt und angereicherte Frühstücksflocken.

Fischöl

Fischöl ist eine hervorragende Quelle für Omega-3-Fettsäuren. Omega-3-Fettsäuren aus der Nahrung können die Gesundheit des Gehirns unterstützen, aber es ist unklar, ob auch Ergänzungspräparate die Gehirngesundheit und die kognitiven Funktionen fördern. Dies ist wahrscheinlich das am meisten erforschte Ergänzungsmittel für ADHS, wenngleich die Ergebnisse nur geringe Wirksamkeit bei der Behandlung von ADHS-Symptomen zeigen.

Wer es dennoch versuchen möchte, sollte ein Präparat wählen, das 1,5- bis 2-mal mehr EPA als DHA enthält und von einer unabhängigen Stelle getestet wurde.

Bei der sanften Ernährung geht es darum, den ständigen Wechsel zwischen Extremen wie übermäßiger Einschränkung einerseits und Essattacken oder übermäßigem, wahllosem Essen andererseits zu vermeiden, sondern besser auf den Körper zu hören.

Wichtig ist, regelmäßig zu essen und Frieden mit der Nahrung zu schließen, bevor die sanfte Ernährung eingeführt wird. Ein ADHS-Gehirn hat es oft eilig und möchte alles sofort verändern, doch das führt selten zu anhaltenden Verhaltensänderungen. Wichtig ist, geduldig mit sich zu sein und den Fortschritt über die Perfektion zu stellen.

Nachdem wir geklärt haben, wie wichtig die Versorgung mit den richtigen Nährstoffen für das ADHS-Gehirn ist, soll es nun darum gehen, wie sich das in die Tat umsetzen lässt. Also auf in die Küche.

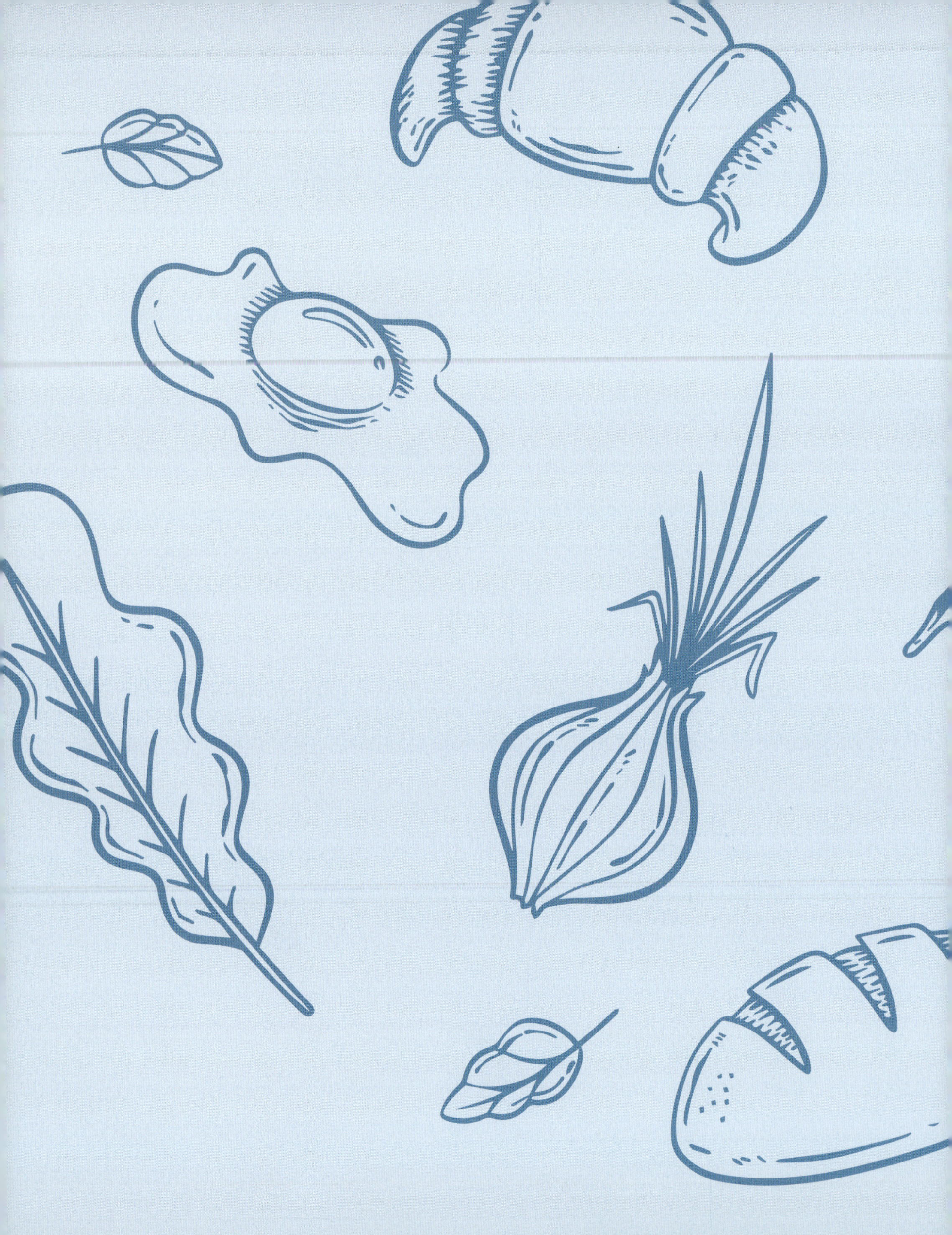

TEIL 3

JETZT WIRD GEKOCHT

KAPITEL 8

Den Überblick in der Küche behalten

Für Menschen mit ADHS ist das Kochen nicht immer einfach. Man muss Gerichte festlegen, alle Zutaten besorgen, vorbereiten, zubereiten und dann abwaschen und aufräumen. So viele Schritte können überfordern. Darum vermeiden manche Betroffenen das Kochen so lange, bis der Hunger übermächtig ist. Und dann kommt leicht der Gedanke »ist doch egal«, und man geht zum Imbiss oder reißt eine Tüte Kartoffelchips auf, statt die geplante Mahlzeit zu essen.

Sehr oft höre ich von Menschen mit ADHS: »Ich weiß, was ich tun sollte, aber ich schaffe es einfach nicht.«. Ich kenne viele ADHS-Betroffene, die mehr kochen, mehr Obst und Gemüse essen und weniger Geld für Fast Food ausgeben wollen, aber es überfordert sie, diese Vorsätze umzusetzen. Zum Glück gibt es viele Hilfsmittel und Strategien, mit denen man sich die Ernährung ein wenig erleichtern kann. Ziel dieses Kapitels ist es, die Hindernisse beim Kochen zu erkennen und Wege zu finden, wie ein ADHS-Gehirn sie abbauen kann, damit du öfter kochst und vielleicht sogar Spaß daran hast. Zu diesem Zweck werden wir die Zubereitung einer Mahlzeit in ihre einzelnen Schritte zerlegen und Strategien für jeden dieser Schritte besprechen.

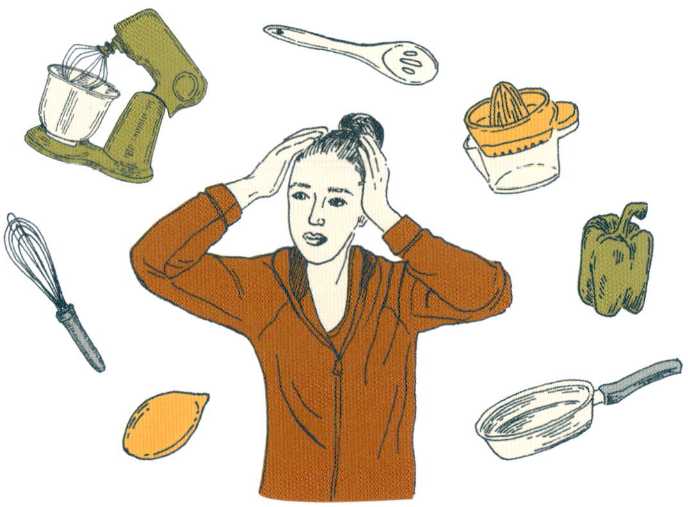

Die Schritte sind:

- Mahlzeitenplanung
- Einkaufen
- Küchenorganisation
- Vorbereitung der Lebensmittel
- Kochen
- Aufräumen

Ganz wichtig: **Es gibt nicht DIE richtige Art, diese Dinge zu tun.** (Ausgenommen bestimmte Garmethoden und Regeln, wie das Garen von Fleisch, Geflügel und Fisch bei bestimmten Temperaturen, um lebensmittelbedingte Krankheiten zu vermeiden.) Löse dich von der Idee, dass du diese Schritte auf eine bestimmte Art und Weise tun solltest, oder dass jeder einzelne Schritt getan werden muss. Es ist in Ordnung, wenn sich all diese Schritte RIESIG und überfordernd anfühlen. Sei neugierig und finde heraus, was für dich und dein Gehirn am besten funktioniert.

Bereit? Beginnen wir mit der Mahlzeitenplanung.

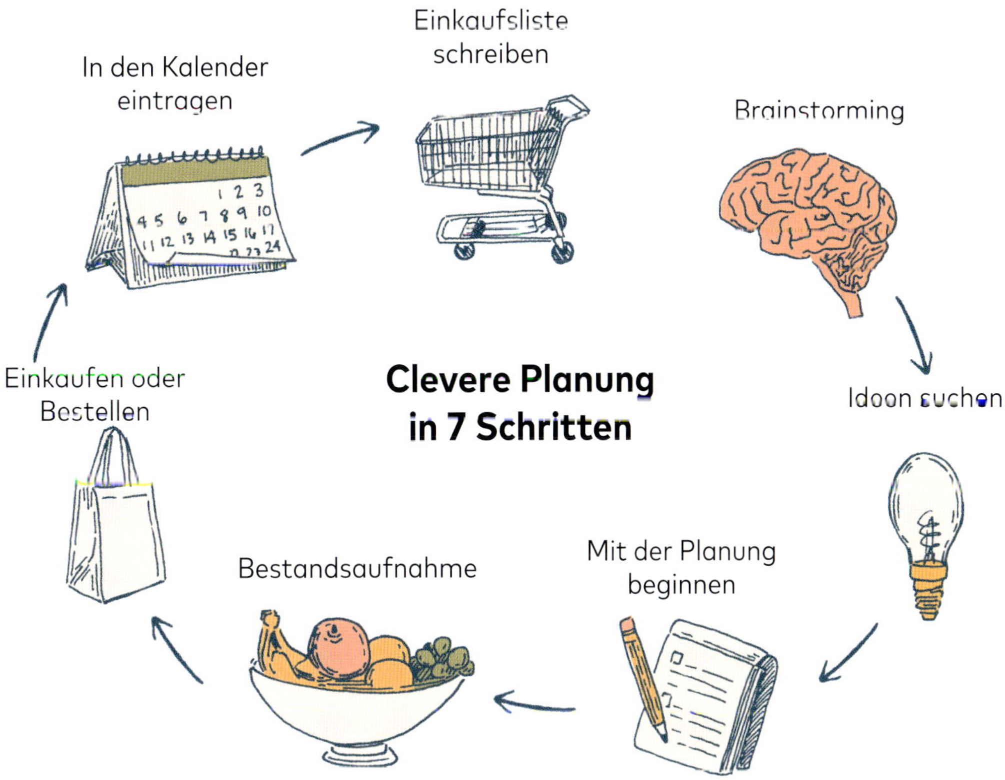

Mahlzeitenplanung

Es ist einfacher, mit der Zubereitung von Mahlzeiten zu beginnen, wenn man im Voraus weiß, was man kochen könnte oder welche Optionen man zur Verfügung hat. Es gibt keine Methode, die sich für alle ADHS-Betroffenen eignet, denn Lebensstil, Kochfähigkeiten und Zugang zu Lebensmitteln sind bei jedem anders. Wahrscheinlich musst du im Laufe deines Lebens verschiedene Strategien für die Essensplanung anwenden, je nach deinem Zeitplan oder der Lebensphase, in der du dich befindest. Möglicherweise spielen auch deine exekutiven Funktionen dabei eine Rolle, die von Woche zu Woche schwanken können. Nicht jede Strategie in diesem Abschnitt wird für dich nötig sein oder funktionieren.

Es gilt zu entscheiden, was man in einem bestimmten Zeitraum essen möchte. Ich betrachte die Essensplanung gerne als flexiblen Rahmen, der das Einkaufen und Kochen erleichtert. Es ist hilfreich, vor dem Einkaufen eine gewisse Planung vorzunehmen, damit man eine Idee hat, was man einkaufen muss und was man in dieser Woche wahrscheinlich zubereiten wird.

Damit tun sich Betroffene bei der Planung schwer:

- Daran denken, es zu tun
- Genügend Zeit einplanen
- Unsicherheit, wie man anfangen soll
- Überforderungsgefühl
- Vorlieben könnten sich ändern, das erschwert die Planung
- Schwierigkeiten, das Geplante umzusetzen
- Nicht genug Energie, das Geplante umzusetzen

In diesem Abschnitt stelle ich Strategien vor, die dabei helfen, diese Herausforderungen zu meistern: wie du entscheidest, was du im Moment essen willst, welche Hindernisse es bei der Essensplanung gibt, Strategien für die Essensplanung, Rezepte für Mahlzeiten und Snacks und praktische Planungshilfen.

Dazu solltest du zuerst die folgenden Fragen durchdenken:

- Hast du eine Strategie für die Essensplanung? Wie sieht sie aus? Welche Teile dieser Strategie funktionieren für dich, welche nicht?
- Bereitest du Mahlzeiten zu Hause zu? Welche Mahlzeiten? Wie oft?
- Wie viele Mahlzeiten kannst du derzeit realistischerweise pro Woche zubereiten?
- Wie viel Zeit willst du maximal mit dem Kochen verbringen?
- Gibt es Tage in der Woche, an denen du weißt, dass du weder die Energie noch die Zeit hast, Mahlzeiten zuzubereiten?
- Wie sieht dein typisches Essverhalten aus? Isst du an den Wochenenden normalerweise auswärts?
- Wäre die Essensplanung machbar, wenn du nur für die Arbeitswoche (Montag bis Freitag) planst und die Wochenenden offen lässt?
- Kochst du allein oder teilst du dir diese Aufgabe mit einem Partner, Mitbewohner usw.?
- Was ist dein Ziel bei der Essensplanung?

Nimm dir für die Beantwortung 20 Minuten Zeit. Damit sondierst du das Gelände, bevor du etwas darauf baust. Es ist einfacher, neue Strategien einzuführen, wenn du weißt, von wo du startest.

Grundlagen: Wie erstelle ich einen Essensplan?

Nachdem du überlegt hast, wie die Essensplanung in dein Leben passt, wollen wir einfach anfangen. Menschen mit ADHS fällt es oft schwer, ihre Mahlzeiten zu planen, weil sie wissen, dass ihre Vorlieben unberechenbar sind. Wir sind impulsiv und brauchen Abwechslung. Und weil wir Zeit nach »jetzt« und »nicht jetzt« unterscheiden, können wir uns schwer vorstellen, was wir später essen wollen.

Einen Mahlzeitenplan kannst du trotzdem aufstellen, für dich darf er nur nicht zu starr sein. Das würde ja bedeuten, Mahlzeiten auszusuchen und festzulegen, wann sie gegessen werden. Wenn das für dich nicht funktioniert, erzwinge es nicht. Das verursacht nur ein schlechtes Gewissen und macht das Kochen schwieriger.

Versuche es mit einer flexiblen Planung, indem du nicht festlegst, an welchem Tag du die einzelnen Mahlzeiten isst. Wähle die Mahlzeiten aus, die du im Lauf der Woche essen willst, aber binde sie nicht an feste Tage. So bleibt Raum für Spontaneität und veränderte Vorlieben. Das passt auch zum Konzept des Intuitiven Essens.

Mahlzeitenplanung, Schritt 1: Den Planungszeitpunkt festlegen

Wenn du einen Essensplan aufstellen willst, musst du dir dafür Zeit nehmen. Du solltest dafür mindestens den Tag festlegen. (Hinweis: Essensplanung ist nicht Meal Prepping, also vorkochen für mehrere Tage, was für Menschen mit ADHS oft nicht funktioniert.) Versuche, einen genaueren Zeitpunkt festzulegen, vielleicht den Samstagvormittag, oder einen Zeitpunkt, zu dem die Planung fertig sein muss, z. B. Samstagmittag. So hast du Flexibilität, aber auch einen Termin. In manchen Wochen wirst du den Termin vielleicht nicht einhalten. Das ist nicht so schlimm.

Wenn deine Vorlieben sich häufig ändern, ist es hilfreich, nur für einige Tage zu planen. Das würde aber bedeuten, mehr als einmal pro Woche zu planen und einzukaufen.

Mahlzeitenplanung, Schritt 2: Anzahl der Mahlzeiten und Snacks festlegen

Überlege wie viele Mahlzeiten und Snacks du im Planungszeitraum essen wirst, und verteile sie dann. Relativ üblich sind drei Hauptmahlzeiten und zwei Snacks pro Tag. Für eine ganze Woche müsstest du also 21 Hauptmahlzeiten und 14 Snacks einplanen.

Wenn sich das zu gewaltig anfühlt, könntest du auch nur für die Arbeitswoche planen (Montag bis Freitag) und das Wochenende offen lassen. Das wären 15 Hauptmahlzeiten und 10 Snacks. Überlege dabei auch, wie viele Mahlzeiten du wirklich kochen wirst, und wie oft du Reste essen könntest. Wie oft willst du essen gehen oder einen Lieferdienst bemühen? Nimmst du dein Mittagessen zur Arbeit mit? Gibt es Gerichte oder Snacks, die du gern und oft isst?

Mahlzeitenplanung, Schritt 3: Nährstoffgehalt und Sättigungswert der Mahlzeiten beurteilen und eventuell anpassen

Beim Planen einer Mahlzeit solltest du fünf Komponenten einplanen: Protein, Kohlenhydrate, Fette, Obst/Gemüse und den Sättigungsfaktor.

Im Kapitel über sanfte Ernährung habe ich ausführlich erklärt, warum diese Komponenten so wichtig sind. Versuchte *meistens*, alle Komponenten zu berücksichtigen, damit deine Mahlzeiten sättigen und dich zufrieden machen. Es ist in Ordnung, wenn nicht 100 % der Mahlzeiten alle Komponenten enthalten, aber es lohnt sich, hier und da die Speisen abzuwandeln, um möglichst viele Komponenten unterzubringen.

Hier einige Mahlzeiten, die diesem Konzept entsprechen:

- **Frühstück:** 2 Spiegeleier + 2 Scheiben ballaststoffreiches Brot + Avocado + Beeren + Bagel-Gewürzmischung
- **Mittag:** Putenbrustaufschnitt + Brot + Käse (Sandwich), Apfel, 1 Stück dunkle Schokolade
- **Abendessen:** Tofu + Reis + Sesamöl + Wok-Gemüsemischung (TK) + Sojasauce + Sriracha

Snacks sind eine gute Möglichkeit, mehr Obst und Gemüse zu essen. Sie sättigen aber besser, wenn sie zwei der drei Makronährstoffe enthalten, zum Beispiel Kohlenhydrate + Fett ODER Kohlenhydrate + Protein ODER Protein + Fett.

Ich empfehle einfache Snacks, die kaum Arbeit machen. Snacks müssen nicht aufwändig sein. Wichtiger ist, dass sie schnell griffbereit sind, wenn der Hunger kommt. Je weniger Zeit man für die Zubereitung braucht, desto mehr Zeit hat man, sie zu genießen. Und die Kochtalente können bei den Hauptmahlzeiten zum Einsatz kommen.

Beispiele für Snacks:

- Kleine Päckchen mit Nüssen, Käse und Trockenfrüchten
- Thunfisch + ballaststoffreiche Cracker
- Apfel + Erdnuss- oder Sonnenblumenmus (nussfrei)
- Trocken geröstete Edamame + Sonnenblumenkerne
- Griechischer Joghurt oder Joghurt auf Kokosnussbasis + Blaubeeren
- Trinkfertiger Proteinshake
- Fruchtquetschbeutel + ballaststoffreicher Müsliriegel
- Hüttenkäse + Ananas
- Kartoffelchips + Dörrfleisch

Mahlzeitenplanung: Beispiel aus dem echten Leben

Als Beispiel fasse ich hier zusammen, wie ich bei de Mahlzeitenplanung vorgehe. Morgens esse ich oft Eier, Toast mit einem Aufstrich (Avocado, Hüttenkäse, Mandelmus und Konfitüre) und Obst, oder ein Müsli, wenn es schnell gehen muss (das sind 7 Mahlzeiten). Für Wochenenden plane ich nichts, weil ich meist essen gehe, etwas bestelle, Reste esse oder spontan Lust zum Kochen bekomme (4 Mahlzeiten und 4 Snacks weniger). Also muss ich 10 Mahlzeiten und 10 Snacks planen.

Als Snacks mag ich Karotten mit Dip, Apfel, Käse, Müsliriegel, Hüttenkäse, Nüsse und griechischer Joghurt mit Beeren. Ich kann sie zeitgleich mit meinen Medikamenten essen, sie entsprechen meinen sensorischen Vorlieben, man kann sie gut mitnehmen und ich kann sie nach Lust und Laune kombinieren. Das gibt mir eine gewisse Flexibilität.

Ich weiß, dass ich jede Woche mindestens drei Mahlzeiten kochen kann. Dafür bestelle ich eine Kochbox mit drei Mahlzeiten à 2 Portionen. Damit sind sechs Mahlzeiten abgedeckt, vier sind noch übrig. Normalerweise sind das zwei Mittagessen und zwei Abendessen. Für diese vier Mahlzeiten wähle ich beispielsweise einen Smoothie, ein Tiefkühlgericht, einen Gemüse-Wrap mit Pommes frites, eine gekaufte Salatmischung mit tiefgefrorenem gegrilltem Hühnchen und Kohlenhydraten, die ich mag, oder Suppe und Salat mit Brot. Wenn ich also einkaufen gehe, muss ich nur Basisprodukte (Kochspray, Knoblauch), Snacks, Frühstücksprodukte, Obst, ein oder zwei Tiefkühlgerichte und Gemüse einkaufen.

Mahlzeit	Mo	Die	Mi	Do	Fr	Sa	So
Mahlzeit #1	Avocado-Toast, Ei, Obst	Toast mit Hüttenkäse, Ei, Obst	Toast mit Hüttenkäse, Ei, Obst	Haferflocken mit Beeren und Erdnussmus	Toast mit Hüttenkäse, Ei, Obst	Avocado-Toast, Ei, Obst	Avocado-Toast, Ei, Obst
Mahlzeit #2	Hähnchen-Salat-Wrap, Paprikastreifen, Pommes frites	Reste vom Wok-Gemüse mit Tofu	Reste vom Ofengemüse	Reste der Tostadas mit Garnelen	Smoothie	X	X
Mahlzeit #3	Wok-Gemüse mit Tofu	Geflügelwurst, Süßkartoffel, Ofengemüse	Tostadas mit Garnelen	Tiefkühlgericht	Tomatensuppe, Beilagensalat und Vollkornbrot	X	X

Snack	Mo	Die	Mi	Do	Fr	Sa	So
Snack #1	Apfel + Käse-würfel	Apfel + Müsliriegel	Apfel + Nüsse	Apfel + Nüsse	Apfel + Nüsse	X	X
Snack #2	Griech. Joghurt + Beeren	Karotten + Hummus	Griech. Joghurt + Beeren	Karotten + Hummus	Karotten + Hummus	X	X

Mahlzeitenplanung: zu Papier bringen

Jetzt bist du an der Reihe. Zeichne diese Tabellen auf ein Blatt Papier. Du kannst auch kombinieren, um dir dein Essverhalten zu veranschaulichen. Ich habe die Mahlzeiten nummeriert, weil die Tageszeit eigentlich keine Rolle spielt. Du kannst sie essen, wann du möchtest. Typische Frühstückszutaten musst du also nicht unbedingt morgens essen. Ich habe die sieben Wochentage mit ihren Namen eingetragen, aber auch das muss nicht sein. Flexibilität ist für Menschen mit ADHS so wichtig! Du kannst die Freitagsmahlzeit auch gern am Montag essen.

Mahlzeit	Mo	Die	Mi	Do	Fr	Sa	So
Mahlzeit #1							
Mahlzeit #2							
Mahlzeit #3							

Snack	Mo	Die	Mi	Do	Fr	Sa	So
Snack #1							
Snack #2							

Und so geht es dann weiter:

1. Kreuze alle Tage, Mahlzeiten oder Snacks aus, die du nicht einplanen musst, einschließlich Mahlzeiten, die du auswärts isst oder geliefert bekommst.
2. Gibt es Mahlzeiten oder Snacks, die du oft isst, wie mein Frühstück? Wenn ja, trage sie ein.
3. Wie viele Mahlzeiten kannst du wirklich pro Woche kochen? Zwei? Drei? Trage ein, wann das geschehen soll (es darf sich später ändern).
4. Wie viele Restportionen fallen an? Wenn du dreimal kochst, aber jedes Mal zwei Portionen, hast du Reste für drei Mahlzeiten. Kochst du dreimal drei Portionen, hast du Reste für sechs Mahlzeiten.
5. Sind noch Felder leer? Setze dort etwas ein, das du gern isst. Wenn ich zum Beispiel einen leeren Snack hätte, würde ich einen meiner Lieblingssnacks wie Karotten und Hummus eintragen. Es ist völlig in Ordnung, wenn sich dies ändert. Es geht hauptsächlich darum, dass du genügend Mahlzeiten einplanst.

Planungsstrategien für Menschen mit ADHS

Nachdem wir die Grundlagen der Mahlzeitenplanung betrachtet haben, zeige ich dir jetzt einige Möglichkeiten, wie sich Menschen mit ADHS diesen Schritt erleichtern können.

Planung für heute

Unsere erste Strategie ist die Planung der Mahlzeiten für den aktuellen Tag. Du entscheidest also, was du heute essen willst. Diese Strategie ist ideal für alle, die ungern lange im Voraus planen. Ich empfehle, diese Strategie nur für das Abendessen anzuwenden und Snacks, Frühstück und Mittagessen zu automatisieren. Wer im Home Office arbeitet, als Elternteil zu Hause bleibt oder im Ruhestand ist, kann dies vielleicht auch für andere Mahlzeiten tun. Zuerst musst du herauszufinden, welche Lebensmittel du häufig verwendest (Gemüsebrühe, Bohnen in Dosen, Tiefkühlhähnchen usw.) und Vorratskammer und Kühlschrank mit diesen Produkten bestücken. Du brauchst die finanziellen Mittel für eine gut gefüllte Vorratskammer, einen geräumigen Tiefkühler und die Fähigkeit, mit Zutaten aus dem Vorrat kreativ zu kochen. Zeitlich musst du flexibel sein, um bei Bedarf öfter einkaufen gehen zu können.

Wenn du Fisch, Fleisch, Gemüse usw. im Tiefkühler und oft benutzte Grundnahrungsmittel in der Vorratskammer hast, brauchst du nicht für die ganze Woche zu planen. Wahrscheinlich musst du nur einmal pro Woche einkaufen, um die Basics aufzustocken und ein paar frische Zutaten wie Fleisch und Obst/Gemüse besorgen.

Drei Gerichte

Diese Methode bevorzuge ich, weil sie flexibel ist. Dabei werden drei Gerichte für die Woche ausgesucht – entweder für alle drei täglichen Mahlzeiten oder nur für das Abendessen. Wer sich für das Abendessen entscheidet, sollte die Mengen so planen, dass genug Reste für eine oder zwei weitere Portionen übrig bleiben. Dadurch reichen die drei Gerichte für insgesamt sechs oder neun Mahlzeiten. Für die übrigen Tage lasse ich mir Kochboxen liefern. Durch diese Kombination klappt meine Mahlzeitenplanung wirklich gut.

Automatisieren

Die Vorstellung, Mahlzeiten zu automatisieren, mag sich seltsam anhören, ist aber praktisch für Menschen, die heute noch nicht wissen, worauf sie morgen Appetit haben können. Es ist auch hilfreich für Menschen, die nicht so viel Zeit in die Mahlzeitenplanung investieren wollen.

Solche vorgegebenen Optionen können es gerade Menschen mit ADHS leichter machen, sich zum Zubereiten einer Mahlzeit oder zum Essen aufzuraffen. Es ist leichter festzustellen, ob eine Zutat noch besorgt werden muss, ob vielleicht etwas delegiert werden sollte oder Hilfe benötigt wird. Wer seine sensorischen Präferenzen kennt, kann die automatisierten Mahlzeiten oder Snacks darauf abstimmen, um sicher zu sein, dass sie ein Genuss sein werden.

Beispiele für automatisierte Mahlzeiten:

- Einen gleich bleibender täglicher Snack, z.B. Apfelscheiben mit Mandelmus
- Donnerstags ein Tiefkühlgericht zum Abendessen einplanen, weil abends meist die Energie fehlt, selbst zu kochen
- Zwei Optionen für ein schnelles Frühstück im Haus haben, z.B. einen Proteindrink und eine Banane oder Overnight Oats, weil man morgens zu müde ist, um Entscheidungen zu treffen

KI nutzen

KI ist ein großartiges Hilfsmittel für die Essensplanung. Sie kann helfen, einen Teil der Entscheidungsfindung zu automatisieren. Man kann sie nutzen, um Mahlzeiten zu planen und dabei die Lebensmittel zu berücksichtigen, die du verwenden möchtest oder musst, bevor sie schlecht werden. Sie kann deine sensorischen Vorlieben berücksichtigen, deine Ernährungsgewohnheiten und die Zeit, die du zur Zubereitung aufwenden möchtest. Sie kann Gerichte vorschlagen, eine Einkaufsliste erstellen und sogar eine Wegbeschreibung zum Geschäft beifügen. Wahrscheinlich wirst du die Ergebnisse noch anpassen müssen, aber eine gute Ausgangsbasis bilden sie allemal.

Themenabende

Dies ist eine Strategie, die einen Rahmen vorgibt und so die Entscheidungsfindung erleichtert. Statt zwischen tausenden von Optionen wählen zu müssen, ist das Thema bereits vorgegeben, beispielsweise Tacos am Dienstag. Dadurch entsteht eine gewisse Vorhersehbarkeit, aber mit Raum für Abwechslung und Neues. Diese Methode eignet sich auch gut für Familien. Du kannst für jeden Tag der Woche ein Thema wählen, oder auch nur für einige Tage.

Beispiele für Themenabende:

- Fleischloser Montag
- Taco-Dienstag
- Wrap-Mittwoch
- Thailändischer Donnerstag
- Fisch-Freitag oder Meeresfrüchte-Sonntag
- Spaghetti-Samstag
- Suppe-Salat-Sonntag
- Frühstück am Abend
- Mittag am Abend (belegte Brote)
- Wok-Abend
- Nudel-Abend
- Mediterraner Abend
- Pizza-Abend
- Auflauf-Abend

Kochboxen

Ich bin ein großer Fan von Kochboxen, vor allem, wenn ich viel um die Ohren habe.

Vorteile von Kochboxen:

- Du kannst damit kochen lernen oder verschiedene Kochtechniken probieren
- Du kannst neue Gerichte ausprobieren, ohne viele Spezialzutaten im Haus haben zu müssen
- Erleichtert den Lebensmitteleinkauf, weil du nicht so viel im Laden kaufen musst
- Begrenzt die Auswahl bei der Essensplanung
- Verringert die Lebensmittelverschwendung
- Kann Geld sparen, besonders wenn du viel auswärts isst
- Oft werden Rezeptkarten mitgeliefert

Nachteile von Kochboxen:

- Etwas teurer als komplett selbst gekocht
- Nicht gut geeignet für große Familien
- Passt nicht immer zu den individuellen Ernährungsbedürfnissen
- Grundzutaten müssen trotzdem eingekauft werden
- Kann durch Wiederholung langweilig werden

Kochboxen gibt es von verschiedenen Anbietern. Für alle, die es einmal ausprobieren möchten, hier ein paar Tipps für die Auswahl der Gerichte.

- Wähle Rezepte mit einer Zubereitungszeit von weniger als 30 Minuten.
- Achte auf Methoden, die wenige Utensilien und Arbeitsschritte erfordern, um die Vorbereitungen vor dem Kochen und das Aufräumen danach zu reduzieren. Ein-Topf- oder Ein-Pfannen-Gerichte sind ideal!
- Bevorzuge Rezepte, für die wenig geschnitten werden muss.
- Steht diese Woche ein Lieblingsgericht auf dem Plan? Bewahre das Rezept für später auf!
- Wenn du ein Rezept auswählst, lies es zuerst ganz durch, um sicherzugehen, dass du alle nötigen Utensilien hast und die Anweisungen verstehst.
- Wähle Mahlzeiten mit verschiedenen Proteinen, Gemüsesorten und Kohlenhydraten, damit du die ganze Woche über eine Vielzahl von Nährstoffen zu dir nimmst.

Einen Notfallplan aufstellen

Dies ist keine Strategie für die Mahlzeitenplanung, sondern für den Fall, dass deine Essensplanung schief geht (was vorkommen kann und nicht schlimm ist). Im Grunde ist der Notfallplan eine Liste deiner bevorzugten Gerichte und Snacks. Alle sollten ganz einfach und unkompliziert sein, damit du sie auch noch zubereiten kannst, wenn du erschöpft bist, die Essensplanung vergessen hast, keine Zeit hast, nicht viele Lebensmittel im Haus hast, oder wenn du keinen Appetit hast aber weißt, dass du etwas essen musst. Die Liste ist nicht endgültig. Du kannst sie jederzeit erweitern, wenn sich dein Geschmack verändert oder du beim Kochen sicherer geworden bist.

Notfallplanung Schritt für Schritt:

1. Papier und Stift zur Hand nehmen
2. Einen Timer auf höchstens 30 Minuten stellen
3. Bevorzugte Gerichte für Frühstück, Mittag und Abendessen auflisten, auch Tiefkühlgerichte.
4. Dann notieren, wie schwierig die Zubereitung jeweils ist (z.B. mit 1–5 Sternchen)
5. Gerichte notieren, die du häufiger bestellst oder im Restaurant isst

Ein System zur Mahlzeitenplanung sollte einfach sein, damit du es auch anwendest, wenn du abends erschöpft bist, oder wenn Kochen nicht deine Stärke ist. Halte die Planung flexibel, damit du sie spontan ändern kannst, und arbeite mit deinem ADHS-Gehirn statt dagegen. Automatisiere einige Mahlzeiten, um es dir leichter zu machen. Und denke daran, dass du einen Plan B oder Notfallplan brauchst, denn im Leben läuft nicht immer alles wie geplant.

Im nächsten Abschnitt geht es um den Einkauf. Schließlich brauchst du Zutaten, um deinen Essensplan zu verwirklichen.

Lebensmittel einkaufen

Wenn die Planung steht, müssen die Zutaten beschafft werden. Du musst also einkaufen gehen oder deine Lebensmittel bestellen. Für manche Menschen mit ADHS sind Supermärkte die Hölle. Neonbeleuchtung, laute Musik, viele Menschen, Kassenschlangen und das unüberschaubare Angebot können zur Reizüberflutung führen. Außerdem kann es schwierig sein, alle Zutaten auf dem Einkaufszettel zu finden und gleichzeitig Impulskäufe zu vermeiden. Aber keine Sorge! In diesem Abschnitt stelle ich Strategien vor, mit denen der Einkauf vielleicht nicht angenehm, aber doch erträglich werden kann.

Eine Einkaufsliste schreiben

Anfängern empfehle ich, die Liste nach Kategorien aufzuteilen. Vorlagen dafür lassen sich im Internet finden, man kann sie aber selbstverständlich auch individuell gestalten. So könntest du vorgehen:

1. Beginne mit den Grundzutaten. Gehen Vorräte zur Neige? Zu meinen Standards gehören: Avocados, Äpfel, Karotten, Paprika, Gurken, Eier, Milch, Brot, etwas zum Snacken, ein Tiefkühlgericht, Käse zum Knabbern und ein Dip.
2. Schau auf deinen Mahlzeitenplan. Überlege, welche Zutaten du im Haus hast. Schreib alle auf, die besorgt werden müssen.
3. Es kann hilfreich sein, die Produkte in der Reihenfolge aufzuschreiben, in der du sie im Geschäft findest. Ich kenne meine Lieblingsläden gut, darum kann ich mir vorstellen, durch die Gänge zu gehen und die benötigten Produkte in meinen Einkaufswagen zu legen.

Bevor du zum Einkaufen gehst, überlege, ob du alles hast: Telefon, Schlüssel, Portemonnaie, **Einkaufsliste,** Einkaufstaschen. Ich vergesse meine Einkaufsliste öfter zu Hause, aber wenn ich sie einmal geschrieben habe, kann ich mich meist ganz gut erinnern. Darum schreibe ich sie immer gleich bei der Mahlzeitenplanung. Bevorzugst du eine Liste auf Papier oder eine digitale Liste? Digitale Listen kannst du mit einer App oder der Notizzettel-Funktion erstellen, und du kannst sie sogar als Nachricht versenden.

Ich benutze lieber eine Liste auf Papier, weil mich das Handy beim Einkaufen nur ablenken würde. Wenn ich meine Liste zu Hause vergessen habe, versuche ich, nach dem Gedächtnis einzukaufen, oder ich bitte meinen Partner, mir ein Foto zu schicken. Wenn ich ohne Foto auskommen muss, drehe ich oft eine oder zwei Extrarunden durch das Geschäft, weil mir dabei meist noch einige Dinge einfallen, die auf der Liste standen.

Gemüseboxen

Gemüseboxen sind keine Kochboxen, aber sie bieten eine gute Möglichkeit, jede Woche frisches Obst und Gemüse (manchmal auch Fleisch) ins Haus geliefert zu bekommen. Sie eignen sich für alle, die gern nach eigenen Rezepten kochen, aber sich den wöchentlichen Einkauf einfacher machen wollen. Manchmal enthalten solche Boxen unbekannte Produkte, sodass man erst einmal herausfinden muss, wie man sie zubereitet und für welche Gerichte sie sich eignen.

Einkaufsstrategien für Menschen mit ADHS

Die Einkaufsliste ist geschrieben. Nun geht es darum, wie sich Menschen mit ADHS den Einkauf etwas leichter machen können.

Spitzenzeiten vermeiden

Mir ist klar, dass das nicht immer möglich ist. Wer das Einkaufen schwierig findet, aber keinen Bestellservice nutzen möchte, sollte versuchen, zu Zeiten einzukaufen, wenn die Geschäfte nicht so voll sind. Ich vermeide beispielsweise um jeden Preis, Samstags zwischen 10 und 17 Uhr einzukaufen.

Die Spitzenzeiten vieler Geschäfte werden auf Google Maps angezeigt. Wer diese Zeiten nicht umgehen kann, sollte sich wenigstens innerlich auf die Menschenmassen vorbereiten. Und wenn sich ein Einkauf am Wochenende nicht ganz vermeiden lässt, sind der frühe Morgen oder die Zeit nach dem Abendessen wohl am günstigsten.

»Stille« Einkaufszeiten

Seit Ende 2023 haben einige Geschäfte »stille« Einkaufszeiten eingeführt, um neurodiversen Menschen ein angenehmeres Einkaufserlebnis zu bieten. In dieser Zeit wird das Licht gedimmt, die Musik abgeschaltet, Monitore werden auf Standbild gestellt. In den USA haben sogar Handelsketten dieses Konzept übernommen, das interessanterweise auch von neurotypischen Menschen gut angenommen wird. Es wäre zu hoffen, dass die »stillen« Einkaufszeiten sich weiter durchsetzen und zu einer ständigen Einrichtung werden.

Ein Lieblingsgeschäft finden

Wer in der Nähe mehrere Lebensmittelgeschäfte hat, könnte eins davon zum Favoriten erklären. Das ist hilfreich, um sich den Grundriss einzuprägen, die Tage der Belieferung herauszufinden und vielleicht den einen oder anderen Mitarbeiter kennen zu lernen. Durch regelmäßige Besuche desselben Geschäfts wird man auch mit dem Parkplatz, mit Beleuchtung, Geräuschen und Gerüchen vertraut.

Lebensmittel bestellen

Viele größere Lebensmittelgeschäfte bieten an, online zu bestellen und den Einkauf später abzuholen oder liefern zu lassen. Bei Selbstabholung ist dieser Service meist kostenlos. Du könntest diese Option auch nur in besonderen Fällen wählen, beispielsweise wenn die Woche viele Überstunden bringt und du deine Kraft für anderes als den Einkauf brauchst, wenn du deinen Bestand an Vorräten aufstocken willst oder wenn du verreist bist und bei der Rückkehr Lebensmittel vorfinden möchtest.

Vorteile des Bestellens:

- Nachbestellungen sind einfach
- Impulskäufe lassen sich vermeiden
- Spart Zeit und Kraft
- Ermöglicht es, den Einkauf zu delegieren
- Geringeres Risiko, Dinge zu vergessen

Nachteile des Bestellens:

- Der ADHS-Zuschlag: Abo- oder Liefergebühren, höhere Preise als im Geschäft, Trinkgeld für den Fahrer
- Individuelle Auswahl von Obst, Gemüse, Fleisch oder Fisch ist nicht möglich
- Einkäufer entscheidet eventuell mit
- Keine Information über neue Produkte im Geschäft
- Weniger Abwechslung

Kleinere Geschäfte ausprobieren

Statt riesige Verbrauchermärkte zu besuchen, kaufe ich lieber in kleineren Supermärkten ein. Zugegeben, die Auswahl ist kleiner und man bekommt dort nicht alles. Aber mit der Zeit weiß man, welche Produkte sie nicht im Sortiment haben. Wer beispielsweise bestimmte Marken bevorzugt, muss diese eventuell in einem anderen Laden kaufen.

Andererseits sorgen die geringere Größe und die kleinere Auswahl dafür, dass solche Geschäfte weniger Risiko für Reizüberflutung bergen. Wer Mühe hat, sich zu entscheiden, kann von 20 verschiedenen Pastasaucen leicht überfordert sein. Kleinere Geschäfte haben oft günstigere Preise, und weil sie mehr saisonale Artikel im Angebot haben, ist für Abwechslung gesorgt.

Großpackungen

Wer Lebensmittel in Großpackungen kauft, kann Geld sparen und muss seltener einkaufen. Das ist vor allem für größere Familien sehr praktisch. Empfehlenswert ist dann vielleicht, einen zusätzlichen Tiefkühler anzuschaffen, um größere Mengen einkaufen oder vorkochen und portioniert einfrieren zu können.

Große Mengen können sich lohnen bei:

- Fleisch, Geflügel, Fisch (zusätzlicher Platz im Gefrierschrank kann erforderlich sein)
- Stärkehaltige Produkte wie Reis, Quinoa oder Haferflocken
- Olivenöl, Kochspray
- Kräuter und Gewürze, die du häufig verwendest (Salz, Pfeffer, Knoblauchpulver, Zimt, usw.)
- Snacks
- Gefriergut
- Reinigungsmittel
- Papierwaren

Um Unterstützung bitten

Mein Partner und ich kaufen gern gemeinsam ein – das ist eine Art, Zeit miteinander zu verbringen. Wir achten beide darauf, dass wir uns an die Einkaufsliste halten, und zu zweit passiert es nicht so leicht, dass etwas vergessen wird. Manchmal teilen wir die Liste auch zwischen uns auf.

Singles könnten sich mit einem Freund oder einer Freundin zum Einkaufen verabreden. Das hilft, sich an einen regelmäßigen Einkaufstermin (Tag und Uhrzeit) zu gewöhnen. Und mit einem vertrauten Menschen ist der Einkauf gleich viel angenehmer.

Hilfsmittel bei ADHS

Ohrstöpsel sind nützlich für alle, denen der Geräuschpegel in Supermärkten zu schaffen macht. Sie verringern den sensorischen Input und helfen so, Ablenkungen und Reizüberflutung zu vermeiden. Ich verwende normalerweise nur einfache Ohrhörer, aber es gibt auch Ohrstöpsel, die Geräusche stärker dämpfen.

Ich hoffe, du hast einige neue Strategien entdeckt, die dir den Lebensmitteleinkauf erleichtern. Kommen wir nun zum nächsten Schritt bei der Zubereitung von Lebensmitteln: Die Organisation deiner Küche.

Organisation in der Küche

Als ADHS-Betroffene habe ich gelernt: Wenn sich eine Aufgabe schwieriger anfühlt, als sie sein sollte, überprüfe ich zuerst einmal meine Umgebung. Nehmen wir die Küche. In einer unordentlichen, unaufgeräumten Küche ist es schwieriger, Essen zuzubereiten. Das liegt daran, dass mehr Aufgaben anfallen (Abwaschen des Geschirrs, Abräumen der Arbeitsfläche, Abwischen des Herdes), bevor man überhaupt mit der Zubereitung von Speisen beginnen kann.

In einer sauberen, aufgeräumten Küche ist es leichter, mit dem Kochen zu beginnen. Durchdenke auch die Abläufe in der Küche. Könntest du etwas verändern, um dir den Einstieg zu erleichtern oder Reibungsverluste zwischen den einzelnen Arbeitsschritten zu vermeiden?

Es geht darum, Dinge zu beseitigen, die beim Kochen stören. Schon kleine Veränderungen können viel bewirken, z.B. Utensilien, Zutaten und Rezepte näher an den Herd zu rücken, damit sie leichter zugänglich sind. Wenn solche Dinge außer Sicht- oder Griffweite liegen, kann es für einen Menschen mit ADHS schon zur Herausforderung werden, das Nötige zusammenzusuchen.

Ordnung in der Küche kann auch dazu beitragen, die Verschwendung von Lebensmitteln und übermäßige Einkäufe zu reduzieren. Man weiß, was man im Haus hat und wo es zu finden ist, und man kauft nichts doppelt, das dann verdirbt.

Um eins klarzustellen: Deine Küche muss nicht so aussehen, als sollte sie in einer Fernseh-Kochshow gezeigt werden. Sie muss nur auf eine Weise geordnet sein, die deinem Gehirn entspricht.

Allgemeine Tipps:

- Die Küche soll zu dir und deinem Gehirn passen, auch wenn sie in ästhetischer Hinsicht nicht perfekt ist. Vergleiche deine Küche nicht mit der von Influencern. Wenn du Dinge beschriften musst, tu es. Wenn du offene Regale brauchst, um die Dinge zu sehen, schaffe sie dir an.
- Mut zur Veränderung! Wenn du auf der Suche nach Besteck immer die falsche Schublade öffnest, tausche die Schubladen aus!
- Putzen ist moralisch neutral. Dein moralischer Wert wird nicht dadurch bestimmt, wie sauber deine Küche oder dein Haus ist. Diese Haltung ist hilfreich gegen Schuldgefühle, wenn du Mühe hast, deine Küche sauber zu halten.

Organisationsstrategien für Menschen mit ADHS

Bevor ich auf Ordnungsstrategien eingehe, möchte ich anmerken, dass über das Thema ganze Bücher geschrieben wurden. Ich werde mich hier auf einige schnelle Tipps und Tricks beschränken, um dich auf den richtigen Weg zu bringen. Wer sich intensiver damit beschäftigen will, sollte sich an ADHS-Experten wenden, die sich auf Küchen- und Wohnraumoptimierung spezialisiert haben.

Ordnungshelfer nutzen

Ich empfehle, alle Hilfsmittel zu nutzen, die ein regelmäßiges Problem lösen oder dem Angehen bestimmter Aufgaben im Wege stehen. Ein gutes Abtropfgestell kann den Abwasch erleichtern. Durchsichtige, luftdichte Behälter zur Aufbewahrung von trockenen Produkten, Obst, Gemüse und anderen Lebensmitteln helfen, die Vorräte und auch die vorhandenen Mengen im Blick zu behalten. Ein Etikettendrucker und Etiketten machen es einfacher, sich zu merken, was wohin gehört. Regale für Töpfe, Deckel und Vorratsbehälter sorgen für mehr Ordnung in den Schränken.

Ich würde diese Hilfsmittel als ADHS-Extras betrachten. Für viele Menschen sind sie vielleicht nicht notwendig, aber sie machen die Küche zweckmäßiger und übersichtlicher. Nutze alles, was dir hilft.

Ordnung in der Vorratskammer

Eine Möglichkeit besteht darin, ähnliche Dinge zusammen zu lagern, z.B. Konserven, trockene Stärkeprodukte oder Frühstücksprodukte. Denkbar ist auch, Dinge zusammen aufzubewahren, die zusammen benutzt werden. So könntest du beispielsweise eine Box mit allen Zutaten für Overnight Oats füllen, damit du am Ende eines langen Tages schnell auf alles zugreifen kannst.

Durchsichtige Vorratsbehälter sind nützlich. weil man alles auf einen Blick sehen kann. Denkbare Gruppen für trockene Lebensmittel sind auch:

- Konserven: Hülsenfrüchte, Gemüse, Suppen
- Trockene Stärkeprodukte: Reis, Quinoa, Nudeln usw.
- Frühstücksprodukte: Müsli, Haferflocken
- Snacks für unterwegs: Müsliriegel, Nüsse, Chips
- Snacks für Kinder
- Backutensilien: Mehl, Zucker, Schoko-Chips

Ordnung im Kühlschrank und Tiefkühler

Die Gemüseschublade ist nicht immer der beste Platz für Gemüse. Besser ist es in luftdichten Behältern in der Tür oder in einem Fach auf Augenhöhe aufgehoben, wo du es sehen kannst (weitere Tipps für Obst und Gemüse im nächsten Abschnitt.) Im Gemüsefach können stattdessen Getränke, Saucen, Salatdressings und andere Würzzutaten verstaut werden.

Ein Tiefkühler ist ideal für Menschen, denen öfter Lebensmittel im Kühlschrank schlecht werden. Ideal ist ein separates Gerät, um Fleisch oder andere Produkte günstig in größeren Mengen kaufen zu können. Brot kann man einfrieren, damit es nicht schimmelt. Es ist sogar möglich, kleine Gemühsereste einzufrieren, die nicht mehr taufrisch sind, um sie später für eine Gemüsebrühe zu verwenden.

Die folgenden Tabellen zeigen, wie Obst und Gemüse am besten aufbewahrt werden. Wer öfter erlebt, dass Lebensmittel schlecht werden, sollte einige der Möglichkeiten ausprobieren.

Gemüse	Aufbewahrung	Haltbarkeit
Rosenkohl	Kühlschrank, Gefrierbeutel	3–5 Wochen
Spargel, Karotten, Sellerie	Kühlschrank, mit Folie abdecken	2–3 Wochen
Brokkoli	Kühlschrank, feuchtes Küchenpapier	10–14 Tage
Blattsalat, grünes Blattgemüse	Gefrierbeutel mit feuchtem Küchenpapier	10–14 Tage 2–3 Wochen
Blumenkohl	Kühlschrank, Gefrierbeutel	2–4 Wochen
Gurke	Kühlschrank, Frischhaltefolie oder Wachspapier	10–14 Tage
Knoblauch	Kühlschrank oder gut belüftet, trocken, dunkel	6–7 Monate
Paprika	Plastikbeutel, ungewaschen	2–3 Wochen
Tomaten	Zimmertemperatur, keine direkte Sonne	1–3 Wochen
Zucchini	Zimmertemperatur, offener Plastikbeutel	2 Wochen
Zwiebel	Dunkel, kühl, trocken, dunkel	4–6 Wochen

Obst	Aufbewahrung	Haltbarkeit
Äpfel	Kühlschrank, offener Beutel	1–12 Monate
Avocado	Zimmertemperatur, vollreif im Kühlschrank	verschieden
Beeren	Kühlschrank, ungewaschen in Küchenpapier	5–7 Tage
Kirschen	Kühlschrank, Plastikbeutel	2–3 Wochen
Steinobst	Arbeitsfläche, vollreif im Kühlschrank	2–5 Wochen
Weintrauben	Kühlschrank, luftdichtes Behältnis	2–3 Wochen
Zitrusfrüchte	Fach im Kühlschrank	2–3 Wochen

Lagerung von Obst und Gemüse

Ich empfehle, Obst und Gemüse in luftdichten Behältern in der Kühlschranktür oder in Augenhöhe aufzubewahren, wo sie gesehen und wirklich verwendet werden. Ohne luftdichte Verpackung verderben sie schneller. Die Kühlschranktemperatur sollte unter 4 °C liegen, um das Wachstum von Bakterien zu hemmen. Produkte, die Ethylen produzieren, separat von solchen lagern, die durch das Gas schneller reifen.

Ethylen-Produzenten	Empfindlich gegen Ethylene
Äpfel, Bananen, Kiwis, Nektarinen, Pfirsiche, Pflaumen, Aprikosen, Avocados, Honigmelonen, Mangos, Papayas, Birnen, Tomaten	Brokkoli, Karotten, Auberginen, Kopfsalat, Kartoffeln, Spargel, Gurken, grüne Bohnen, Blumenkohl, Wassermelone

Professionelle Ordnungshelfer

Wer es nicht schafft, eine Grundordnung in die Küche zu bringen, kann dafür einen professionellen Dienstleister in Anspruch nehmen. Das Etablieren einer Ordnung ist eine Exekutivfunktion, die manchen Menschen mit ADHS schwer fällt. Wer die Möglichkeit hat, sich helfen zu lassen, sollte sich nicht scheuen.

Wenn ein Ordnungssystem einmal steht, kommen Menschen mit ADHS oft gut zurecht. Wer sich beim Etablieren so eines Systems Hilfe holt, kann Zeit und Energie sparen. Gerade bei der Entscheidung, ob bestimmte Dinge wirklich benötigt werden, kann die Meinung einer unbeteiligten Person nützlich sein. Wichtig ist aber, eine qualifizierte Fachkraft zu organisieren, die möglichst auch Erfahrung mit Klienten mit ADHS hat. Die folgenden Fragen könntest du stellen:

- Auf welche Projekte sind Sie spezialisiert?
- Können Sie Ausbildungsnachweise oder Zertifizierungen vorlegen?
- Wie ist Ihre übliche Herangehensweise? Geben Sie dem Klienten Hausaufgaben?
- Haben Sie schon mit ADHS-Betroffenen oder anderen neurodivergenten Personen gearbeitet? Wie haben Sie Ihre Arbeitsweise an deren Bedürfnisse angepasst?
- Schließen wir einen Vertrag oder eine schriftliche Vereinbarung?

Nachdem wir uns mit Mahlzeitenplanung, Einkauf und Küchenorganisation befasst haben, geht es nun mit den Vorbereitungen weiter.

Vorbereitungen zum Kochen

Hier geht es um alles, was vor dem Kochen an der Reihe ist: Zutaten zusammentragen, auftauen, schneiden und hacken, wiegen und abmessen, marinieren oder würzen, Utensilien bereit stellen, Geräte vorheizen usw.

So viele Dinge können für Menschen mit ADHS eine Herausforderung sein. Es geht also darum, die Vorbereitung zu vereinfachen, um Zeit und Energie zu sparen und Überforderung zu vermeiden. Es ist nicht nötig, alle Tipps immer zu befolgen. Aber wer sie kennt, kann sich die Küchenarbeit leichter machen.

Typische Herausforderungen für Menschen mit ADHS:

- An alle Arbeitsschritte denken
- Hacken und Schneiden durchhalten
- Die Zeit im Blick behalten
- Ordnung halten
- Sich nicht ablenken lassen

Vorbereitungsstrategien

Vielleicht wurdest du gefragt, ob du schon einmal Stunden mit der Vorbereitungs des Sonntagsessen zugebracht hast. Vielleicht hast du geantwortet: »Ja, aber das ist nichts für mich.«

Glückwunsch an alle, die es können. Wer es nicht kann, ist kein Versager, sondern hat etwas versucht, das mit einem ADHS-Gehirn nicht gelingt. Dann sind Wege nötig, die Essensvorbereitung anders anzugehen.

Sahnehäubchen statt Kröte

Diesen Trick kenne ich von Jesse Anderson, der das Buch *Extra Focus: The Quick Start Guide to Adult ADHS* geschrieben hat. »Die Kröte schlucken« ist eine Strategie gegen Prokrastination, die empfiehlt, die schwierigste Aufgabe zuerst zu erledigen. Bei ADHS geht es aber nicht darum, wie schwierig eine Aufgabe ist, sondern wie viel Energie sie erfordert. Darum funktioniert die Kröten-Strategie oft nicht. Essensvorbereitungen können viel Energie erfordern, darum ist es besser, anstelle der Kröte zuerst das Sahnehäubchen zu essen – also mit einem interessanten Schritt zu beginnen, der einfach ist und ein Erfolgserlebnis schenkt. Er gibt den Schwung, die schwierigeren Schritte anzupacken. Ein Beispiel: Zuerst in einem kleinen Laden einkaufen (der angenehme Teil), dann zu Hause mehrere Portionen Hähnchen für die Woche kochen (der schwierigere Teil).

Selektive Vorbereitungen

Statt ganzer Mahlzeiten kannst du auch nur Teile davon vorbereiten. Wähle Schritte, die dir besonders schwer fallen oder die dir später die Arbeit deutlich erleichtern werden. Manche meiner Klienten waschen und schneiden beispielsweise Obst und Gemüse früher, oder sie braten mehrere Portionen Fleisch oder Fisch. Beides sorgt dafür, dass das Kochen im Lauf der Woche schneller und einfacher geht. Manche Menschen mit ADHS profitieren davon, Lebensmittel liefern zu lassen. Wenn sie eintreffen, haben sie noch genug Energie, einige im Voraus vorzubereiten.

Das Rezept mindestens zweimal lesen, und zwar rechtzeitig

Denke ich immer daran? Nein. Und bedauere ich es, wenn ich ein neues Rezept ausprobiere und mitten in der Anleitung feststelle, dass ich etwas hinzufügen soll, das vorher vorbereitet werden musste? Jedes Mal! Lies das Rezept, bevor du zu kochen anfängst. Ich weiß, das ist lästig. Aber wenn du eine Idee hast, was auf dich zukommt, ersparst du dir Überraschungen auf halbem Wege, die ins Chaos führen können.

Wenn ich ein neues Rezept für das Abendessen zubereite, lese ich es normalerweise früher am Tag, damit mein Gehirn eine Vorstellung vom Ablauf hat. So fällt es mir leichter, loszulegen. Bevor ich mit dem Kochen beginne, lese ich das Rezept gerne laut. Ich benutze lieber Rezepte auf Papier (Buch, Ausdruck aus dem Internet), um mich nicht vom Handy ablenken zu lassen.

Mise en Place

Ist dir schon einmal aufgefallen, dass in Kochshows alle Zutaten und Utensilien griffbereit stehen? Das ist die »Mise en Place«. Gemüse wird geputzt und geschnitten, Zutaten werden abgemessen und abgewogen, *bevor mit dem Kochen begonnen wird*. Dadurch ist alles schnell greifbar und das eigentliche Kochen läuft glatter. Damit mir diese Vorarbeiten leichter fallen, stelle ich mir manchmal vor, in einer Kochshow aufzutreten.

Clevere Kniffe für Obst und Gemüse

Frisches Obst und Gemüse muss meisten geputzt, geschnitten, gehackt oder püriert werden. Viele ADHS-Betroffene finden das übermäßig mühselig. Zum Glück gibt es ein paar Kniffe:

- Obst und Gemüse am besten gleich nach dem Einkauf waschen, vorbereiten und verpacken. Wer sich den Einkauf liefern lässt, hat dafür vielleicht mehr Energie.
- Das ganz Gemüse beim Kochen vorbereiten, nicht nur das, was für eine Mahlzeit gebraucht wird.
- Tiefkühlgemüse ist küchenfertig, das spart Zeit und Abwasch. Gefrorenes Obst und Gemüse enthält genau so viele Nährstoffe wie frisches, und es ist manchmal sogar preiswerter.
- Mit einem Gemüsehobel oder einer Küchenmaschine geht das Schneiden schnell und einfach.
- Obst, Gemüse und Fleisch kann man auch vorgeschnitten kaufen. Das ist etwas teurer, aber immer noch günstiger, als es im Kühlschrank schlecht werden zu lassen oder etwas vom Imbiss zu holen.

Nachdem wir uns mit den Vorbereitungen beschäftigt haben, kommen wir zum Wesentlichen: dem Kochen.

Kochen

Um Kochen zu lernen, braucht man Zeit, Übung und Geduld. Aber man muss kein professioneller Koch sein, um leckere Gerichte zuzubereiten. Manche Menschen können gar nicht kochen, und auch das ist nicht schlimm. Wer aber öfter selbst gemachte Gerichte essen möchte, muss einige Grundkenntnisse lernen.

Fehlende Erfahrung ist oft das größte Hindernis. Das gilt für alle Menschen, aber besonders für Menschen mit ADHS. Zum Glück gibt es viele Möglichkeiten zum Lernen. Wer gut durch Zuschauen lernt, kann sich Kochshows oder Videos auf YouTube ansehen oder einfach dem Partner, einem Freund oder Familienmitglied über die Schulter schauen. Ich habe sehr viel von meinen Eltern gelernt, weil ich mich in der Küche aufgehalten habe, wenn sie kochten, Und mit der Zeit habe ich immer öfter mitgemacht.

Wer besser durch aktives Tun lernt, könnte einen Kurs besuchen, sich ein Gericht von einem Freund beibringen lassen oder einfach selbst experimentieren.

Kochstrategien bei ADHS

Neben fehlender Erfahrung gibt es für Menschen mit ADHS noch weitere Barrieren beim Kochen. Es sind die üblichen Verdächtigen: Zeit, Organisation, Überforderung, der »Angang« und Energiemangel. Es gilt also, diese Hindernisse zu überwinden.

ADHS-freundliche Küchengeräte

Es gibt zahllose Küchengeräte, aber die meisten sind nicht unbedingt notwendig. Du brauchst auch nicht alle, die ich hier aufführe. Aber einige können tatsächlich eine Menge Zeit und Energie sparen. Dies sind meine Empfehlungen:

- **Heißluftfritteuse.** Darauf möchte ich nicht mehr verzichten. Man kann gefrorene Zutaten hineinlegen, muss sie nicht vorheizen, und alles ist schnell fertig.
- **Schnellkochtopf/Slow Cooker:** Beide sind praktisch, um große Mengen zu kochen und portionsweise einzufrieren, beispielsweise Eintöpfe, Chilis oder Suppen.
- **Reiskocher.** Spart Kopfkapazität. Einfach Wasser, Reis und Gewürze einfüllen und einschalten. Du brauchst nicht auf die Zeit zu achten oder dir Sorgen zu machen, dass etwas anbrennt.
- **Mixer mit Skala.** Ein guter Mixer lohnt sich für alle, die gern Smoothies mögen. Eine Skala auf dem Becher erspart den Messbecher und verringert so den Abwasch.

Abgesehen von diesen Geräten empfehle ich, Spatel, Messbecher, Schneidebretter, Töpfe und Schüsseln in mehreren Exemplaren anzuschaffen. Dadurch fällt am Ende der Abwasch vielleicht etwas umfangreicher aus, aber man muss seltener zwischendurch abwaschen.

Musik

Ich finde, mit Musik geht vieles besser. Vielleicht willst du dir zum Kochen eine spezielle Playlist zusammenstellen. Ich höre gerne alte Musik wie Frank Sinatra, wenn ich koche. Das macht die Arbeit angenehmer, lenkt mich aber nicht zu sehr ab. Wenn Musik läuft, bin ich entspannter und wage ab und zu sogar ein paar Tanzschritte.

Kontakt

Beziehe andere Menschen ein. Wenn du allein lebst, kannst du beim Kochen mit einer Freundin telefonieren. Per Videotelefonat könntest du sogar mit einer Freundin oder einem Body Double gemeinsam kochen. Wenn du gern für andere kochst, lade einfach Freunde oder Verwandte ein. Während der Pandemie haben meine beste Freundin und ich uns gegenseitig bekocht (kurz vor dem Lockdown war sie in meine Nachbarschaft gezogen). Ob Partner, Mitbewohner oder Kinder: Suche jemanden, der dir in der Küche Gesellschaft leistet und zur Hand geht.

Kreativität

Kochen ist eine kreative Tätigkeit. Menschen mit ADHS sind ausgesprochen kreativ und gute Problemlöser. Das erklärt vielleicht, warum unter den Spitzenköchen einige mit ADHS zu finden sind. Je wohler du dich in deiner Küche fühlst, desto leichter wird es, Rezepten deine persönliche Note zu geben oder aus dem, was du gerade im Kühlschrank findest, ein neues Gericht zu zaubern.

Aufräumen

Mein kleines Gruppen-Coaching beginne ich oft mit der Eisbrecher-Frage: »Hättest du lieber eine Hilfe für den Abwasch oder für die Wäsche?« Beide Aufgaben sind Menschen mit ADHS oft so zuwider, dass sie sie aufschieben, bis die Spüle überquillt oder sie keine saubere Unterwäsche mehr im Schrank haben. Ich will hier nicht auf die Wäsche eingehen, wohl aber auf den Abwasch.

Wer mit dem Putzen Mühe hat, sollte das Buch *Kopf über Wasser im Alltagschaos* von KC Davis lesen. Sie betont darin ausdrücklich, dass Putzen eine moralisch neutrale Tätigkeit ist. Das heißt, niemand ist ein Versager, nur weil sich der Abwasch regelmäßig stapelt.

Deine Küche muss nicht makellos sein. Der Zustand deiner Küche sagt nichts darüber, was für ein Mensch du bist. Manchen Menschen macht Putzen Spaß, andere sind sehr gründlich, weil sie an einer Zwangsstörung leiden. Aber grundsätzlich ist Putzen eine mühselige und monotone Aufgabe, mit der man nie wirklich fertig wird. Selbst wenn ich meine, mit dem Abwasch fertig zu sein, entdecke ich oft noch irgendwo eine benutzte Tasse.

Aufräum-Strategien für Menschen mit ADHS

Typische Hindernisse beim Aufräumen der Küche sind Reizüberflutung, fehlende Routine, fehlendes System, Zeitmangel und Langeweile. Dem lässt sich mit den richtigen Strategien beikommen.

Das Minimum festlegen

Statt anderer Leute Standards erfüllen zu wollen, solltest du herausfinden, was für dich das absolute Minimum in Sachen Sauberkeit und Ordnung in der Küche ist. Was ist das Minimum, das du realistischerweise täglich einhalten kannst (oder so oft, wie du für nötig hältst)? Ich empfehle, täglich aufzuräumen. Wenn ich morgens in eine unordentliche Küche oder einen unordentlichen Wohnraum komme, beginnt der Tag schon mit Überforderung und Ablenkung. Das wird im Laufe des Tages nur noch schlimmer.

Mein absolutes Minimum sieht so aus:

- Arbeitsflächen am Ende des Arbeitstages abwischen
- Alle Schüsseln, Teller, Besteck, Tassen, Töpfe und Pfannen abspülen und in die Spüle stellen
- Essensreste wegräumen
- Alles an seinen Platz stellen

Dein Minimum kann anders aussehen – das kannst nur du entscheiden. Und wenn es dir schwer fällt, überlege einmal, wie es sich anfühlen würde, morgens in eine saubere Küche zu kommen.

Realistische Erwartungen

Es passiert so leicht, dass man sich an neurotypischen Standards orientiert oder die Erwartungen an sich selbst zu hoch schraubt. Realistische Erwartungen an Ordnung und Sauberkeit bedeuten, sich zu fragen, was man wirklich leisten kann, ohne dass es zu viel Zeit in Anspruch nimmt oder man sich überfordert.

Ich empfehle, einen Mindeststandard für die Wohnung festzulegen und zu entscheiden, wie oft er hergestellt werden soll. In meiner Küche versuche ich, das mindestens einmal in der Woche zu tun. Manchmal schaffe ich es täglich, aber manchmal bleibt auch viel liegen.

Reset-Tag

Lege fest, an welchem Tag du eine bestimmte Zeit aufwenden willst, um die Küche auf Mindeststandard zu bringen. Schreibe auf, welche Aufgaben zu erledigen sind, und teile die in kleinere

Arbeitsschritte auf. Dadurch wirken die Aufgaben überschaubarer und du kannst systematisch vorgehen. Du kannst dir beim Aufteilen der Aufgaben sogar von einer KI helfen lassen. Die Liste wird vielleicht nicht perfekt, aber sie bildet eine Grundlage, die du anpassen kannst.

Body Double

Der Abwasch fällt mir leicht, wenn ich dabei mit jemandem plaudern kann. Darum telefoniere ich beim Abwaschen oft mit meiner Schwester oder meiner besten Freundin. Wenn die Kinder in der Küche ihre Hausaufgaben erledigen, ist auch das eine gute Zeit für den Abwasch. Du könntest auch einen Video-Schwatz mit einer Freundin (vielleicht einer neurodivergenten?) abhalten oder dich einer Body Doubling-Gruppe anschließen.

Delegieren

Menschen mit ADHS fällt es oft schwer, um Hilfe zu bitten. Sie fürchten sich vor Ablehnung oder meinen, bei einfachen Aufgaben sollte man keine Hilfe brauchen. Aber es ist keine Schande, um Hilfe zu bitten, wenn man sie braucht.

Sofern es nicht ausdrücklich vereinbart ist, sollte niemand im Haushalt allein für Essensplanung, Einkauf, Kochen und Putzen zuständig sein. Das belastet eine einzelne Person stark und ist ziemlich unfair. Wenn die Zuständigkeit fürs Essen noch nie mit dem Partner oder der Familie besprochen wurde, ist es vielleicht an der Zeit. Es könnte ein schwieriges Gespräch werden.

Eine Partnerschaft verstehe ich als Team, in das beide ihre Stärken einbringen. Kann einer von beiden besser kochen? Kann einer besser putzen? Könnt ihr euch Aufgaben teilen? Während des Studiums war beispielsweise mein damaliger Freund für Fleisch und Fisch zuständig, während ich mich um Gemüse und Salat gekümmert habe.

Wenn eine Person kocht, kann die andere putzen. Wenn einer kocht und putzt, kann der oder die andere einkaufen und vorbereiten oder andere langweilige Haushaltsaufgaben übernehmen.

Abwasch mit System

Der Abwasch stellt für viele Menschen mit ADHS ein großes Hindernis dar. Es gibt aber verschiedene Möglichkeiten, das Thema anzupacken, um es sich leichter zu machen. Probiere einfach aus, mit welcher der folgenden Strategien du am besten zurecht kommst.

- **Nebenbei abwaschen.** Du könntest abwaschen, wenn etwas auf dem Herd köchelt oder im Ofen backt. Das ist einfacher, wenn du gleich zu Beginn heißes Waser in die Spüle laufen lässt. Wenn ein Küchenwerkzeug nicht mehr gebraucht wird, wirfst du es einfach ins heiße Spülwasser. (Messer vielleicht lieber nicht, um dich nicht zu schneiden.)
- **Immer zur gleichen Tageszeit.** Ich wasche nicht nach jeder Mahlzeit ab, sondern spüle das Geschirr nur kurz ab und stelle es in die Spüle. Abends räume ich alles in die Spülmaschine und schalte sie ein, morgens räume ich sie aus. Wenn ich wenig Zeit oder Energie habe oder meine Kraft für andere Dinge brauche, kann es vorkommen, dass das Geschirr einige Tage in der Spüle steht.
- **System in der Spüle.** Wenn du dein Geschirr in der Spüle sammelst, um später abzuwaschen, stelle es nicht wahllos hinein. Dadurch entsteht ein visuelles Chaos, und die Arbeit geht später schwerer von der Hand. Sortiere die Stücke beim kurzen Abspülen: Teller auf Teller, Schälchen in Schälchen usw.
- **Nur ein Teil.** Wenn die Spüle voller Geschirr ist, könntest du die »nur eins«-Methode ausprobieren. Sie kann helfen, sich zum Anfangen aufzuraffen. Schaffst du es, nur einen Teller in die Spülmaschine zu stellen? Nur eine Gabel? Egal was, es geht ums Anfangen. Dadurch zeigst du deinem Gehirn, dass es mit einem Teil klappt. Und vielleicht beschließt dein Gehirn dann, dass es den Rest auch noch schafft.

Die richtigen Utensilien

Mit den richtigen Utensilien geht vieles leichter. Sie können helfen, auf sensorische Bedürfnisse einzugehen, Überforderung zu vermeiden und so den Abwasch leichter zu bewältigen. Hier folgen einige Vorschläge:

GUMMIHANDSCHUHE

Abwaschen kann eklig sein. Mit Handschuhen musst du die Essensreste nicht anfassen. So ist es einfacher, die Aufgabe zu beenden. Außerdem sagen die Handschuhe deinem Gehirn, dass es jetzt Zeit für den Abwasch ist. Und natürlich schützen die Handschuhe Haut und Fingernägel vor Austrocknung.

SCHÜRZE

Irgendwann hätte ich gern höhere Arbeitsflächen, damit ich mich nicht vollspritze. Eine Schürze ist beim Kochen und Abwaschen recht praktisch, und sie erinnert auch das Gehirn daran, welche Aufgabe jetzt ansteht.

ANTI-ERMÜDUNGS-MATTEN

Solche Matten sind angenehm für alle, die es anstrengend finden, beim Kochen oder Abwaschen lange zu stehen.

DAS RICHTIGE SPÜLMITTEL

Wenn du empfindlich auf Gerüche reagierst, solltest du ein Spülmittel finden, dessen Duft du wirklich magst. Das macht das Spülen angenehmer. Bei einer Überempfindlichkeit gegen Gerüche ist ein parfümfreies oder nur schwach parfümiertes Geschirrspülmittel zu empfehlen. Wer sein Geschirr ohne Handschuhe abwäscht, sollte ein feuchtigkeitsspendendes Geschirrspülmittel wählen.

VISUELLER TIMER

Visuelle Timer können für Menschen mit ADHS sehr hilfreich sein. Sie führen vor Augen, wie lange eine bestimmte Arbeit braucht. Gerade bei langweiligen Aufgaben hat man manchmal das Gefühl, das sie ewig dauern, aber der Timer beweist, dass nach 15 Minuten alles getan ist – wenn man sich zum Anfangen aufgerafft hat. Notiere dir, wie lange du für bestimmte Haushaltsaufgaben brauchst, und hänge die Liste sichtbar auf. So kannst du dein Gehirn daran erinnern, dass das Ausräumen der Spülmaschine nur 15 Minuten dauert, und nicht die gefühlte Ewigkeit.

MUSIK

Musik wirkt beim Kochen, Aufräumen und Putzen Wunder. Ich singe oft mit oder tanze ein paar Schritte durch die Küche. Auch Podcasts und Hörbücher sind eine gute Sache.

KOPFHÖRER ODER OHRSTÖPSEL

Sie können hilfreich bei sensorischer Reizüberflutung sein.

Bitte keine Schuldgefühle

Viele Menschen schämen sich, wenn sie Schwierigkeiten mit dem Aufräumen und Putzen haben. Wahrscheinlich haben sie von Eltern, Mitbewohnern und anderen Sätze gehört wie »Du bist so unordentlich«; »Es dauert nicht länger, deinen Teller in die Spülmaschine zu stecken« oder »Es ist nicht so schwierig, nach dem Essen kurz abzuwaschen.« Aber du bist weder faul noch schlampig oder nachlässig. Du hast ADHS und hast mit deinen Exekutivfunktionen zu kämpfen.

Aufräumen und putzen sind langweilige Arbeiten, mit denen man NIE fertig wird. Ich mag eine saubere Küche, aber als Mensch mit ADHS komme ich manchmal nicht gegen den Berg an. Wer mit dem Putzen große Schwierigkeiten hat (und es sich leisten kann), könnte dafür eine Haushaltshilfe engagieren.

Dafür ist es vielleicht nötig, zuerst die innere Stimme zum Schweigen zu bringen, die meint, das »müsse« man doch selbst können. Aber es spricht nichts dagegen, sich in Bereichen, die schwer fallen, Hilfe zu holen. Es ist legitim, seine Kraft für andere Dinge zu verwenden, die mehr Freude oder soziale Kontakte bringen.

Wir haben nun ausführlich alle Aspekte betrachtet, die mit der Ernährung zu tun haben, und Strategien gefunden, um sich den Umgang mit ihnen zu erleichtern. Jetzt ist es an der Zeit, all das in die Tat umzusetzen. In Kapitel 9 habe ich eine Auswahl wirklich einfacher und schneller Rezepte zusammengestellt, mit denen das sicher gelingen wird.

Kinder einbeziehen

Wer Kinder hat, kann ihnen je nach Alter einen Teil der Haushaltsaufgaben überlassen. Es muss ja nicht gleich der ganze Abwasch sein. Vielleicht spülen die Kinder Teller, Besteck, Tassen und Schüsseln, und du übernimmst Töpfe, Pfannen und andere große Teile. Hier folgt eine kurze Liste mit altersgerechten Aufgaben in der Küche:

- 2–3 Jahre: Einkäufe wegräumen
- 4–5 Jahre: Tisch abräumen
- 6–7 Jahre: Arbeitsflächen in der Küche abwischen, Geschirrspüler einräumen und starten (die Eltern sortieren), bei der Zubereitung einfacher Speisen helfen
- 7–9 Jahre: Geschirrspüler ein- und ausräumen, bei Essensvorbereitungen helfen, Lunchpaket selbst einpacken
- 10+ Jahre: einfache Gerichte zubereiten

KAPITEL 9

Einfache Rezepte für Erwachsene mit ADHS (keine Diät!)

Dieses Kapitel enthält Rezepte, die meine Klienten und ich ADHS-freundlich finden. Was bedeutet das? Du brauchst nur wenige Zutaten, es gibt praktische Abkürzungen, sie dauern höchstens 45 Minuten (oft sogar deutlich weniger), und es sind nur wenige Utensilien nötig, was das Aufräumen erleichtert. Außerdem orientieren sie sich an den Prinzipien der sanften Ernährung.

Dieses Kapitel ist in sechs Abschnitte unterteilt. *Frühstück und Smoothies* wendet sich an alle, denen es nichts macht, morgens eine Mahlzeit zuzubereiten (obwohl man Smoothies eigentlich jederzeit genießen kann. *Kalt & auf die Hand* enthält Gerichte, die man gut zur Schule oder zur Arbeit mitnehmen kann. *Alles aus einem Topf* ist ein Abschnitt für Menschen, die nicht gern kochen, wenn sie danach viel abwaschen müssen. Dann gibt es ein Kapitel mit Gerichten *Aus dem Airfryer*. Dieses Gerät liegt gerade groß im Trend, ist für Menschen mit ADHS aber wirklich nützlich. Die Heißluftfritteuse muss nicht vorgeheizt werden, die Speisen sind schnell fertig und man kann Zutaten sogar gefroren hineinlegen (praktisch, wenn man das Auftauen vergessen hat). Außerdem gibt es ein Kapitel, in dem *Vegetarisch* gekocht wird, und in dem auch Veganer auf ihre Kosten kommen. *Beliebte Klassiker* wendet sich an Menschen, die gern typische »Kindergerichte« essen, sie aber mit zusätzlichen Zutaten anreichern möchten, um den Nährstoffgehalt zu erhöhen. Den Abschluss bildet eine kleine Sammlung von leckeren *Snacks*.

Ich hoffe, dir gefallen diese Rezepte und sie machen dir Lust darauf, ein bisschen öfter in der Küche zu experimentieren. Viel Freude!

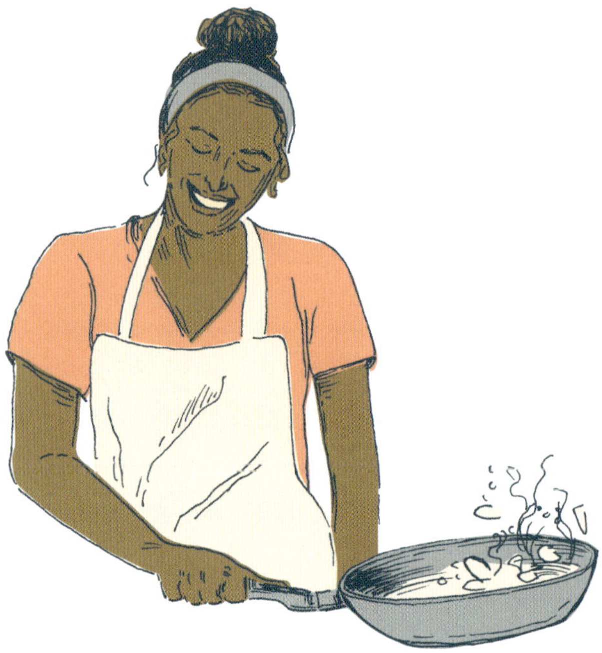

Overnight Oats

Hafer ist sehr gesund, aber für sich allein eher langweilig. Wenn ich Haferflocken esse, egal ob warm oder kalt, betrachte ich sie als Basiskohlenhydrat und peppe sie mit zusätzlichem Protein, Fett und Ballaststoffen auf, um eine sättigende Mahlzeit zu erhalten. Die folgenden Overnight Oats-Rezepte bieten genau das: drei köstliche Optionen für ein sättigendes Frühstück.

Overnight Oats werden normalerweise kalt gegessen, aber man kann sie auch in der Mikrowelle aufwärmen. Wer öfter Overnight Oats isst, könnte alle benötigten Zutaten zusammen in einem Behälter aufbewahren. So muss man sie nicht separat in verschiedenen Ecken der Speisekammer zusammensuchen.

Overnight Oats lassen sich gut vorbereiten, sogar in einem Arbeitsgang für die ganze Woche. Dafür multiplizierst du einfach die Zutatenmengen mit der Anzahl der Mahlzeiten, die du vorbereiten möchtest. In manchen Supermärkten kann man Overnight Oats fertig kaufen. Ich finde die Portionsgrößen allerdings nicht ausreichend und empfehle, sie mit weiteren Toppings anzureichern.

Ergibt: 1 Portion

ZUTATEN

Grundrezept

- 40 g kernige Haferflocken
- 120 ml Milch oder Pflanzendrink
- 65 g griechischer Joghurt mit Vanille, 0,1 % Fett

Erdnussmus & Erdbeeren

- 80 g Erdbeeren in Scheiben
- 1 gehäufter EL Erdnussmus (plus mehr zum Beträufeln, nach Belieben)
- 1 EL Chiasamen
- 2 Messlöffel neutrales Collagenpulver (1 Portion)

Banane & Schoko

- ½ Banane, zerdrückt
- 1 EL Erdnussmus, mit oder ohne Stückchen
- 1 EL gehackte Walnusskerne
- 1–2 EL Schoko-Chips oder 1 Messlöffel Proteinpulver Schokolade

Apfel & Zimt

- 1 mittelgroßer Apfel, z.B. Granny Smith, gehackt
- 2 EL Hanfsamen
- 1 TL Zimt

UTENSILIEN

- Schraubglas, Behälter mit Deckel oder Schüssel und Bienenwachstuch oder Frischhaltefolie
- Messbecher für Flüssigkeiten (groß und klein)
- Messlöffel

SO WIRD ES GEMACHT

1. Die Grundzutaten und die Zutaten für eine der Variationen in ein Schraubglas geben und verschließen. Das Glas schütteln, damit sich die Zutaten verbinden.
2. Mindestens 3 Stunden, besser über Nacht, in den Kühlschrank stellen.

Tipp

- In einer Schüssel die Zutaten mit einem Löffel verrühren und mit Bienenwachstuch oder Frischhaltefolie abdecken.

Chiapudding mit Beeren

Chiasamen sind winzig, aber sehr nährstoffreich. Sie sind eine großartige Quelle für Alpha-Linolensäure (ALA), ein pflanzliches Omega-3, und liefern etwa 10 Gramm Ballaststoffe pro Portion (2½ EL). Wegen ihres milden Geschmacks eignen sie sich hervorragend zum Einstreuen in Smoothies, Overnight Oats, Pfannkuchen, Müsli und sogar Joghurt. Dieser einfache Chia-Pudding mit gemischten Beeren lässt sich gut vorbereiten und schmeckt zum Frühstück oder als Snack.

Ergibt: 2 Portionen

ZUTATEN

- 240 ml ungesüßter Haferdrink (oder anderer Pflanzendrink) mit Vanille
- 1 TL Honig
- 70 g gemischte Beeren (TK)
- 1 Portion oder 2 Messlöffel neutrales Collagenpulver (je nach Sorte)
- 1 TL Zitronensaft
- 40 g Chiasamen

Toppings nach Wahl: Hanfsamen, griechischer Joghurt oder Kokosjoghurt, frische Beeren, gehackte Mandeln, Nuss- oder Samenbutter, gehackte Walnüsse

UTENSILIEN

- Mixer oder Küchenmaschine
- Messbecher für Flüssigkeiten
- Messlöffel
- 2 Schraubgläser (à 450 g) oder andere luftdicht schließende Behälter

SO WIRD ES GEMACHT

3. Milch, Honig, gefrorene Beeren, Collagenpulver und Zitronensaft in einen Mixer oder eine Küchenmaschine geben. Auf höchster Stufe 1–2 Minuten glatt pürieren.
4. Die Chiasamen hinzufügen. Auf niedrige Stufe schalten und so lange mixen, bis die Chiasamen gerade eingearbeitet sind (etwa 15–20 Sekunden).
5. Die Mischung in zwei Schraubgläser oder andere Gefäße verteilen. Fest verschließen und mindestens 4 Stunden oder über Nacht in den Kühlschrank stellen.
6. Mit weiteren Toppings nach Wahl garnieren und direkt aus dem Behälter genießen.

TIPP: Kann im Kühlschrank 5–6 Tage aufbewahrt werden. Du kannst die Mengen verdoppeln oder verdreifachen. Mehr Protein gefällig? Gib griechischen Joghurt, Hanfsamen oder Nüsse darüber.

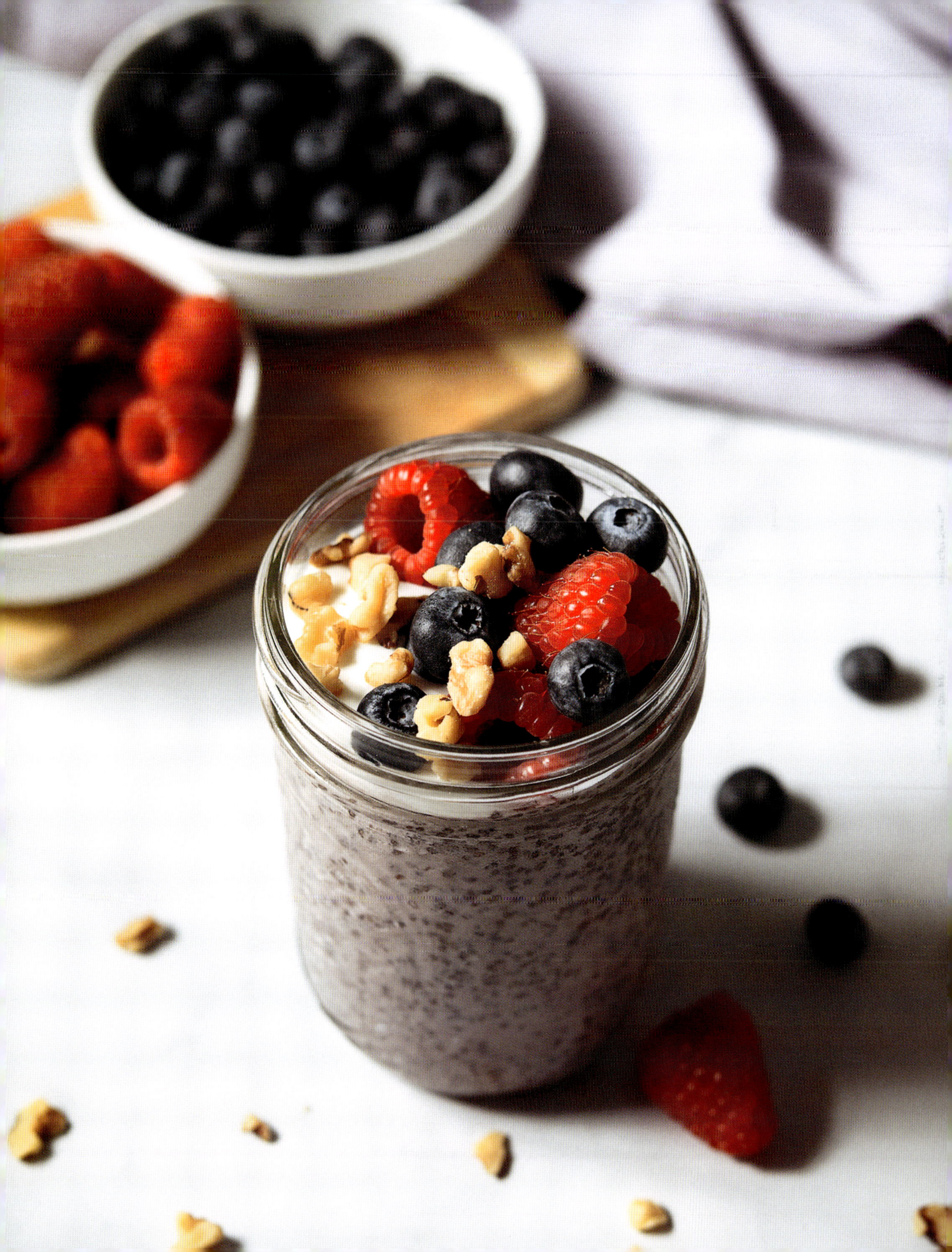

Avocado-Toast mit Spiegelei

Avocados sind reich an einfach ungesättigten Fettsäuren, Kalium und Ballaststoffen. Ich bestreue meinen Avocado-Toast gern mit zusätzlichen Gewürzen und mische Chiasamen unter. Sie enthalten gesunde Fette und Ballaststoffe und halten länger satt. Du kannst auch gekauftes Avocadopüree verwenden, wenn dir die Zeit zum Pürieren und Würzen der Avocado fehlt.

Ergibt: 1 Portion

ZUTATEN

- 1 großes Ei
- 2 Scheiben ballaststoffreiches Brot
- 1 kleine Avocado oder ½ mittelgroße Avocado
- 2 TL Chiasamen
- ½ TL Räucherpaprika
- ½ TL Kurkuma
- Salz und Pfeffer nach Geschmack
- ½ TL Bagel-Gewürzmischung
- Sriracha (nach Belieben)

UTENSILIEN

- Kochspray
- Kleine beschichtete Pfanne
- Toaster oder Backofen
- Messer
- Kleine Schüssel
- Messlöffel
- Gabel
- Spatel

SO WIRD ES GEMACHT

1. Eine kleine beschichtete Pfanne auf mittlerer bis hoher Stufe erhitzen. Die Pfanne mit Kochspray einsprühen.
2. Sobald die Pfanne heiß ist, das Ei aufschlagen und 3 Minuten braten, bis das Eiweiß fest und das und das Eigelb weißlich ist. Das Ei vorsichtig umdrehen und weitere 30 Sekunden braten, bis es gut durchgegart ist. Auf einen Teller legen.
3. Währenddessen das Brot bis zum gewünschten Bräunungsgrad toasten. Die Avocado halbieren und den Kern entfernen. Das Fleisch der Avocado in die Schüssel drücken und die Schale wegwerfen. Chiasamen, Paprika, Kurkuma, Salz und Pfeffer in die Schüssel geben. Die Avocado mit den Gewürzen mit einer Gabel zerdrücken.
4. Den Toast auf den Teller mit dem Ei legen. Die zerdrückte Avocado mit einer Gabel oder einem Spatel auf dem Toast verteilen. Mit der Gewürzmischung und Sriracha garnieren und servieren.

Frühstücks-Tacos

Dies ist eine meiner Lieblingsmethoden, um Reste von einem Fajita-Bowl (Seite 155) zu verwerten. Einfach Rührei dazugeben und schon hat man köstliche Frühstücks-Tacos! Ich verwende für dieses Rezept am liebsten Tortillas mit hohem Ballaststoffgehalt, die sich geschmacklich von normalen kaum unterscheiden. Wer keine Fajita-Reste hat, kann einfach Paprika- und Zwiebelstreifen anbraten und mit Fajita-Gewürz abschmecken.

Ergibt: 1 Portion

ZUTATEN

- 2 große Eier
- 2 EL Milch
- 25 g mexikanischer Käse, gerieben
- Salz und Pfeffer nach Geschmack
- 1 EL Butter
- 115 g Reste von Fajita mit Fleisch und Gemüse
- 2 Tortillas in Taco-Größe
- 2 EL Guacamole
- 2 EL Salsa
- 2 EL saure Sahne, nach Belieben

UTENSILIEN

- Kleine Rührschüssel
- Messbecher
- Messlöffel
- Gabel oder Schneebesen
- Mittelgroße beschichtete Pfanne
- Mikrowellengeeigneter Teller
- Feuchtes Küchenpapier
- Teigschaber

SO WIRD ES GEMACHT

1. Die Eier in eine Schüssel geben. Milch und geriebenen Käse, Salz und Pfeffer hinzufügen. Mit einer Gabel oder einem Schneebesen gut verrühren.
2. Die Butter in einer mittelgroßen, beschichteten Pfanne bei mittlerer Hitze zerlassen. Die Fajita-Mischung hinzufügen und 3–5 Minuten erhitzen..
3. Währenddessen die Tortilla auf einen mikrowellengeeigneten Teller legen und mit feuchtem Küchenpapier abdecken. 15–20 Sekunden in der Mikrowelle erhitzen.
4. Die Fajita-Mischung in eine Hälfte der Pfanne schieben, um sie warm zu halten. Auf schwache bis mittlere Hitze herunterschalten. Das verquirlte Ei in die freie Hälfte der Pfanne gießen und 30 Sekunden warten, bis die Ränder zu stocken beginnen. Das Ei mit einem Teigschaber in der Pfanne hin und her schieben, aber von der Fajita-Mischung getrennt halten. Nach 2–3 Minuten bilden sich große, weiche Klumpen. Die Eier sind fertig, wenn sie fest, aber noch nicht trocken sind.
5. Die Tortillas aus der Mikrowelle nehmen. Das Küchenpapier entfernen und die Tortillas bei Bedarf trennen. Auf jede Tortilla einen Klecks Guacamole geben und mit der Hälfte des Eies und der Fajita-Mischung belegen. Mit Salsa und saurer Sahne garnieren.

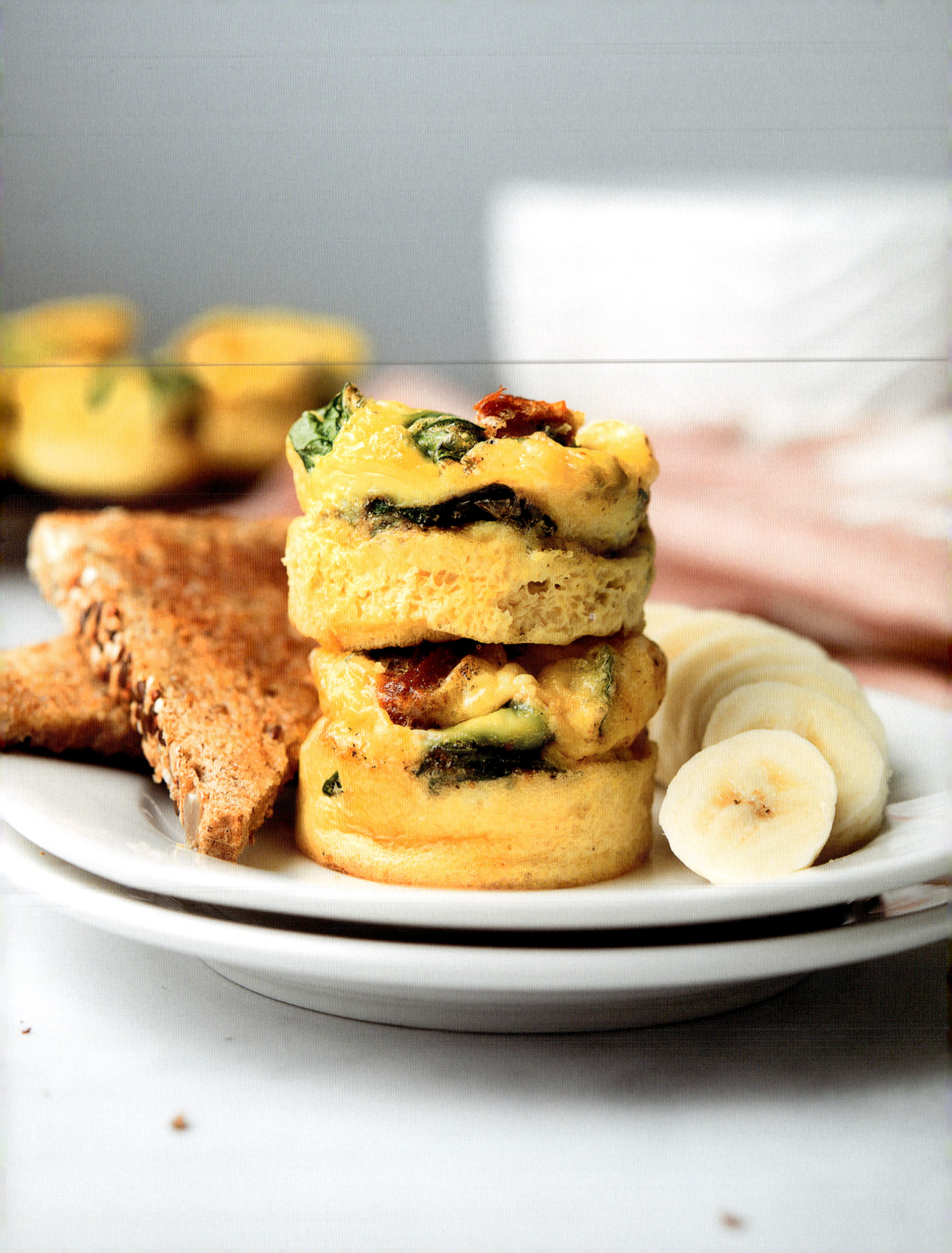

Egg Bites, dreimal anders

Egg Bites sind ein großartiges Frühstück, und sie lassen sich gut vorbereiten. So esse ich Eier am liebsten! Drei Variationen stelle ich hier vor, du kannst die Egg Bites aber auch mit deinen Lieblingsbelägen für Omelett verfeinern. Wer mehrere Sorten in einem Arbeitsgang zubereiten möchte, muss die Zutatenmengen eventuell anpassen.

Ergibt: 12 Egg-Bites oder 6 Portionen (siehe Tipp)

ZUTATEN

Grundmasse

- 12 große Eier
- 60 ml Milch
- Salz und Pfeffer nach Geschmack

Spinat und Feta

- 100 g Spinat, grob gehackt
- 60 g Feta
- 3 sonnengetrocknete Tomaten
- ½ TL Knoblauchpulver

Schinken und Käse

- 100 g Kochschinken, gewürfelt
- 70 g Gruyere, gerieben
- 1 kleine Zwiebel, gehackt

Gemüse und Mozzarella

- 70 g rote Zwiebel, gehackt
- 70 g rote Paprika, gewürfelt
- 25 g Brokkoli, fein gehackt
- 100 g Mozzarella, zerpflückt

UTENSILIEN

- 12er Muffinblech
- Kochspray oder Silikonförmchen
- Große Rührschüssel
- Messbecher
- Messlöffel
- Schneebesen oder Gabel
- Ofenhandschuh
- Bratenthermometer

SO WIRD ES GEMACHT

1. Den Backofen auf 175 °C vorheizen. Ein 12er Muffinblech mit Kochspray einsprühen oder mit Silikonförmchen auslegen.
2. Eier, Milch, Salz und Pfeffer in einer großen Rührschüssel verquirlen. Die Zutaten der gewünschten Variante zugeben und mit dem Schneebesen verrühren.
3. Die Ei-Mischung in die Muffinförmchen verteilen, dabei die Förmchen höchstens zu drei Vierteln füllen. 15–17 Minuten backen, bis die Mitte der Egg Bites fest ist und nicht mehr glänzt (Innentemperatur 74 °C). Aus dem Ofen nehmen, etwas abkühlen lassen, dann aus den Förmchen stürzen.
4. Warm genießen! Zum Aufbewahren die Egg Bites einzeln in Frischhaltefolie wickeln und in einen wiederverschließbaren Beutel geben. Sie halten sich 6 Tage im Kühlschrank und können 3 Monate eingefroren werden. Zum Aufwärmen aus der Frischhaltefolie nehmen und in feuchtes Küchenpapier wickeln. In der Mikrowelle auf einem Teller in 20-Sekunden-Intervallen durchwärmen.

TIPP: 2 Egg Bites entsprechen einer Portion. Am besten mit Kohlenhydraten servieren, z.B. einem englischen Muffin, Toast, Knäckebrot oder einer Banane.

Proteinpfannkuchen mit Beeren

Proteinpfannkuchen sind ideal für Menschen mit ADHS, die gern süß frühstücken und dabei oft nicht genug Protein zu sich nehmen. Ich verwende gerne eine Fertigmischung für Proteinpfannkuchen, damit ich nicht so viele Zutaten abmessen muss. So spare ich mir auch den Mixer, habe also weniger Abwasch. Mit Milch sind die Pfannkuchen besonders proteinreich, man kann sie aber auch mit Wasser zubereiten.

Ergibt: 6 kleine Pfannkuchen (10 cm)

ZUTATEN

- 120 g Fertigmischung für Proteinpfannkuchen
- 175 ml fettarme Milch oder Wasser
- 1 TL Zimt (nach Belieben)
- Kochspray
- 60 g Mandelmus
- 150 g Beerenmischung (TK)
- 30 g Knuspermüsli (nach Belieben für den Crunch-Faktor)

UTENSILIEN

- Mittelgroße Rührschüssel
- Messbecher
- Messlöffel
- Rührlöffel
- Mittelgroße beschichtete Pfanne
- Spatel
- 2 kleine mikrowellengeeignete Schüsseln
- Gabel

SO WIRD ES GEMACHT

1. Eiweißpfannkuchenmischung, Milch oder Wasser und Zimt in eine mittelgroße Rührschüssel geben. Gleichmäßig vermischen, aber nicht zu lange rühren.
2. Die Pfanne mit Kochspray einsprühen und erhitzen. Mit dem Messlöffel etwa 60 ml Teig abmessen und in die erhitzte Pfanne gießen. Den Pfannkuchen bei mittlerer bis starker Hitze 1–2 Minuten backen, bis sich Blasen bilden. Den Pfannkuchen umdrehen und weitere 1–2 Minuten backen, bis er goldbraun ist. Den fertigen Pfannkuchen aus der Pfanne nehmen und auf einen Teller legen. Den restlichen Teig ebenso verarbeiten.
3. Das Mandelmus in eine mikrowellenfeste Schüssel geben. Etwa 10 Sekunden in der Mikrowelle erhitzen, bis das Mandelmus warm und flüssig ist. Die Beerenmischung in eine separate mikrowellengeeignete Schüssel geben und einige Sekunden in der Mikrowelle erhitzen.
4. Die Schüssel mit den Beeren herausnehmen und die Beeren mit einer Gabel zerdrücken. Weitere 10 Sekunden in der Mikrowelle erhitzen. Die Beeren sollten aufgetaut und klebrig sein.
5. Die Pfannkuchen auf zwei Teller verteilen. Jeweils mit der Hälfte des Mandelmus und den Beeren belegen.

Beeren-Smoothie

Diesen Smoothie bereite ich oft zu. Die gemischten Beeren sind eine hervorragende Quelle für Vitamin C, Antioxidantien und Ballaststoffe. Und beim Mixen der Früchte gehen die Ballaststoffe nicht verloren, wie es beim Entsaften der Fall ist.

Ergibt: 1 Portion

ZUTATEN

- 240 ml Vanille-Mandeldrink ohne Zucker
- 160 g Beerenmischung (TK)
- ½ mittelgroße Banane, in Stücken gefroren
- 1 Messlöffel oder 1 Portion Vanille-Proteinpulver
- 1 EL geschrotete Leinsamen
- 1 TL Zimt (nach Belieben)

UTENSILIEN

- Mixer
- Messbecher
- Messlöffel

SO WIRD ES GEMACHT

1. Alle Zutaten, beginnend mit der Flüssigkeit, in den Mixer geben (so lässt es sich leichter mixen). Den Deckel auf den Mixer setzen und auf höchster Stufe glatt pürieren. In ein Glas gießen und genießen!

Tipps für Smoothies:

- Protein- und fetthaltige Zutaten sind wichtig, damit der Smoothie gut sättigt. Möglich sind Proteinpulver, Chiasamen, geschrotete Leinsamen, Nussmus, Avocado, Tofu, griechischer Joghurt oder Hüttenkäse.
- Praktisch ist ein Mixer mit einem Becheraufsatz. Um ihn zu reinigen, den Becher mit warmem Seifenwasser füllen, aufsetzen und den Mixer 1–2 Minuten laufen lassen.
- Gefrorene und trockene Zutaten am besten in verschließbaren Beuteln aufbewahren. So kann man einfach die gewünschte Menge in den Mixer geben und die Flüssigkeit hinzufügen, um im Handumdrehen einen Smoothie zuzubereiten.
- Für einen dickflüssigeren Smoothie weniger Flüssigkeit verwenden.

Erdbeer-Erdnuss-Smoothie

Für Proteine sorgen hier griechischer Joghurt mit Vanille und Erdnussmus. Zusätzliches Proteinpulver ist nicht nötig.

Ergibt: 1 Portion

ZUTATEN

- 240 ml fettarme Milch oder Flüssigkeit nach Wahl
- 160 g Erdbeeren (TK)
- 125 g griechischer Joghurt mit Vanille
- 2 EL Erdnussbutterpulver (34 g) oder Erdnussmus
- 2 TL geschrotete Leinsamen

UTENSILIEN

- Mixer
- Messbecher
- Messlöffel

SO WIRD ES GEMACHT

1. Alle Zutaten, beginnend mit der Flüssigkeit, in einen Mixer geben. Den Deckel aufsetzen und alles auf höchster Stufe glatt pürieren. In ein Glas gießen und servieren.

TIPP: Du kannst Erdnussbutterpulver online kaufen oder du findest es im Supermarkt, meist im gleichen Regal wie Erdnussbutter.

Exotischer Smoothie

Ich verwende für diesen Smoothie Kollagenpulver, aber du kannst auch ein geschmacksneutrales Proteinpulver deiner Wahl verwenden.

Ergibt: 1 Portion

ZUTATEN

- 310 g Vanille-Mandeldrink ohne Zucker oder Flüssigkeit nach Wahl
- 160 g exotische Früchtemischung (TK)
- 1 Portion Collagenpulver
- 2 TL Chiasamen

UTENSILIEN

- Mixer
- Messbecher
- Messlöffel

SO WIRD ES GEMACHT

1. Alle Zutaten, beginnend mit der Flüssigkeit, in einen Mixer geben. Den Deckel aufsetzen und alles auf höchster Stufe glatt pürieren. In ein Glas gießen und servieren.

Cold Brew Smoothie

Dieser Smoothie ist meine Abwandlung eines meiner Lieblings-Smoothies, allerdings verwende ich Dattelsirup, weil sich Datteln nicht gut pürieren lassen und meinen Trinkhalm verstopfen würden. Der Smoothie erfordert ein wenig Vorbereitung: Das Cold Brew-Konzentrat muss am Vorabend in Eiswürfelbehältern eingefroren werden. Dies und die gefrorene Banane sorgen dafür, dass der Smoothie dick und cremig wird. Ich persönlich mag Haferdrink oder fettarme Milch, aber Vollmilch oder andere Pflanzendrinks eignen sich ebenso.

Ergibt: 1 Portion

ZUTATEN

- 240 ml Milch oder Pflanzendrink
- 6–8 gefrorene Würfel Cold-Brew-Konzentrat (siehe Tipp)
- 1 Banane, grob gehackt und gefroren
- 2 EL Mandelmus
- 1 TL Dattelsirup oder Honig

UTENSILIEN

- Mixer
- Messbecher
- Messlöffel
- Eiswürfelform

TIPP: Für die Würfel das Cold-Brew-Konzentrat in eine Eiswürfelform füllen. Ich verwende eine Silikonform für 15 Eiswürfel. Mindestens 6 Stunden in den Tiefkühler stellen, bis die Würfel fest sind.

SO WIRD ES GEMACHT

1. Alle Zutaten, beginnend mit der Flüssigkeit, in einen Mixer geben. Den Deckel aufsetzen und alles auf höchster Stufe glatt pürieren. In ein Glas gießen und servieren.

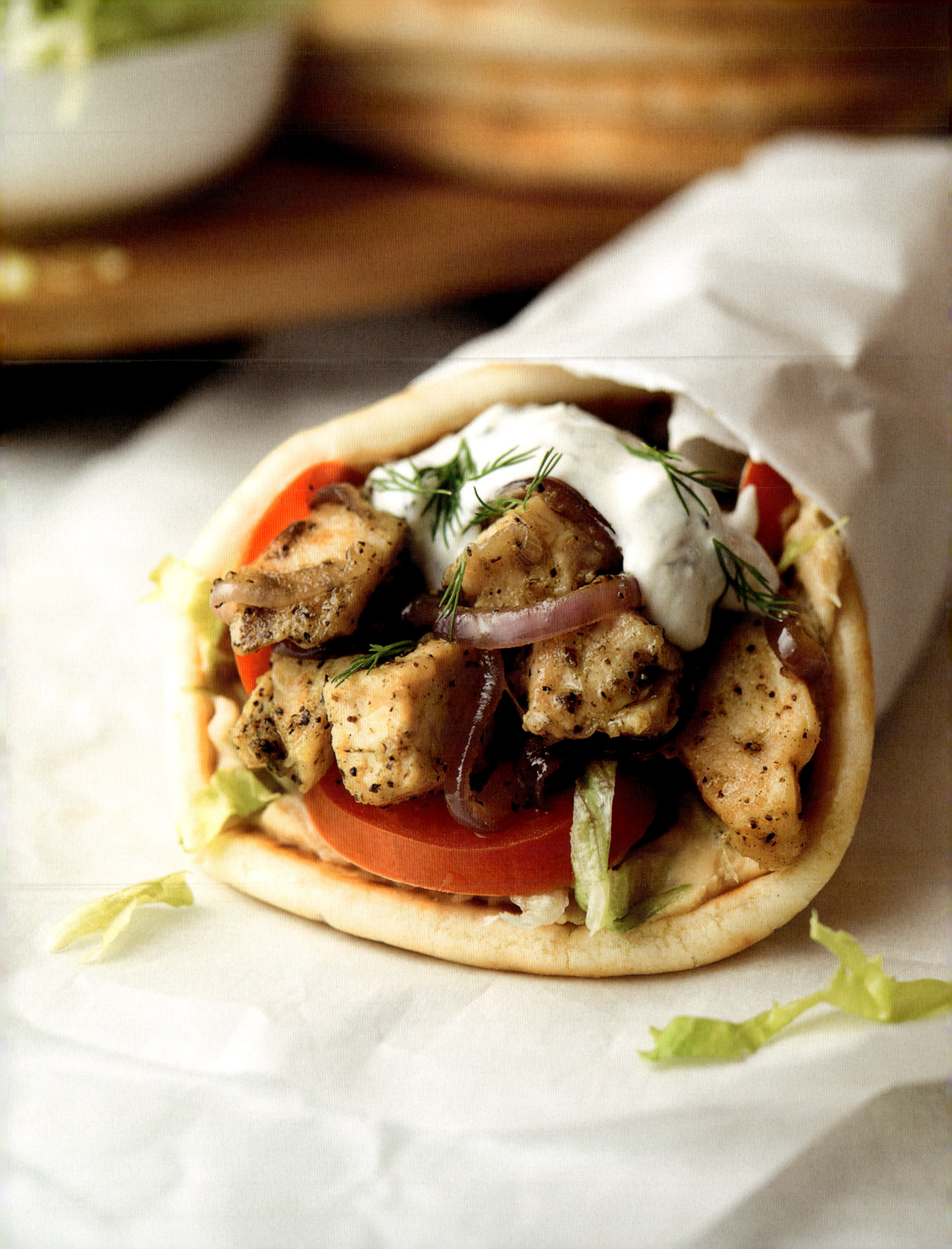

Griechischer Hähnchenwrap

Diesen Wrap esse ich gern mittags, weil er so schnell fertig ist. Wer möchte, kann das Fleisch schon ein paar Stunden vorher garen und das Gemüse vorbereiten. Und es spricht auch nichts dagegen, ein Grillhähnchen zu verwenden oder Hummus und Tsatsiki fertig zu kaufen.

Ergibt: 2 Portionen

ZUTATEN

- 227 g Hähnchenbrustfilet, in 1 cm große Stücke geschnitten
- 3 EL Olivenöl
- 30–50 g griechische Gewürzmischung
- ½ rote Zwiebel, in Ringe geschnitten
- 2 Pitta-Brote
- 120 g Hummus oder Tsatsiki
- 1 Roma-Tomate, in dünne Scheiben geschnitten
- 35 g grüner Salat, in dünne Streifen geschnitten

UTENSILIEN

- Küchenpapier
- Messlöffel
- Große Rührschüssel
- Mittelgroße beschichtete Pfanne
- Zange oder Spatel
- Bratenthermometer
- Schneidebrett
- Messer
- Messbecher

SO WIRD ES GEMACHT

1. Das Hähnchenfleisch mit Küchenpapier trocken tupfen. Hähnchen, 1 EL Olivenöl, griechisches Gewürz, Salz und Pfeffer in eine Rührschüssel geben und schwenken, bis das Fleisch gut bedeckt ist.
2. 1 EL Olivenöl in einer beschichteten Pfanne auf mittlerer Stufe erhitzen, bis es schimmert. Fleisch und Zwiebeln darin unter gelegentlichem Rühren 7–9 Minuten braten, bis das Fleisch gebräunt ist und die Zwiebeln weich sind. Das Fleisch sollte eine Kerntemperatur von 74 °C haben.
3. Den Grill auf höchster Stufe vorheizen und den Rost auf die oberste Schiene schieben. Die Pitta-Brote auf jeder Seite mit 1 EL Olivenöl einpinseln. Auf den Rost legen und von jeder Seite 1–2 Minuten rösten. Dabei STÄNDIG beobachten.
4. Die Pitta-Brote sollten warm, leicht gebräunt und biegsam sein – nicht verbrannt.
5. Die Pitta-Brote auf einer Seite mit Hummus oder Tsatsiki bestreichen. Mit Tomaten und der Hähnchen-Zwiebel-Mischung belegen. Wie einen Burrito aufrollen oder wie einen Taco in der Mitte falten und servieren.

DIY-Tacos

Für dieses lustige Gericht verwende ich gern mageres Putenhackfleisch, weil es wenig gesättigte Fettsäuren enthält. Auch Rinderhackfleisch oder Tofu sind gut geeignet. Das Tolle an diesen Gerichten ist, dass man sie individuell gestalten kann. Normalerweise stellen wir alle Zutaten separat auf den Tisch, damit sich jeder seine Tacos nach Lust und Laune zusammenstellen kann. Statt Schüsseln verwenden wir Glasbehälter mit Deckel, die man im Kühlschrank aufbewahren kann.

Ergibt: 4 Portionen

ZUTATEN

- 450 g mageres Putenhackfleisch
- 1 Päckchen Taco-Gewürzmischung
- 160 ml Wasser
- 4 Portionsbeutel Tortilla-Chips
- 1 Beutel (ca. 200 g) geschnittener grüner Salat
- 50 g mexikanischer Käse (oder Käse nach Wahl), gerieben
- 125 g Pico de Gallo oder andere Salsa
- Saure Sahne
- 1 Jalapeño

UTENSILIEN

- Mittelgroße beschichtete Pfanne
- Messbecher
- Spatel oder Kochlöffel
- Schneidebrett
- Messer

SO WIRD ES GEMACHT

1. Eine mittelgroße Pfanne auf mittlerer bis hoher Stufe erhitzen. Das Putenhackfleisch hinzugeben und 10 Minuten braten, bis es gebräunt und durchgegart ist. Dabei mit einem Spatel oder Kochlöffel zerkleinern.
2. Taco-Gewürz und Wasser in die Pfanne geben und gut umrühren. Auf schwache Hitze herunterschalten und 3–5 Minuten köcheln lassen, bis die Sauce eingedickt ist.
3. Die Jalapeño in dünne Scheiben schneiden.
4. Die Tüten mit den Chips öffnen und das Taco-Fleisch in einer Schüssel oder einem Glasbehälter anrichten. Ebenso den Salat, Käse, Pico de Gallo, saure Sahne und die Jalapeno-Scheiben in separaten Gefäßen anrichten. Jeder kann nun seine Tacos selbst garnieren und genießen.

Bunte Abendbrot-Teller für Menschen mit ADHS

Bevor das Girl-Dinner auf TikTok Follower sammelte und den Trend für Boards generierte, habe ich einen Teller mit Snacks oder Fingerfood als »bunten ADHS-Teller« bezeichnet. Manchmal hat man einfach Lust auf verschiedene Kleinigkeiten, die man ohne Besteck essen kann. Hier verrate ich die Formel für einen Teller, der nicht nur gut schmeckt, sondern auch sättigt. Je nachdem, wie groß der Hunger ist, können weitere Zutaten hinzugefügt werden.

In der Tabelle auf Seite 144 habe ich die Zutaten danach geordnet, welche Makronährstoffe sie hauptsächlich enthalten. Ich empfehle ballaststoffreiche Kohlenhydrate, weil sie länger satt halten. Wer einfache Kohlenhydrate wählt, sollte vielleicht mehr ballaststoffreiches Obst oder Gemüse wie Beeren oder Brokkoli dazu essen. Alles, was den Teller attraktiver macht und Lust aufs Essen weckt, ist willkommen. Dazu gehören auch die kleinen, aber feinen Extras.

Das Tolle an diesen Tellern ist, dass man sie ganz nach den eigenen Bedürfnissen zusammenstellen kann. Sie eignen sich auch gut, um Reste zu verwerten, die für eine vollständige Mahlzeit nicht ausreichen. Einfach hinzufügen, was noch fehlt (Kohlenhydrate, Protein, Fett), und fertig ist ein Abendessen.

Hier folgen einige Beispielteller, um dir den Einstieg zu erleichtern. Auf der folgenden Seite findest du eine Tabelle mit vielen weiteren Vorschlägen. Du kannst sie einfach wie eine Art Baukasten nutzen, um deinen Lieblingsteller zusammenzustellen. Guten Appetit!

Bunter ADHS-Teller 1

Protein: Thunfisch (Konserve)

Kohlenhydrate: Leinsamencracker

Fett: Avocadoscheiben und Walnüsse

Volumen: Karottenstifte und Apfel

Zufriedenheitsfaktor: eingelegte Gurken und ein Stück dunkle Schokolade

Bunter ADHS-Teller 2 (Vegan)

Protein: Hummus

Kohlenhydrate: Vollkorn-Pitta und getrocknete Feigen

Fett: Oliven

Volumen: Weintrauben, Gurkenstifte und Radieschen

Zufriedenheitsfaktor: Veganer Cookie

Bunter ADHS-Teller 3

Protein: Räucherlachs und hart gekochtes Ei

Kohlenhydrate: Crostini

Fett: Frischkäse

Veggies: Gurkenscheiben und Kirschtomaten

Zufriedenheitsfaktor: Kapern

Baukasten für bunte Teller

Ergibt: 1 Portion

1–2 Zutaten mit Protein	1–2 Zutaten mit Kohlenhydraten	1–2 Zutaten mit Fett	1–2 Volumen-Zutaten (Obst/Gemüse)	1–2 Zutaten für den Zufriedenheitsfaktor
Protein	**Kohlenhydrate**	**Fette**	**Volumen**	**Extras**
Bratenaufschnitt	Cracker	Nüsse (Mandeln, Walnüsse, Cashews, Erdnüsse etc.)	Apfelscheiben	Konfitüre (hausgemacht)
Hartgekochte Eier	Tortilla-Chips	Kürbiskerne	Banane	Honig
Räucherlachs	Salzbrezeln	Oliven	Weintrauben	Dijon-Senf
Thunfisch/Sardinen (Konserve)	Vollkorn-Pitta	Nussmus	Beeren	Eingelegte Gurken
Edamame	Pasta	Avocadoscheiben	Karotten	Eingelegtes Gemüse
Hummus	Brot	Guacamole	Snack-Gurken	Nutella
Hüttenkäse	Bohnen	Knoblauchdip	Snack-Paprika oder Paprikastreifen	Körniger Senf
Käse	Getrocknete Zuckerschoten	Ranch-Dressing	Radieschen	Kapern
Brathähnchen	Bananenchips	Tapenade	Clementinen	Süßigkeiten
Beef Jerky	Pitta-Chips	Tahini-Sauce	Kirschtomaten	
Getrocknete Kichererbsen	Popcorn	Frischkäse	Zuckerschoten	
Lupinensamen	Knuspermüsli		Datteln	
Chicken Nuggets	Trockenfrüchte (Feigen, Aprikosen, Rosinen)		Kiwi	
Griechischer Jogurt	Crostini		Ananas	
Tempeh			Pfirsiche	
Linsen			Brokkoli	
Aufschnitt (Schinken, Salami, Chorizo, Krakauer, luftgetrocknete Wurst)			Grüne Erbsen	
			Zucchini	

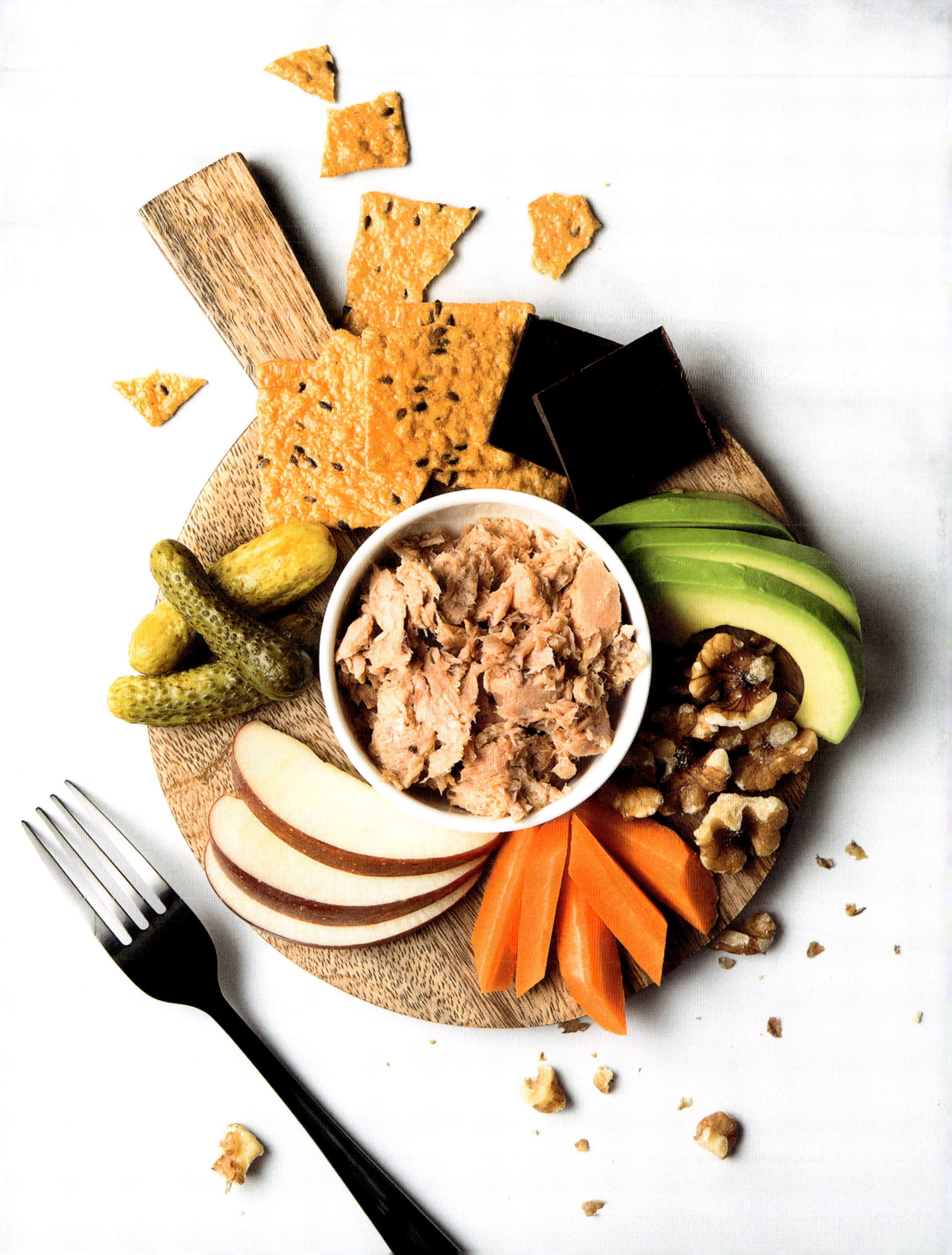

Buffalo-Hähnchen-Wrap

Ich habe eine Schwäche für Ranch-Dressing, darum mag ich diesen Wrap so gern. Knackiges Gemüse sorgt für den Crunch-Faktor. Ranch-Dressing kann man fertig kaufen, aber ich mache es gern selbst aus griechischem Joghurt mit Ranch-Gewürz, um meine Proteinversorgung zu verbessern. Wer möchte, kann dieses Rezept auch für einen Salat verwenden. Einfach grünen Salat in Streifen schneiden, auf einem Teller verteilen und mit knackigem Gemüse und Hähnchen belegen. Zum Schluss alles mit dem Dressing beträufeln.

Ergibt: 1 Wrap

ZUTATEN

- 125 g Hähnchenbrustaufschnitt, in Streifen geschnitten
- 60 g Buffalo-Sauce
- 65 g griechischer Joghurt
- 1 gehäufter TL Ranch-Gewürzmischung
- Tortillas
- 70 g grüner Salat, in Streifen geschnitten
- 70 g Karotten, geraspelt
- 1–2 Frühlingszwiebeln, in dünne Ringe geschnitten

UTENSILIEN

- Mittelgroße Rührschüssel
- Messbecher
- Messer
- Messlöffel
- Schneidebrett

SO WIRD ES GEMACHT

1. Hähnchenbrustaufschnitt, Buffalo-Sauce, griechischen Joghurt und Ranch-Gewürz in eine mittelgroße Schüssel geben und gut vermengen.
2. Die Tortilla auf einen Teller legen. Die Hälfte der Mischung in die Mitte der Tortilla geben. Mit Salat, Karotten und grünen Zwiebeln belegen. Die rechte und linke Seite der Tortilla zur Mitte falten. Dann die Unterkante einmal umfalten und zu einem Wrap aufrollen.

Italienischer Pasta-Salat

Mein Partner und ich bereiten im Sommer gern eine große Schüssel Salat zu, die wir im Kühlschrank aufbewahren. So haben wir bei Bedarf schnell eine Mahlzeit zur Hand. Wer gern italienisch isst, wird diesen Salat lieben. Ich verwende Proteinnudeln für eine Extraportion Eiweiß. Wer glutenfrei isst, kann auch Kichererbsen- oder Rote Linsennudeln probieren. Wer eine der Gemüsesorten nicht mag, lässt sie einfach weg. Die schwarzen Oliven gebe ich immer meinem Partner.

Ergibt: 6 große Portionen

ZUTATEN

- 400 g Proteinnudeln (Rotini)
- 70 g Salami, gehackt
- 70 g Peperoni, gehackt
- 60 g Spitzpaprika, in Streifen geschnitten
- 140 g grüne Paprika, gewürfelt
- 340 g gegrillte Paprika aus dem Glas
- 340 g Kirschtomaten, halbiert
- 225 g Mozzarella-Perlen (1 Paket)
- 60 g rote Zwiebeln, gehackt
- 60 g schwarze Oliven
- 240 ml italienisches Salatdressing

UTENSILIEN

- Mittelgroßer Kochtopf
- Durchschlag
- Große Rührschüssel
- Großer Löffel
- Messbecher
- Messer
- Schneidebrett
- Messlöffel
- Frischhaltefolie

SO WIRD ES GEMACHT

1. 2 l Wasser in einem mittelgroßen Topf bei starker Hitze zum Kochen bringen. Die Nudeln nach Packungsanweisung kochen.
2. Währenddessen die Salami und das Gemüse klein schneiden.
3. Die Nudeln in einen Durchschlag abgießen (nicht abschrecken!) und abtropfen lassen. Dann in die große Rührschüssel geben und mindestens 15 Minuten abkühlen lassen..
4. 120 ml italienisches Dressing und die restlichen Zutaten in die Schüssel zu den abgekühlten Nudeln geben. Mit einem großen Löffel umrühren, um Nudeln, Gemüse und Salami gleichmäßig mit dem Dressing zu überziehen. Mit Frischhaltefolie abdecken und für mindestens 3 Stunden in den Kühlschrank stellen. Das restliche Dressing erst kurz vor dem Servieren dazugeben.
5. Reste des Salats können im einem luftdichten Behälter 3 Tage im Kühlschrank aufbewahrt werden.

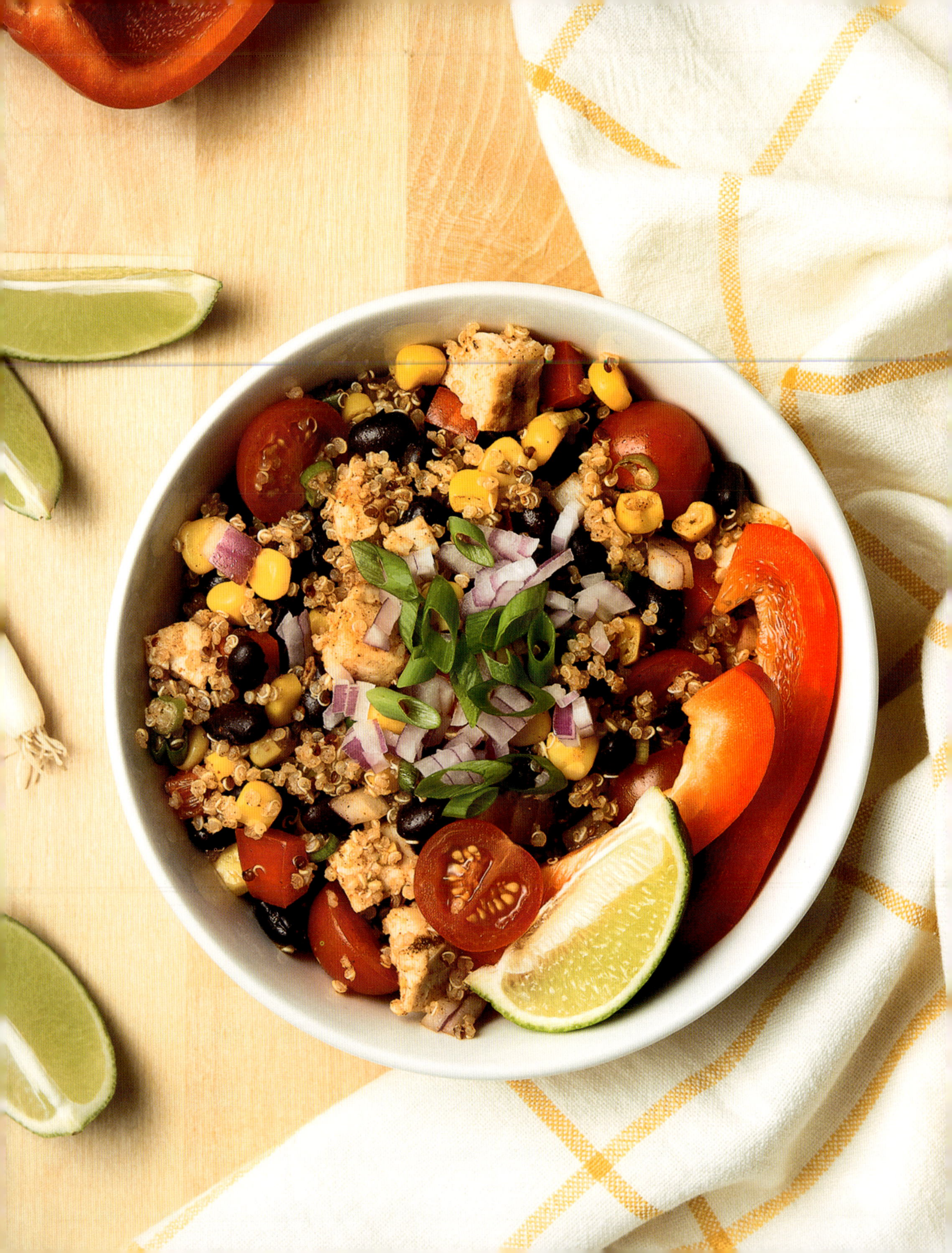

Bunter Quinoa-Salat

Das war eines meiner Lieblingsgerichte während des Studiums, weil man es warm oder kalt genießen kann. Quinoa ist ein vielseitiges, glutenfreies Getreide, das pro Tasse 8 Gramm Protein und 5 Gramm Ballaststoffe liefert. Zudem ist Quinoa ein komplettes Protein, enthält also alle neun essenziellen Aminosäuren. Man muss sie nicht mit anderen Lebensmitteln kombinieren, um den Proteinbedarf zu decken. Wer Zeit sparen will, kann fertig gebratene Hähnchenwürfel, tiefgefrorene geschnittene Paprika und Zwiebeln sowie vorgegarte Quinoa verwenden. Die Gemüsesorten können beliebig variiert werden, und Vegetarier können das Fleisch weglassen oder durch Tofu ersetzen. Ohne Hähnchenfleisch liefert dieses Gericht 16 Gramm Protein pro Portion.

Ergibt: 2 Portionen

ZUTATEN

- 185 g Quinoa
- 75 g rote Paprika, gewürfelt
- 75 g rote Zwiebeln, gehackt
- 150 g Kirschtomaten, in Scheiben geschnitten
- 2 Frühlingszwiebeln, in dünne Ringe geschnitten
- 2 EL Olivenöl
- 225 g gegartes Hähnchenbrustfilet (TK)
- 240 g Maiskörner (Konserve), abgetropft
- 1 Dose (400 g) schwarze Bohnen, abgetropft und abgespült
- 1 EL Limettensaft
- ½ Päckchen salzarmes Taco-Gewürz
- ½–1 TL Salz, nach Geschmack

Nach Belieben: Guacamole, Salsa, saure Sahne, Jalapeño-Ringe

UTENSILIEN

- Feines Sieb
- Mittelgroßer Topf
- Messbecher
- Gabel
- Große Rührschüssel
- Messlöffel
- Mittelgroße Pfanne
- Spatel
- Schneidebrett
- Küchenmesser
- Dosenöffner

SO WIRD ES GEMACHT

1. Falls nötig, die Quinoa vor dem Kochen abspülen (siehe Packungsanweisung). Mit 475 ml Wasser in einen mittelgroßen Topf geben. Zum Kochen bringen, abdecken und bei schwacher Hitze 15 Minuten köcheln lassen, bis die Quinoa hell, locker und gar ist. Vom Herd nehmen und zugedeckt 10 Minuten quellen lassen. Mit einer Gabel auflockern.
2. Paprika, Zwiebel, Tomaten und Frühlingszwiebeln hacken, in die große Rührschüssel geben und beiseite stellen.
3. 1 EL Olivenöl bei mittlerer bis starker Hitze in einer mittelgroßen Pfanne erhitzen.
4. Wenn das Öl schimmert, das Hähnchen in die Pfanne geben. Unter ständigem Wenden rundherum braten, bis die Kerntemperatur 74 °C erreicht. Aus der Pfanne nehmen und 10 Minuten auf dem Schneidebrett abkühlen lassen. In 1 cm große Stücke schneiden.
5. Quinoa, Hähnchen, Bohnen, Mais, restliches Olivenöl, Limettensaft, die Hälfte der Taco-Gewürzmischung und Salz in die Schüssel mit dem Gemüse geben. Umrühren.
6. Guacamole, Salsa, saure Sahne und Jalapeños in separaten Schälchen servieren. Reste des Salats in einem luftdichten Behälter im Kühlschrank aufbewahren und innerhalb von 5 Tagen verbrauchen.

Lachs vom Blech mit Gemüse und Kartoffeln

Lachs enthält Omega-3-Fettsäuren, die für ADHS-Gehirne wichtig sind, darum spricht einiges dafür, dieses Gericht jede Woche zu essen. Um Zeit zu sparen, verwende ich fertig gewürztes Lachsfilet, das in vielen Geschäften zu bekommen ist. Außerdem versuche ich, geputzten und halbierten Rosenkohl zu kaufen, um es mir leichter zu machen. Wer das Gericht öfter zubereitet, kann den Rosenkohl durch Brokkoli, Spargel, Zucchini und Tomaten oder eine Kombination davon austauschen, um mehr Abwechslung auf dem Teller zu haben.

Ergibt: 4 Portionen

ZUTATEN

- 680 g kleine rote Kartoffeln abgespült und abgetrocknet
- 2 EL Olivenöl
- 2 EL Balsamico-Essig
- 1 EL italienische Gewürzmischung
- 1 EL gehackter Knoblauch
- 340 g Rosenkohl, halbiert
- Salz und Pfeffer nach Geschmack
- 450 g gewürztes Lachsfilet

UTENSILIEN

- Kochspray
- Silikonbackmatte oder Backpapier
- Backblech
- Große Schüssel
- Löffel
- Spatel
- Messer
- Messlöffel

SO WIRD ES GEMACHT

1. Den Ofen auf 200 °C vorheizen. Ein Backblech mit einer Silikonbackmatte oder Backpapier auslegen.
2. Die Kartoffeln in eine große Schüssel geben und mit 1 EL Olivenöl und 1 EL Balsamico-Essig beträufeln. Mit einem Löffel umrühren, bis die Kartoffeln gut bedeckt sind. ½ EL italienische Gewürze, ½ EL gehackten Knoblauch und Salz und Pfeffer nach Geschmack hinzufügen. Erneut mischen, bis die Gewürze gleichmäßig verteilt sind.
3. Die Kartoffeln auf das Backblech geben und das Blech in den Ofen schieben. Einen Timer auf 15 Minuten einstellen und die Kartoffeln garen.
4. Währenddessen den Rosenkohl in derselben Schüssel mit dem restlichen Olivenöl, dem Balsamico-Essig, den italienischen Gewürzen und dem Knoblauch mischen. Salzen und pfeffern.
5. Wenn der Timer abgelaufen ist, das Blech aus dem Ofen nehmen und die Kartoffeln an eine Seite des Blechs schieben. Den Lachs in die Mitte des Blechs legen und den Rosenkohl auf die andere Seite geben.
6. Das Blech weitere 20–25 Minuten in den Ofen schieben, bis der Lachs eine Kerntemperatur von 63 °C erreicht hat und Rosenkohl und Kartoffeln leicht knusprig sind. Bei Bedarf den Backofengrill einschalten, den Lachs herausnehmen und das Gemüse weitere 2–3 Minuten bräunen, damit es knuspriger wird.

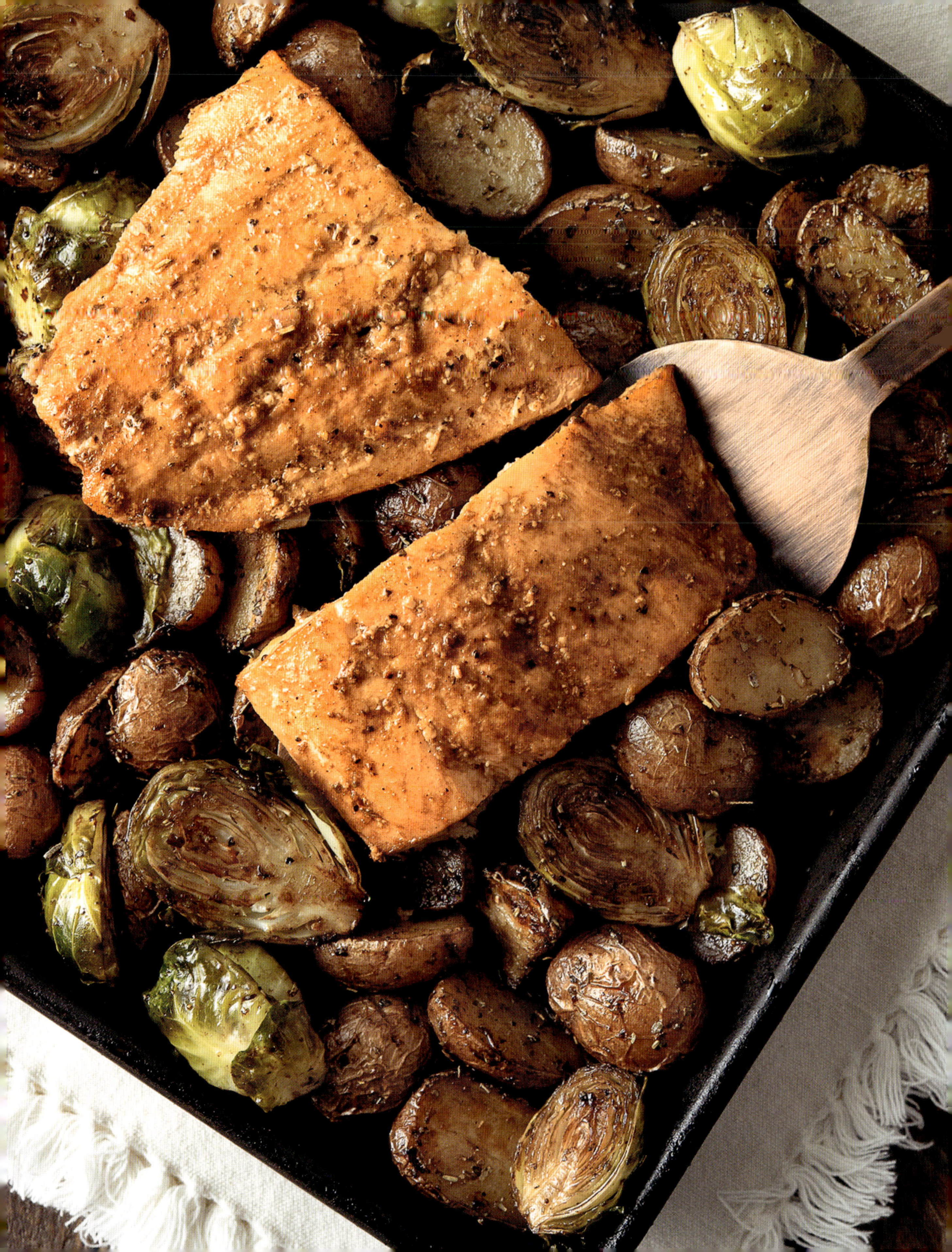

Mediterrane Fleischklößchen mit Kichererbsen-Orzo

Dieses leckere Gericht ist im Handumdrehen zubereitet. Ich habe vorgekochte Hähnchenfleischbällchen mit geröstetem Knoblauch verwendet. Kichererbsen-Orzo enthalten mehr Ballaststoffe und Proteine als normale Orzo.

Ergibt: 2 Portionen

ZUTATEN

- 3 EL Olivenöl
- 280 g Hähnchenfleischbällchen mit geröstetem Knoblauch
- Salz
- 100 g Kichererbsen-Orzo
- 50 g Kalamata-Oliven, in Scheiben geschnitten
- 1 Snack-Gurke, geschält und halbiert
- 10 Kirschtomaten, halbiert
- 2 TL italienische Gewürzmischung
- 60 g Feta, zerbröselt

UTENSILIEN

- Mittelgroßer Kochtopf
- Messlöffel
- Messbecher
- Feines Sieb
- Kochlöffel

SO WIRD ES GEMACHT

1. 2 EL Olivenöl in einem mittelgroßen Kochtopf bei mittlerer Hitze erwärmen. Die Fleischbällchen darin etwa 3 Minuten braten, bis sie gar sind. Auf einen Teller legen und abdecken.
2. In demselben Topf 1,5 l Salzwasser zum Kochen bringen. Die Hitze auf ein Köcheln reduzieren und die Orzo hineingeben. Etwa 5 Minuten kochen, bis die gewünschte Festigkeit erreicht ist. Zwischendurch umrühren.
3. Währenddessen Gurke und Kirschtomaten in Stücke schneiden. Beiseite stellen.
4. Die gekochten Orzo in einem feinen Sieb abtropfen lassen und gut abspülen. Orzo, Oliven, Gurken, Tomaten, italienische Gewürze und das restliche Olivenöl in den Topf geben und vermischen.
5. Fleischbällchen und Orzo zusammen in einer Schüssel servieren.

Pikant belegtes Fladenbrot

Wer (wie ich) gern Gewürzgurken mag, wird dieses Fladenbrot lieben. Es überzeugt mit der tollen Mischung aus süßen und herzhaften Aromen. Den Käse reibe ich selbst, weil fertig geriebener Käse aus dem Beutel oft Stärke enthält, damit er nicht verklumpt. Die Stärke kann das Schmelzen behindern. Ich genieße zu dem Fladenbrot einen Salat oder Karotten mit Ranch-Dressing, denn die Extraportion Ballaststoffe hält länger satt.

Ergibt: 2 Portionen

ZUTATEN

Ranch-Sauce

- 130 g griechischer Joghurt, 0,1 %
- 60 g Mayonnaise
- 1 Päckchen Ranch-Gewürzmischung

Fladenbrot

- 1 Fladenbrot zum Aufbacken (220 g)
- 150 g Gewürzgurken mit Dill (oder mehr nach Geschmack), abgetrocknet
- 115 g trockener Mozzarella, gerieben
- 60 g Provolone, gerieben
- 90 g Hähnchenbrustaufschnitt, in Streifen geschnitten
- 1 TL getrockneter Dill
- 2 EL Hot Honey

UTENSILIEN

- Kleine Schüssel
- Rührlöffel
- Teigschaber
- Küchenpapier
- Messbecher
- Messlöffel
- Schere oder Pizzaschneider

SO WIRD ES GEMACHT

1. Den Backofen auf 220 °C vorheizen (oder die Anweisungen auf der Verpackung des Fladenbrots befolgen).
2. Griechischen Joghurt, Mayonnaise und Ranch-Gewürz in einer kleinen Schüssel sorgfältig verrühren.
3. Die Ranch-Sauce mit einem Teigschaber oder der Rückseite eines Löffels gleichmäßig auf dem Fladenbrot verteilen, dabei einen 2 cm breiten Rand frei lassen. Die Sauce mit der Hälfte der Gewürzgurken belegen. Mit Mozzarella und Provolone bestreuen. Den Hähnchenbrustaufschnitt gleichmäßig auf dem Käse verteilen. Mit den restlichen Gewürzgurken und dem Dill belegen.
4. Wenn der Rand knusprig werden soll, 5–7 Minuten auf einem Rost im Ofen backen. Soll der Rand weicher sein, 5–9 Minuten auf einem Backblech backen. Mit Hot Honey beträufeln.
5. In Stücke schneiden und servieren.

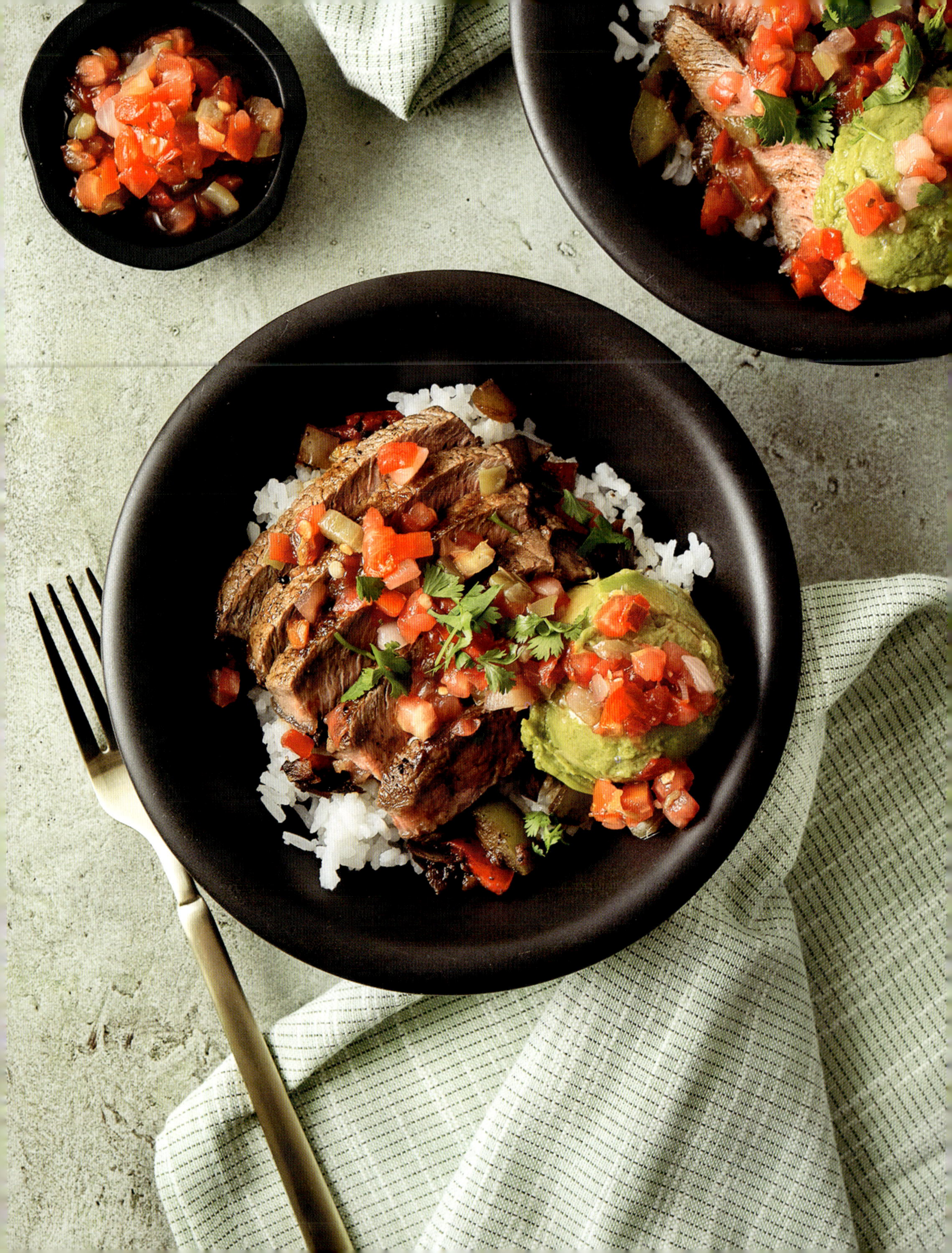

Fajita-Bowl mit Rindfleisch oder Garnelen

Ich liebe eine gute Chipotle Bowl. Für diese verwende ich eine gefrorene mexikanische Gemüsemischung, Mikrowellenreis und eine fertige Fajita-Gewürzmischung.

Ergibt: 2 Portionen

ZUTATEN

- 227 g Sirloin-Steak oder küchenfertige Garnelen
- 2 EL salzarme Fajita-Gewürzmischung
- 2 TL Rotweinessig
- 3 EL Olivenöl
- 150 g mexikanische Gemüsemischung (TK), aufgetaut
- 1 Paket Mikrowellenreis
- 2 Portionsbecher Guacamole (à 60 g)
- 4 EL Pico de Gallo oder andere Salsa

UTENSILIEN

- Küchenpapier
- Große Rührschüssel
- Messlöffel
- Mittelgroße beschichtete Pfanne
- Zange
- Schneidebrett
- Backblech
- Kochspray

SO WIRD ES GEMACHT

Mit Fleisch:

1. Das Steak mit Küchenpapier trocken tupfen und in die große Rührschüssel legen. 1 EL Fajita-Gewürzmischung, 1 EL Olivenöl, 1 TL Rotweinessig sowie Salz und Pfeffer nach Geschmack zugeben und das Fleisch in der Mischung wenden.
2. 1 EL Olivenöl in einer mittelgroßen, beschichteten Pfanne bei mittlerer bis starker Temperatur erhitzen. Wenn das Öl leicht schimmert, das Steak hineingeben und 3–4 Minuten pro Seite braten (medium, 54 °C–57 °C Kerntemperatur), nach Belieben auch länger. Auf ein Schneidebrett legen und mindestens 5 Minuten ruhen lassen, dann quer zur Faser in 1 cm dicke Scheiben schneiden.

Mit Garnelen:

1. Die Garnelen mit Küchenpapier trocken tupfen. In der großen Rührschüssel mit 1 EL Fajita-Gewürzmischung, 1 EL Olivenöl sowie Salz und Pfeffer mischen.
2. 1 EL Olivenöl in einer mittelgroßen, beschichteten Pfanne bei mittlerer bis starker Temperatur erhitzen. Wenn das Öl leicht schimmert, die Garnelen hineingeben und von jeder Seite 2–3 Minuten braten. Auf ein sauberes Schneidebrett legen.

Fertigstellung:

1. Die Pfanne wieder auf den Herd stellen. 1 EL Olivenöl erhitzen und die mexikanische Gemüsemischung hineingeben. Unter häufigen Rühren 5–7 Minuten braten, bis das Gemüse gar und stellenweise kräftig gebräunt ist. Vom Herd nehmen.
2. Den Mikrowellenreis nach Packungsanweisung erhitzen. Jeweils die Hälfte von Reis, Fleisch oder Garnelen und Gemüse in eine Servierschale geben, 1 Portion Guacamole und 2 EL Pico de Gallo darauf verteilen und servieren.

Hähnchen-Wok mit sechs Zutaten

Dies ist eins meiner Lieblingsgerichte, weil es so schnell fertig ist. Außerdem kann man vorbereitete Zutaten verwenden, was meinem ADHS-Gehirn sehr entgegen kommt. Mikrowellenreis beispielsweise spart Zeit, Energie und Abwasch. Wer den Reis lieber selbst kochen möchte, ist mit einem Reiskocher gut beraten. Selbst wenn man den Reis vergisst, brennt er in dem praktischen Gerät nicht an. Und schön warm bleibt er auch.

Ergibt: 2 Portionen

ZUTATEN

- 2 EL Sesamöl
- 1 TL geriebener Ingwer
- 330 g Wok-Gemüse (TK)
- 170 g gegrilltes Hähnchenfleisch, gewürfelt
- 1 Beutel Mikrowellenreis
- 60 g Wok-Sauce

UTENSILIEN

- Messlöffel
- Wok oder große beschichtete Pfanne
- Spatel
- Messbecher

SO WIRD ES GEMACHT

1. Das Sesamöl in einem Wok oder einer großen beschichteten Pfanne auf mittlerer bis hoher Stufe erhitzen. Wenn es schimmert, Ingwer und Gemüse-Mischung in den Wok geben und unter gelegentlichem Rühren 3–4 Minuten braten. Auf mittlere Hitze herunterschalten. Das Fleisch in den Wok geben und weitere 3–5 Minuten braten, bis das Fleisch gar ist.
2. Während Gemüse und Fleisch garen, den Mikrowellenreis nach Packungsanweisung erhitzen.
3. Die Wok-Sauce zu Fleisch und Gemüse geben und gut umrühren. Reis, Fleisch und Gemüse in zwei Servierschalen füllen und genießen.

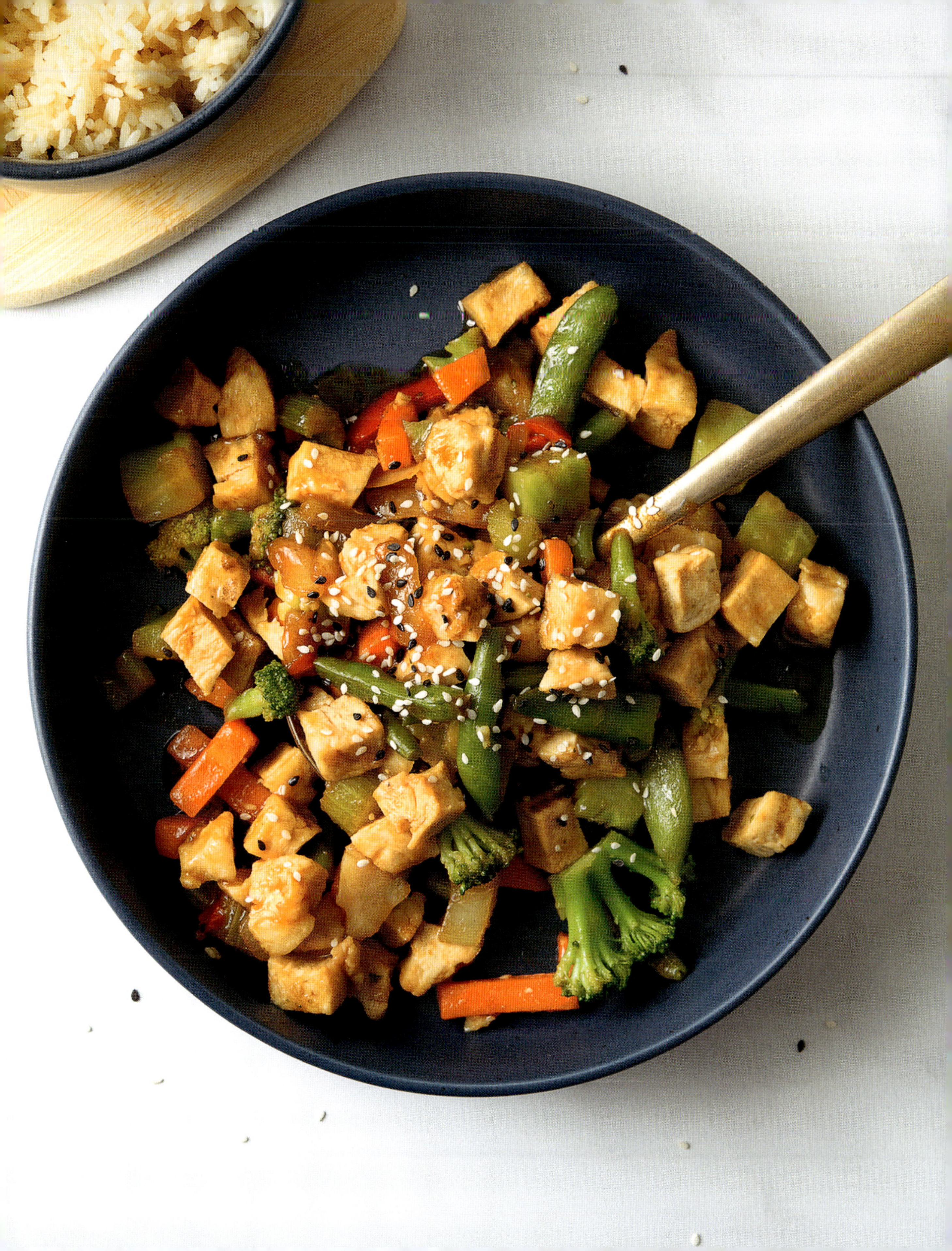

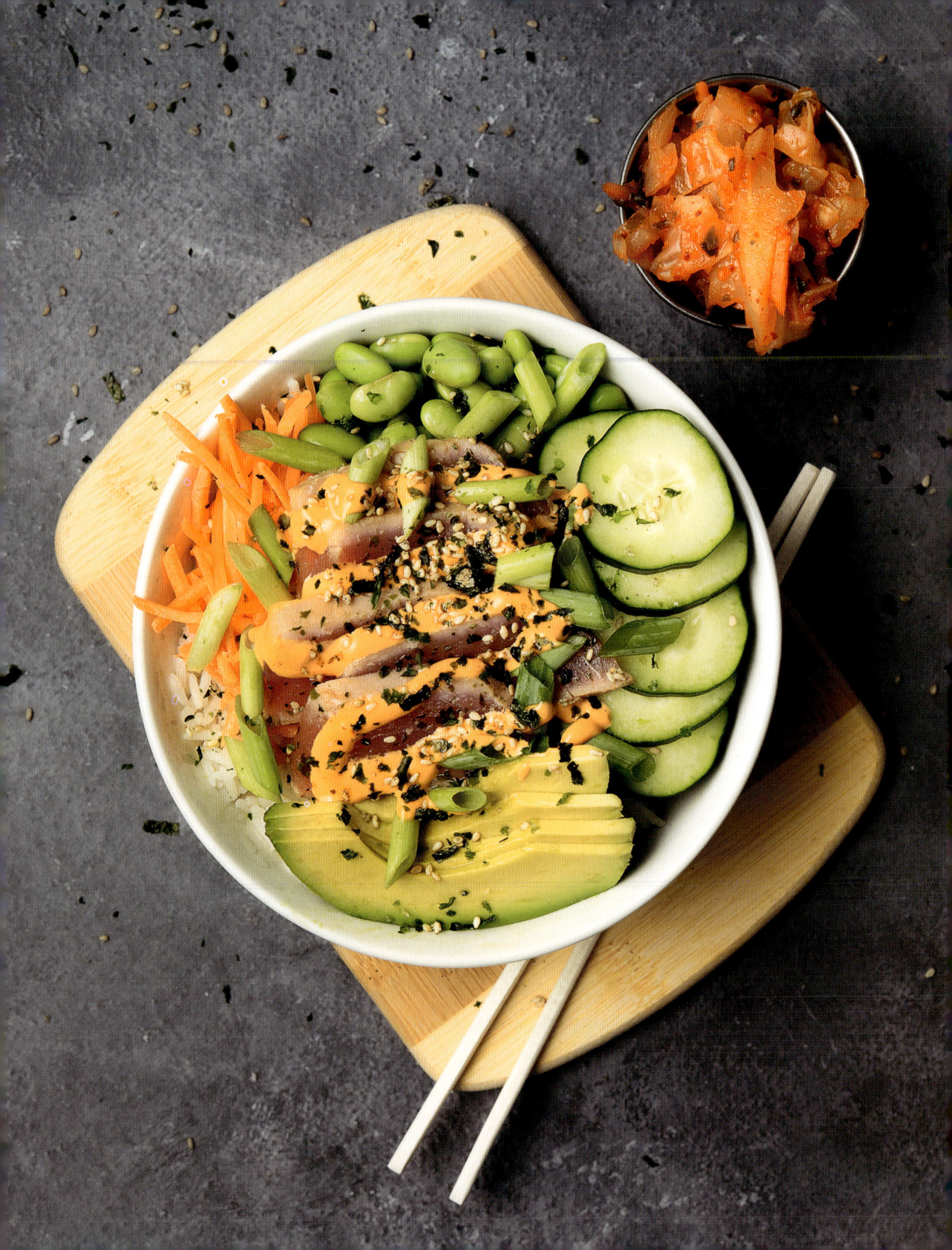

Bowl mit Teriyaki-Thunfisch

Bowls mag ich gern, und sie sind auch zu Hause erstaunlich einfach zuzubereiten. Thunfisch ist eine ausgezeichnete Quelle für EPA und DHA, also für die Omega-3-Fettsäuren, die für das ADHS-Gehirn so wichtig sind. Für diese Bowl habe ich eine gekaufte Teriyaki-Sauce verwendet, um Zeit zu sparen. Wer Lust auf etwas Ausgefallenes hat, kann sie aber auch selbst machen. Die Toppings können nach Lust und Laune variiert werden.

Ergibt: 2 Portionen

ZUTATEN

- 2 Thunfischsteaks à 110 g, 2,5 cm dick
- 80 ml Teriyaki-Sauce
- 1 EL Rapsöl
- 1 Paket Mikrowellenreis
- 150 g Edamame (TK), aufgetaut
- 55 g Karotten, geraspelt
- 1 Snack-Gurke, in Scheiben geschnitten
- 1 Avocado (ca. 150 g), in Scheiben geschnitten
- 2 Frühlingszwiebeln, in dünne Ringe geschnitten
- 1 TL Sesam
- 2 EL Chili-Mayonnaise
- Sriracha nach Geschmack (nach Belieben)

Weitere Toppings nach Belieben: Gekaufter Seetang-Salat, Kimchi, eingelegte Radieschen, Algen, Furikake-Gewürz, Mango oder Wasabi

UTENSILIEN

- Großer wiederverschließbarer Gefrierbeutel
- Messbecher
- Schneidebrett
- Küchenmesser
- Mittelgroße beschichtete Pfanne
- Messlöffel
- Zange

SO WIRD ES GEMACHT

1. Die Thunfischsteaks mit der Teriyaki-Sauce bestreichen und in einen verschließbaren Beutel geben. 10–15 Minuten zum Marinieren in den Kühlschrank legen. Inzwischen das Gemüse vorbereiten.
2. Eine mittelgroße beschichtete Pfanne auf mittlerer bis hoher Stufe erhitzen. 1 EL Rapsöl in die Pfanne geben. Den Thunfisch auf beiden Seiten anbraten, bis er den gewünschten Gargrad erreicht hat: 30 Sekunden (innen roh), 1–1½ Minuten (innen rosa), 2–2½ Minuten (medium bis durch). Danach die Thunfischsteaks auf ein Schneidebrett legen und sofort in 2,5 cm dicke Scheiben schneiden.
3. Den Reis nach Packungsanweisung erhitzen, dann in zwei Servierschalen füllen. Thunfisch, Edamame, Karotten, Gurke, Avocado und Frühlingszwiebeln auf dem Reis anrichten, mit Chili-Mayo und nach Belieben mit Sriracha beträufeln. Guten Appetit!

TIPP: Es ist nicht empfehlenswert, die Thunfischsteaks vor dem Aufschneiden ruhen lassen. Sie garen dann weiter.

Gnocchi und Gemüse vom Blech

Dies ist eins meiner liebsten vegetarischen Ofengerichte. Gnocchi sind normalerweise eher weich, aber im Ofen werden sie etwas knusprig. Wenn ich wenig Zeit habe, kaufe ich Paprika und Kürbis fertig geschnitten.

Ergibt: 2 Portionen

ZUTATEN

- 450 g Gnocchi (nicht vorgegart)
- 1 mittelgroße rote Paprika, in Stücke geschnitten
- 340 g Kirschtomaten
- ½ rote Zwiebel, gehackt
- 1 Beutel gewürfelter Butternusskürbis
- 4 EL Olivenöl
- 2 TL gehackter Knoblauch (aus dem Glas)
- 1 TL italienische Gewürzmischung
- Salz und Pfeffer nach Geschmack
- 25 g Parmesan zum Bestreuen

UTENSILIEN

- Backblech
- Silikonbackmatte oder Alufolie
- Kochspray
- Messer
- Schneidebrett
- Messlöffel
- Messbecher

SO WIRD ES GEMACHT

1. Den Backofen auf 220 °C vorheizen. Ein Backblech mit einer Silikonbackmatte oder Alufolie auslegen und mit Kochspray einsprühen.
2. Gnocchi, rote Paprika, Kirschtomaten, rote Zwiebeln und Butternusskürbis auf dem Backblech verteilen. Das Olivenöl über die Gnocchi und das Gemüse träufeln. Gehackten Knoblauch, italienische Gewürze, Salz und Pfeffer darüber verteilen und alles gründlich durchmischen.
3. Das Backblech auf der mittleren Schiene den Ofen schieben. 25–30 Minuten backen. Nach der Hälfte der Zeit Gnocchi und Gemüse wenden. Die Tomaten sollen aufplatzen und das Gemüse weich und leicht gebräunt sein.
4. Gnocchi und Gemüse in einer Schüssel anrichten, mit Parmesan bestreuen und servieren.

Hähnchen-Wrap

Ähnliche Wraps kennt man aus Fast-Food-Ketten, aber ich bevorzuge kohlenhydratarme Tortillas, weil sie mehr Ballaststoffe enthalten und darum besser sättigen. Für meine Version verwende ich einen gut schmelzenden Käse mit Jalapeño-Stückchen und ein Ranch-Dressing mit Avocado. Wer Zeit sparen will, kann fertig geschnittenen Salat kaufen.

Ergibt: 1 Wrap

ZUTATEN

- 2 Hähnchen-Innenfilets (TK)
- 1 kohlenhydratarme Tortilla
- 2 EL Ranch-Dressing mit Avocado
- 1 Scheibe Schnittkäse mit Jalapeño-Stückchen
- 1 Handvoll geschnittener Salat
- 4 eingelegte Jalapeño-Ringe

UTENSILIEN

- Heißluftfritteuse
- Zange
- Teller

SO WIRD ES GEMACHT

1. Die Hähnchenfilets in der Heißluftfritteuse nach Packungsanweisung garen.
2. Die Tortilla auf einen Teller legen und mit dem Ranch-Dressing beträufeln. Die Hähnchenfilets senkrecht in die Mitte der Tortilla legen. Käse, Salat und Jalapenos darauf legen.
3. Die Unterkante der Tortilla über die unteren Enden der Hähnchenfilets falten, dann beide Seiten über das Fleisch zur Mitte falten, sodass ein Wrap entsteht.

Tostadas mit Garnelen

Garnelen sind sehr proteinreich, und sie enthalten viel Magnesium und Zink, zwei Mineralien, die Menschen mit ADHS oft nicht in ausreichender Menge zu sich nehmen. Das Tolle an diesem Rezept ist, dass man die Garnelen nicht mit Hitze kocht, sondern in einer Marinade aus LImettensaft »gart«. Ich bereite dieses Rezept oft zum Abendessen zu und genieße die Reste am nächsten Tag als schnelles Mittagessen, für das ich nur Tostadas zusammensetzen muss.

Ergibt: 2 Portionen

ZUTATEN

- 450 g rohe Garnelen, küchenfertig geschält
- 330 g Mais mit Paprika (Konserve), abgetropft
- 280 g Pico de Gallo oder andere Salsa
- 1 mittelgroße Avocado, gewürfelt
- ¼ rote Zwiebel, gehackt
- 200 g gehackte grüne Chilis (Konserve, nach Belieben)
- 2 EL Limettensaft
- 2 EL Zitronensaft
- 1 EL Koriander, gehackt
- Salz nach Geschmack
- 6 Mais-Tortillas
- Kochspray
- 60 g Cotija (mexikanischer Hartkäse)

UTENSILIEN

- Messer
- Schneidebrett
- Mittelgroße Schüssel
- Messbecher
- Messlöffel
- Heißluftfritteuse
- Kochspray
- Dosenöffner

SO WIRD ES GEMACHT

1. Die Garnelen in kleine Stücke schneiden und in eine mittelgroße Schüssel geben. Mais-Mischung, Pico de Gallo, Avocado, rote Zwiebel, grüne Chilis, Limettensaft, Zitronensaft und Koriander hinzufügen und alles gut vermischen. Nach Geschmack salzen und die Schüssel zum Marinieren beiseite stellen.
2. Die Tortillas auf beiden Seiten mit Kochspray einsprühen.
3. Eine oder zwei Tortillas in den Korb der Heißluftfritteuse legen (sie dürfen einander nicht überlappen). Eventuell einen hitzebeständigen Becher auf die Tortillas setzen, damit sie sich nicht wölben.
4. Die Heißluftfritteuse auf 150 °C einstellen und die Tortillas ca. 6 Minuten knusprig und goldbraun backen. Mit den restlichen ebenso verfahren.
5. Die Tortillas auf zwei Teller verteilen. Jede Tortilla mit einem Sechstel der Garnelenmischung belegen und mit etwas Käse bestreuen.

Cheesy Chicken Nachos

Nachos machen Spaß und lassen sich leicht an die eigenen Geschmacksvorlieben anpassen. Ich verwende für dieses Rezept Hähnchen vom Grill, aber du kannst auch übrig gebliebenes Fleisch von den DIY-Tacos (Seite 142) oder ein anderes Fleisch deiner Wahl verwenden. Bohnen steuern eine Extraportion Ballaststoffe und Proteine bei. Für dieses Rezept kaufe Ich das Gemüse gern geschnitten, um einige Arbeitsschritte zu sparen.

Ergibt: 2 Portionen

ZUTATEN

- 135 g Grillhähnchen, zerpflückt
- 200 g Salsa
- 80–100 g Tortilla Chips
- 90 g schwarze Bohnen (Konserve), abgespült und abgetropft
- 50 g Tomaten, gewürfelt
- 13 g rote Zwiebeln, gewürfelt
- 1–2 EL gewürfelte Jalapeños
- 100 g mexikanischer Käse, gerieben
- 60 g Guacamole
- 50 g saure Sahne oder fettarmer Joghurt

UTENSILIEN

- Mikrowellengeeignete Schüssel
- Heißluftfritteuse
- Kochspray
- Dosenöffner
- Messbecher
- Messlöffel

SO WIRD ES GEMACHT

1. Das Hähnchenfleisch in eine mikrowellengeeignete Schüssel geben. 1–2 Minuten in der Mikrowelle erwärmen. 130 g Salsa zugeben und gut mit dem Fleisch vermischen.
2. Den Korb der Heißluftfritteuse mit Kochspray einsprühen. Die Tortilla-Chips so gleichmäßig wie möglich im Korb verteilen. Hähnchen, schwarze Bohnen, Tomaten, rote Zwiebeln und Jalapeños darauf schichten.
3. Den Korb in die Fritteuse schieben und alles bei 200 °C etwa 6–8 Minuten garen. Auf Tellern anrichten und mit Käse, Guacamole und saurer Sahne oder griechischem Joghurt garnieren.

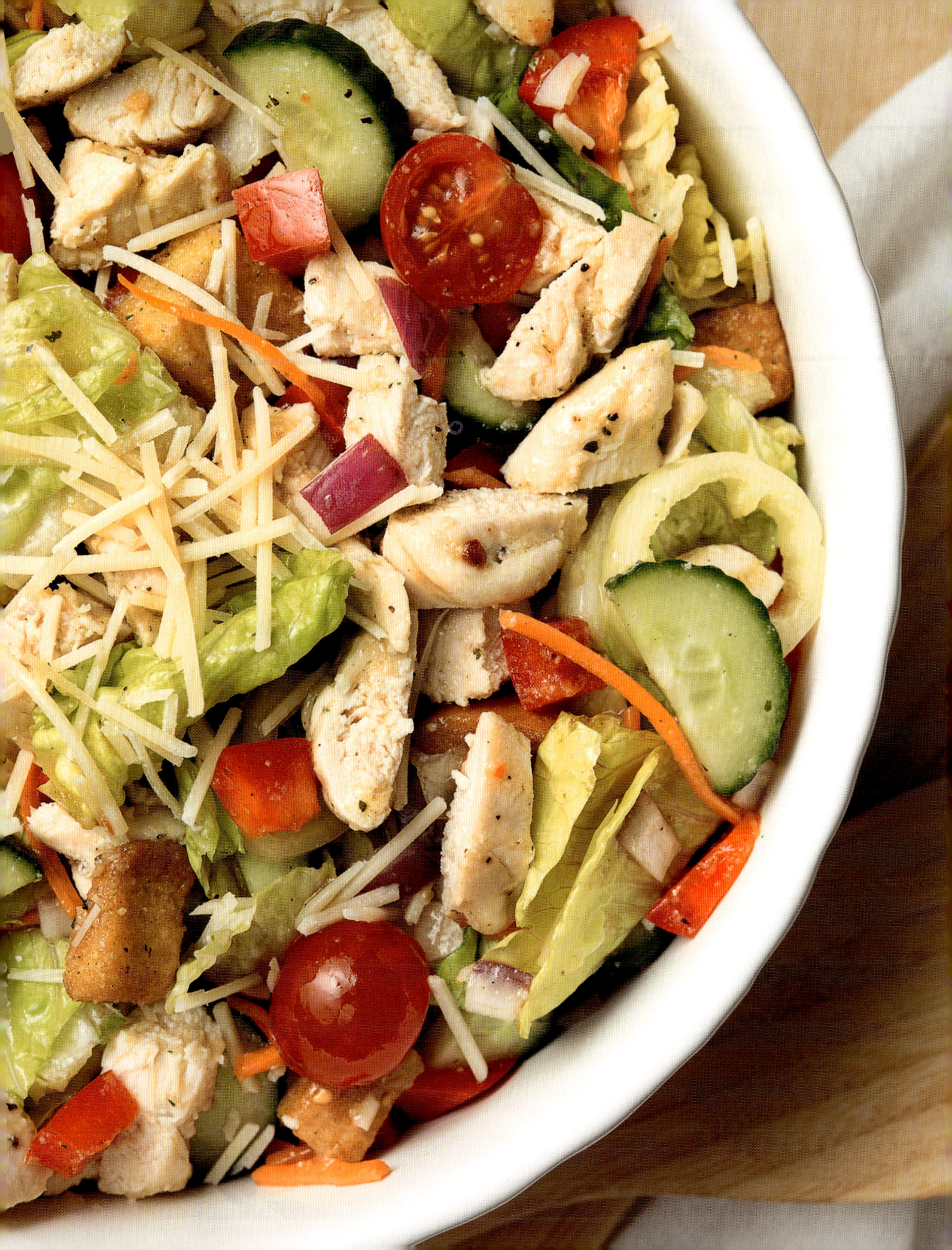

Gemüsesalat mit Grillhähnchen

Mein Partner Tim und ich benutzen die Heißluftfritteuse gerne, um Hähnchen zuzubereiten, zum Beispiel für diesen köstlichen Salat. Der Star dieses Salats ist Tims würziges Salatdressing, das auch als Marinade für das Hähnchen dient. Wenn wir diesen Salat zubereiten, schnippeln wir das gesamte Gemüse und bewahren alles, was wir nicht für den Salat verwenden, in separaten Behältern auf. Auf diese Weise haben wir die ganze Woche über geschnittenes Gemüse für Salate und andere Gerichte zur Hand. Auch andere Gemüsesorten können für den Salat verwendet werden.

Ergibt: 3–4 Portionen

ZUTATEN

- 60 ml Rotweinessig
- 3 EL Wasser
- 1 Päckchen Mischung für italienisches Dressing
- 120 ml Olivenöl
- 450 g Hähnchenbrustfilet
- 1 Kopf Römersalat, geschnitten
- 150 g Karotten, geraspelt
- 40 g rote Zwiebel, gehackt
- 90 g rote Paprika, gehackt
- 75 g Salatgurke, halbiert
- 150 g Kirschtomaten, halbiert
- 30 g Spitzpaprika, in Ringe geschnitten
- 40 g Croûtons
- 25 g Parmesanspäne (nach Belieben)

UTENSILIEN

- Großes Schraubglas (500 ml) für das Dressing
- Messbecher
- Messlöffel
- Küchenpapier
- Mittelgroße Schüssel
- Heißluftfritteuse
- Bratenthermometer
- Schneidebrett
- Messer
- Große Salatschüssel

SO WIRD ES GEMACHT

Dressing/Marinade:

1. Essig und Wasser in ein Schraubglas geben. Die Dressingmischung zufügen, das Glas verschließen und kräftig schütteln. Den Deckel abnehmen und das Olivenöl hinzufügen. Das Glas verschließen und erneut schütteln. Ergibt ca. 240 ml Dressing.

Salat:

2. Das Hähnchen mit Küchenpapier trocken tupfen und in eine mittelgroße Schüssel geben. 120 ml der Marinade hinzufügen und gut mit dem Fleisch mischen. Mindestens einige Minuten zum Marinieren in den Kühlschrank stellen.
3. Das Fleisch in den Korb der Heißluftfritteuse legen und bei 200 °C etwa 15–18 Minuten garen, bis eine Kerntemperatur von 74 °C erreicht ist.
4. Währenddessen das Gemüse schneiden und in eine große Salatschüssel geben. Croûtons und Parmesan hinzufügen. 120 ml Dressing zugeben und alles gut mischen. Den Salat gleichmäßig auf die Servierschalen verteilen.
5. Das gegarte Hähnchen in mundgerechte Stücke schneiden, auf dem Salat anrichten und servieren.

Teriyaki-Lachsburger

Diese würzigen Burger erinnern mich an die Teriyaki-Hähnchen-Burger, die ich als Kind gegessen habe. Wer einen Arbeitsschritt einsparen möchte, kann tiefgefrorene Süßkartoffelpommes kaufen. Am besten ist es, Burger, Ananas und Süßkartoffelpommes gleichzeitig in den Airfryer zu geben. Ist das nicht möglich, werden zuerst Burger und Ananas gegart, danach die Pommes.

Ergibt: 2 Portionen

ZUTATEN

- 1 Dose Lachsfilet (140 g Abtropfgewicht)
- 40 g Panko
- 40 g rote Paprika, gewürfelt
- 30 g Frühlingszwiebeln, gehackt
- 2 TL Sriracha
- 1 großes Ei
- 2 TL geriebener Ingwer
- 2 EL Teriyaki-Sauce
- 1 EL Sesam
- 2 TL Sesamöl
- 1 TL Knoblauchpulver
- Salz und Pfeffer nach Geschmack
- 2 Ananasringe (Konserve)
- 1 Süßkartoffel, in 6mm dicke Scheiben geschnitten
- 2 TL Olivenöl
- 2 Burger-Brötchen
- ¼ rote Zwiebel, in Ringe geschnitten
- 1 TL Sriracha
- 2 EL Mayonnaise

UTENSILIEN

- 2 mittelgroße Schüsseln
- Dosenöffner
- Messer
- Schneidebrett
- Messbecher
- Messlöffel
- Teigschaber
- Kochspray
- Heißluftfritteuse
- Kleine Schüssel

SO WIRD ES GEMACHT

1. Lachs, Panko, rote Paprika, grüne Zwiebeln, 1 TL Sriracha, Ei, Ingwerwürfel, Teriyaki-Sauce, Sesamkörner, Sesamöl, Knoblauchpulver sowie Salz und Pfeffer in eine mittelgroße Schüssel geben und abschmecken. Alles mit den Händen oder einem Spatel vermengen, dann aus der Masse 2 Patties formen.

1. Den Korb der Heißluftfritteuse mit Kochspray besprühen. Die Lachspatties und die Ananasringe nebeneinander in den Korb legen. 5 Minuten bei 200 °C garen. Die Patties wenden und weitere 5 Minuten garen.

2. Inzwischen Süßkartoffeln, Olivenöl, Salz und Pfeffer in eine mittelgroße Schüssel geben und gut vermischen.

3. Burger und Ananas aus dem Korb nehmen und zudecken, um sie warm zu halten. Den leeren Korb mit Kochspray besprühen und die Süßkartoffeln hineinlegen. 10 Minuten bei 200 °C garen, nach der Hälfte der Zeit wenden.

4. Währenddessen 1 TL Sriracha und 2 EL Mayonnaise in einer kleinen Schüssel verrühren.

5. Wenn die Pommes fertig sind, die Burger-Brötchen 2–3 Minuten in der Heißluftfritteuse aufwärmen. Die Brötchen öffnen und jedes Unterteil mit der Hälfte der pikanten Mayo bestreichen. Lachsburger, Ananas und rote Zwiebelringe auf die untere Brötchenhälfte legen. Die obere Hälfte des Brötchens darauf setzen. Mit Süßkartoffelpommes servieren.

Schnelles vegetarisches Chili

An kalten Herbsttagen esse ich gern einen großen Teller Chili. Es ist herzhaft und steckt voller Ballaststoffe. Außerdem kann man es gut vorkochen, einfrieren und während der Woche aufwärmen. Wer Abwechslung liebt, kann einfach andere Toppings probieren.

Ergibt: 6–8 Portionen

ZUTATEN

- 1 mittelgroße gelbe Zwiebel, fein gehackt
- 1 Dose (400 g) rote Kidneybohnen, abgetropft und abgespült
- 1 Dose (400 g) schwarze Bohnen, abgetropft und abgespült
- 1 Dose (400 g) Pintobohnen, abgetropft und abgespült
- 1 Dose (400 g) ganze geschälte Tomaten
- 1 Dose (400 g) gegrillte Tomaten mit Knoblauch
- 1 Dose (400 g) gehackte Tomaten mit grünem Chili
- 2 TL gehackter Knoblauch (aus dem Glas, nach Belieben auch mehr)
- 1 TL Räucherpaprika
- 1 EL Chilipulver
- 1 TL Kreuzkümmel
- Salz und Pfeffer nach Geschmack

Toppings nach Belieben: geriebener würziger Käse, saure Sahne, Jalapeño-Ringe

UTENSILIEN

- Schnellkochtopf oder Slow Cooker (siehe Tipp)
- Dosenöffner
- Löffel
- Durchschlag aus Plastik
- Messlöffel

SO WIRD ES GEMACHT

1. Alle Zutaten in den Schnellkochtopf geben und gut umrühren (Zubereitung im Slow Cooker siehe Tipp).
2. Den Schnellkochtopf verschließen und die Einstellung »Gemüse« wählen. Nach Ablauf der Garzeit den Druck ablassen oder von selbst abfallen lassen.
3. Den Deckel abnehmen und noch einmal gut umrühren. In tiefen Tellern mit Toppings nach Wahl servieren.

TIPP: Für die Zubereitung im Slow Cooker einfach alle Zutaten hineinfüllen und 6 Stunden auf niedriger Stufe garen.

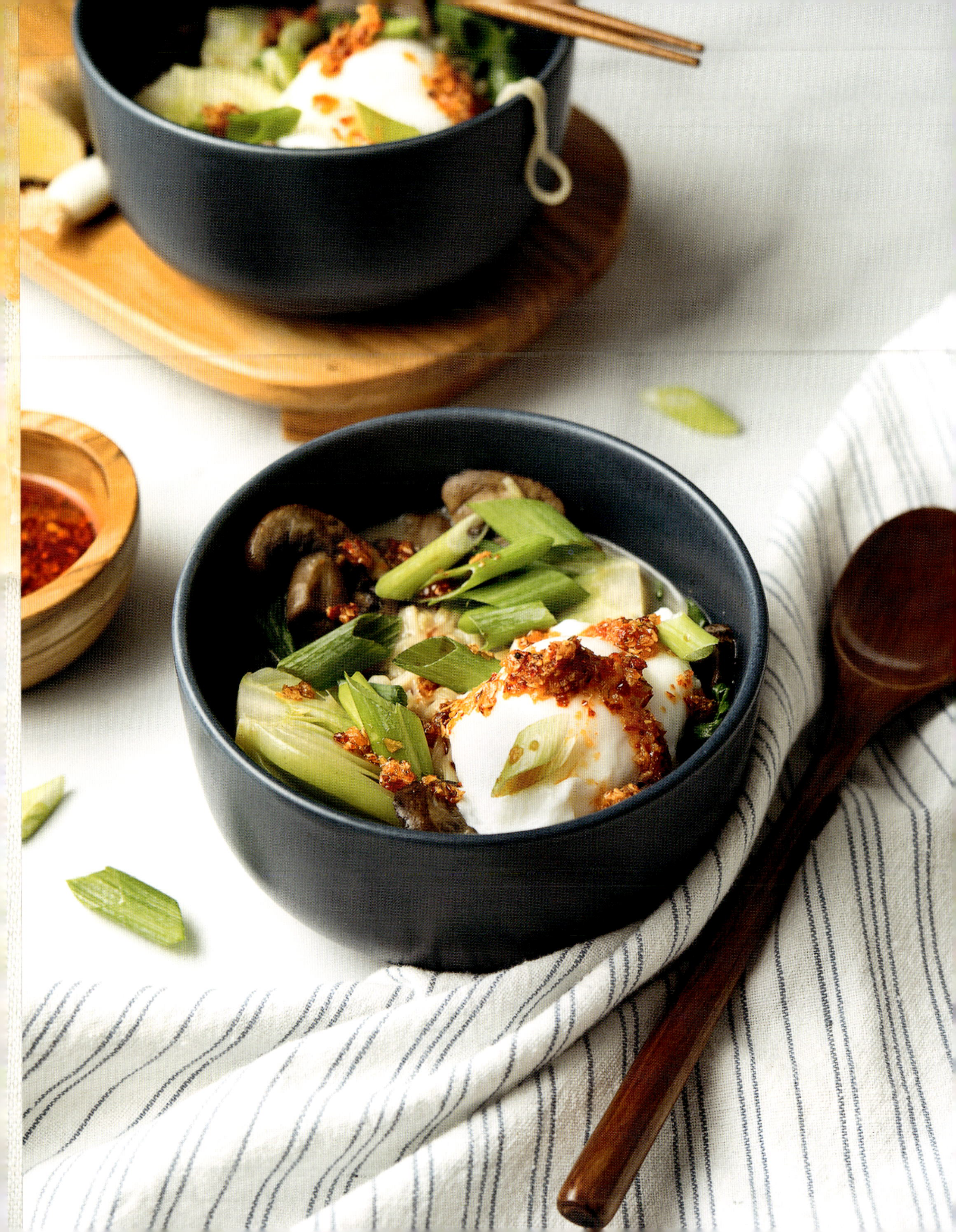

Ramen-Suppe

Ich mag gern Instant-Ramen, vor allem wenn ich krank bin oder keinen großen Appetit habe. Um aber satt zu werden, brauche ich ein paar Toppings. Meine Favoriten stelle ich hier vor, aber das sind nur Vorschläge. Verwende einfach, was dir gefällt!

Ergibt: 1–2 Portionen

ZUTATEN

- 2 TL Sesamöl
- 1 TL geriebener Ingwer
- 1 TL gehackter Knoblauch
- 35 g kleine braune Champignons, in Scheiben geschnitten
- 240 ml Miso-Brühe
- 240 ml Wasser
- 1 Päckchen Instant-Ramen (nur die Nudeln, die Gewürztüten werden nicht benötigt)
- 2 Bund Mini Pak Choi, der Länge nach halbiert
- 2 große Eier
- 1 Frühlingszwiebel, schräg in dünne Ringe geschnitten
- 1 Spritzer knuspriges Chiliöl

UTENSILIEN

- Kleiner Kochtopf
- Messlöffel
- Messbecher
- Messer
- Schneidebrett

SO WIRD ES GEMACHT

1. Öl, Ingwer und Knoblauch in einem kleinen Topf bei mittlerer bis starker Hitze etwa 1 Minute anbraten, bis sie duften. Die Pilze zugeben und 2 Minuten weich dünsten. Misobrühe und Wasser in den Topf geben und zum Kochen bringen.
2. Die Instant-Ramen in die Brühe geben und etwa 4 Minuten kochen lassen. Den Pak Choi einrühren.
3. Auf schwache Hitze herunterschalten und die Eier direkt in die Brühe schlagen. 7 Minuten garen, bis das Eiweiß fest, aber das Eigelb noch weich ist. Währenddessen nicht rühren.
4. Die Ramen in eine große oder zwei kleinere Servierschalen füllen, mit Frühlingszwiebelringen und einem Spritzer Chiliöl garnieren und servieren.

TIPP: Ich kaufe Ingwer und Knoblauch oft gerieben und in Würfeln tiefgefroren, um Zeit zu sparen. Die kleinen Würfel entsprechen etwa 1 TL, und man kann sie an heiße Speisen geben, ohne sie vorher aufzutauen.

Mac and Cheese mit Hähnchen und Brokkoli

Als Kind bekam ich diese drei Dinge immer separat serviert, jetzt kombiniere ich sie gern. Ich verwende am liebsten Kichererbsennudeln, weil sie mehr Protein und Ballaststoffe enthalten als herkömmliche Nudeln. Brokkoli ist eine ausgezeichnete Quelle für Vitamin C, das eine Rolle bei der Dopaminproduktion spielt. Darum rate ich Menschen mit ADHS dazu, ihn öfter zu essen.

Ergibt: 2 Portionen

ZUTATEN

- 1 Paket Mac and Cheese
- 60 ml fettarme Milch
- 2 EL Butter
- 170 g Grillhähnchen, zerpflückt (TK)
- 370 g Brokkoliröschen (TK)

UTENSILIEN

- Mittelgroßer Topf
- Messbecher
- Messlöffel
- Durchschlag
- Rührlöffel
- Mittelgroße beschichtete Pfanne
- Kochspray
- Spatel oder Zange

SO WIRD ES GEMACHT

1. Mac and Cheese in einem mittelgroßen Topf nach Packungsanweisung zubereiten.
2. Eine mittelgroße beschichtete Pfanne auf mittlerer bis hoher Stufe erhitzen. Die Pfanne mit Kochspray einsprühen. Hähnchen und Brokkoli hineingeben und den Deckel auflegen. Unter gelegentlichem Rühren gut durchwärmen.
3. Die Käsenudeln in zwei Servierschalen füllen, Hähnchen und Brokkoli darauf anrichten und servieren.

Nudeln mit Würstchen und Gemüse

Dies ist ein ebenso gehaltvolles wie köstliches Nudelgericht, das besonders reich an Ballaststoffen und Proteinen ist. Beide Nährstoffe spielen in der sanften Ernährung eine wichtige Rolle. Ich verwende gefrorenes Gemüse, sodass ich nur die Würstchen in Scheiben schneiden muss.

Ergibt: 4 Portionen

ZUTATEN

- 50 g proteinreiche Penne
- 4 EL Avocadoöl
- 4 Geflügelbratwürstchen, in 6mm dicke Scheiben geschnitten
- 450 g Gemüsemischung (TK, siehe Tipp)
- 2 TL gehackter Knoblauch (aus dem Glas)
- 160 ml Konditorsahne
- 30 g frisch geriebener Parmesan (nach Belieben)
- Salz und Pfeffer nach Geschmack

UTENSILIEN

- Mittelgroßer Kochtopf
- Messbecher
- Durchschlag
- Messlöffel
- Große Pfanne
- Spatel
- Schaumlöffel

SO WIRD ES GEMACHT

1. Salzwasser in einem mittelgroßen Topf zum Kochen bringen. Die Nudeln hineingeben und bissfest garen. Abgießen, dabei 80 ml Kochwasser auffangen. Die Nudeln wieder in den Topf geben und mit 2 EL Avocadoöl schwenken.
2. 2 EL Avocadoöl in einer großen Pfanne auf mittlerer bis hoher Stufe erhitzen. Die Wurstscheiben hineingeben und von beiden Seiten goldbraun braten. Die Wurst mit einem Schaumlöffel herausheben und in den Topf mit den Nudeln geben.
3. Die Gemüsemischung in die Pfanne geben und mit Salz und Pfeffer würzen. Das Gemüse braten, bis es gar ist. Nudeln und Fleisch in die Pfanne zum Gemüse geben. Knoblauch und Sahne zufügen und zum Kochen bringen. Köcheln lassen, bis die Sahne eindickt. Abschmecken und bei Bedarf nachwürzen.
4. In eine Schüssel füllen und mit frisch geriebenem Parmesan bestreuen. Das aufgefangene Kochwasser in einem Schraubglas in den Kühlschrank stellen und beim Aufwärmen der Reste zum Verdünnen der Sauce verwenden.

TIPP: Ich verwende für dieses Rezept gern eine mediterrane Gemüsemischung mit Zucchini, Kürbis, Karotten, grünen Bohnen, Paprika und Zwiebeln.

Kleine Hähnchenpasteten

Diese kleinen Pasteten sind ein echtes Wohlfühlessen. Sie eignen sich sehr gut, um Reste von einem Grillhähnchen zu verbrauchen. Fertige Pasteten kann man gut einfrieren und bei späterer Gelegenheit kurz aufbacken.

Ergibt: 12 kleine Pasteten

ZUTATEN

- 340 g gefrorenes Suppengemüse (Sellerie, Zwiebeln, Karotten), aufgetaut
- 80 g gefrorene Erbsen, aufgetaut
- 135 g Reste von Grillhähnchen, zerpflückt
- 1 Dose (ca. 240 ml) fettarme Hühnercremesuppe
- ¼ TL italienische Gewürzmischung
- ½ TL Knoblauchpulver
- Salz und Pfeffer nach Geschmack
- Mehl zum Arbeiten
- 450 g Blätterteig in Scheiben (TK), aufgetaut
- 1 großes Ei

UTENSILIEN

- Kochspray
- 12er Muffinblech
- Mittelgroße Rührschüssel
- Rührlöffel
- Teigroller
- Kleine Schüssel
- Gabel
- Backpinsel

SO WIRD ES GEMACHT

1. Den Backofen auf 220 °C vorheizen.
2. Suppengemüse, Erbsen, Hühnerfleisch, Cremesuppe, italienische Gewürze und Knoblauchpulver in eine mittelgroße Schüssel geben. Gut verrühren und mit Salz und Pfeffer würzen.
3. Eine 12er Muffinform mit Kochspray einfetten. Die Arbeitsfläche mit etwas Mehl bestreuen. Eine Blätterteigplatte leicht ausrollen, dann in 2 Quadrate schneiden. Die anderen Blätterteigplatten ebenso vorbereiten.
4. In jede Muffinform ein Stück Blätterteig legen und die Form ganz damit auskleiden. Die Ränder und Ecken werden dabei über den Rand der Muffinform hinausstehen. 4 EL der Fleisch-Gemüse-Mischung hineinfüllen. Die Ecken über die Füllung falten und gut zusammendrücken, sodass die Füllung ganz eingeschlossen ist.
5. Das Ei in einer kleinen Schüssel mit 1 EL Wasser verquirlen. Die Oberflächen der Pasteten damit einpinseln.
6. Das Muffinblech auf der mittleren Schiene in den Ofen schieben und 25–28 Minuten backen, bis der Teig goldbraun und knusprig ist. 5 Minuten abkühlen lassen, dann auf einem Teller anrichten. Übrig gebliebene Pasteten können in einem luftdichten Behälter im Kühlschrank 5 Tage aufbewahrt werden.

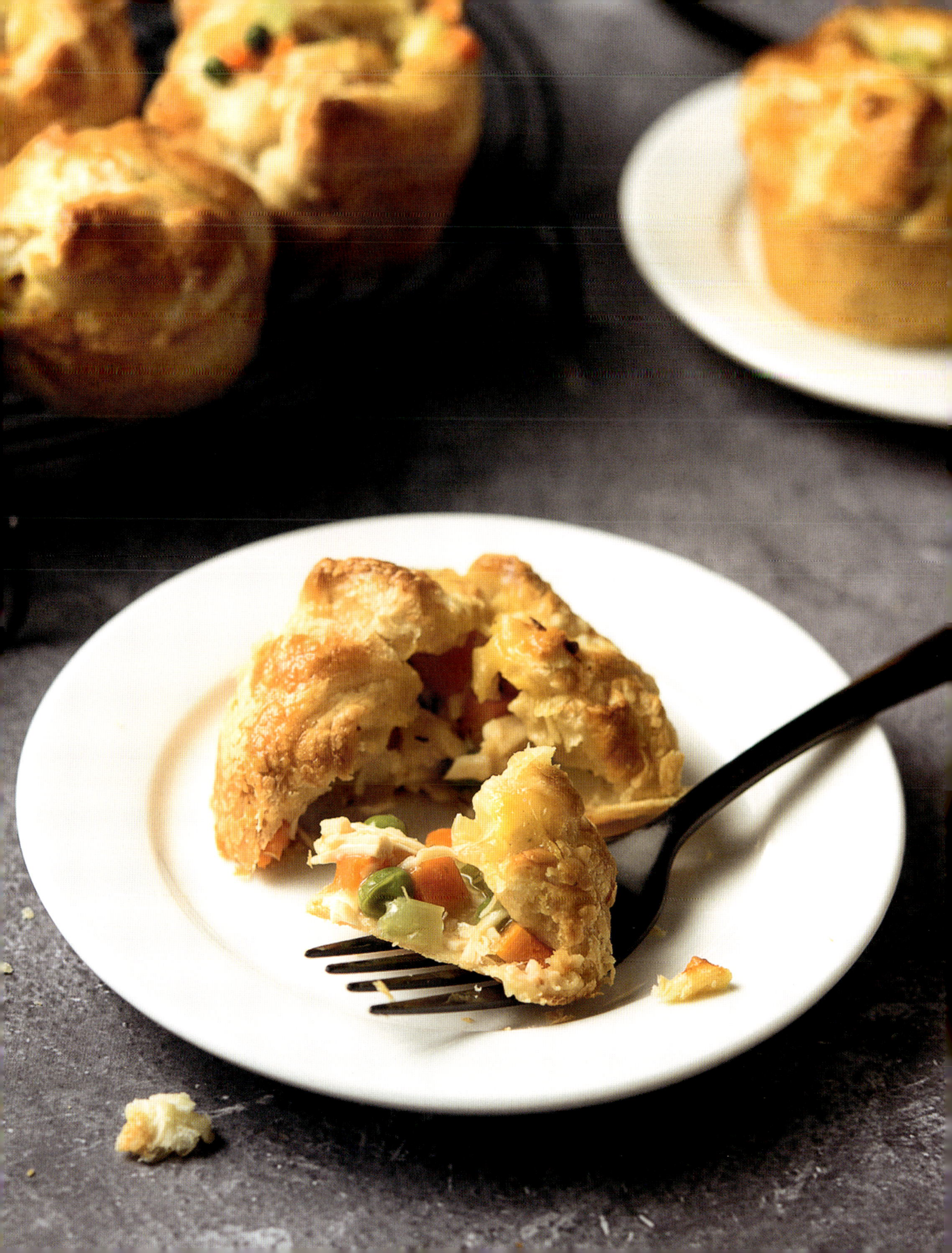

Cheeseburger-Auflauf

Aufläufe sind ideal für Familien, aber sie sind auch praktisch, wenn man mehrere Portionen für die Woche vorkochen möchte. Dieser Auflauf mit seiner augenzwinkernden Anspielung auf Cheeseburger kommt bei Kindern gut an.

Ergibt: 3–5 Portionen

ZUTATEN

- 170 g getrocknete Hörnchennudeln
- 450 g mageres Rinderhackfleisch
- 2 TL italienische Gewürzmischung
- ½ TL Salz
- ½ TL Pfeffer
- ¼ TL scharfes Senfpulver
- ½ TL Paprika
- ¼ TL Cayennepfeffer
- 1 TL Butter
- 60 g gelbe Zwiebel, gehackt
- 1 EL gehackter Knoblauch (aus dem Glas)
- 2 EL Tomatenmark
- 300 ml Konditorsahne
- 60 ml Wasser
- 100 g Cheddar, gerieben
- 100 g Gratinkäse, gerieben

UTENSILIEN

- Großer Kochtopf
- Durchschlag
- Große Pfanne
- Schaumlöffel
- Messlöffel
- Messbecher
- Ofenfeste Form (20 × 20 cm)
- Kochspray
- Servierlöffel

SO WIRD ES GEMACHT

1. Den Backofen auf 200 °C vorheizen.
2. Salzwasser in einem großen Topf zum Kochen bringen. Die Nudeln hineingeben und 9–11 Minuten ohne Deckel bissfest gar kochen, zwischendurch gelegentlich umrühren. In einem Durchschlag abtropfen lassen, dann zur Seite stellen.
3. Eine große Pfanne auf mittlerer Stufe erhitzen. Rinderhackfleisch, Zwiebel, 1 TL italienische Gewürzmischung, Salz, Pfeffer, Senf, Paprika und Cayennepfeffer hineingeben. 5 Minuten anbraten, dabei das Hackfleisch mit einem Kochlöffel zerkleinern. Nudeln, Butter, Knoblauch, Tomatenmark, Sahne, Wasser und die restlichen italienischen Gewürze in die Pfanne geben und gut umrühren.
4. Die Mischung in die ungefettete ofenfeste Form füllen, mit Alufolie abdecken und etwa 20 Minuten backen. Aus dem Ofen nehmen. Die Käsesorten miteinander vermischen und auf dem Auflauf verteilen..
5. Wieder in den Ofen schieben und ohne Abdeckung 15 Minuten überbacken, bis der Käse brodelt und braun wird. Auf Teller füllen und servieren.
6. Reste können in einem luftdichten Behälter 3 Tage im Kühlschrank aufbewahrt oder 3 Monate eingefroren werden.

Energy-Kugeln, drei Variationen

Diese Kugeln sind praktisch, wenn zwischendurch auf die Schnelle eine Portion Nährstoffe nötig ist. Sie kommen auch bei Kindern gut an.

Ergibt: 10–15 Kugeln

ZUTATEN

Grundmasse

- 45 g kernige Haferflocken
- 2 EL Erdnussmus ohne Stückchen (siehe Tipp)
- 2 EL Chiasamen
- 3 EL Honig oder anderes Süßungsmittel nach Wahl
- ½ TL Vanilleextrakt
- 1 Prise Meersalzflocken

Erdnuss und dunkle Schokolade

- 2 EL Erdnussbutter-Backchips
- 2 EL dunkle Schoko-Chips

Erdbeer-Vanille

- 2 EL Vanille-Proteinpulver
- 7 g gefriergetrocknete Erdbeeren, zerbröselt
- 2 TL Erdbeerkonfitüre (nach Belieben)

Süß und salzig

- 2 EL bunte Mini-Schokolinsen
- 2 EL Salzbrezeln, gehackt
- 2 EL gehackte Walnusskerne

UTENSILIEN

- Mittelgroße Rührschüssel
- Messbecher
- Messlöffel
- Spatel
- Frischhaltefolie

SO WIRD ES GEMACHT

1. Alle Zutaten des Grundrezepts sowie die Zutaten einer der Varianten in eine mittelgroße Schüssel geben und mit einem Teigschaber vermengen. Die Mischung mit Frischhaltefolie abdecken und mindestens 2 Stunden in den Kühlschrank stellen..
2. Die Schüssel aus dem Kühlschrank nehmen und mit den Händen 2,5 cm große Kugeln aus dem Teig formen. In einem luftdichten Behälter kühl aufbewahren oder bis zu 3 Monate einfrieren.

TIPP: Wer eine Nussallergie hat, kann Sonnenblumenkernmus anstelle von Erdnussmus verwenden.

Räucherlachs-Dip

Snacks sättigen besser, wenn man sie mit einem proteinreichen Dip serviert. Dieser Räucherlachs-Dip ist reich an wertvollen Omega-3-Fettsäuren, die für Menschen mit ADHS besonders wichtig sind. Er schmeckt ausgezeichnet zu Crostini und rohem Gemüse. Wer die körnige Konsistenz von Hüttenkäse nicht so gern mag, kann die Zutaten auch in einem Mixer ganz glatt pürieren.

Ergibt: 8 Portionen

ZUTATEN

- 230 g fettarmer Hüttenkäse
- 70 g griechischer Joghurt, 0,1 %
- 2 EL Mayonnaise
- ¼ TL Räucherpaprika
- 1 EL Zitronensaft
- 230 g Räucherlachs, grob gehackt
- 3 EL Kapern, plus mehr zum Garnieren
- 2 EL gehackter Dill, plus mehr zum Garnieren
- 1 TL abgeriebene Zitronenschale
- Salz und Pfeffer nach Geschmack
- 2 mittelgroße Frühlingszwiebeln, gehackt

UTENSILIEN

- Mixer
- Messlöffel
- Messbecher
- Spatel
- Messer
- Schneidebrett
- Schüssel
- Wachspapier oder Frischhaltefolie

SO WIRD ES GEMACHT

1. Hüttenkäse, griechischen Joghurt, Mayonnaise, Paprika und Zitronensaft in einen Mixer geben und auf höchster Stufe zu einer glatten Masse verarbeiten. Zwischendurch anhalten und die Masse von den Wänden schaben, damit sich alle Zutaten gut verbinden.
2. Räucherlachs, Kapern, Dill und Zitronenschale in den Mixer geben und mit Salz und Pfeffer nach Geschmack würzen. Einige Male kurz mixen, zwischendurch immer wieder die Masse von den Seiten schaben. Der Dip soll leicht stückig sein.
3. In eine Schüssel umfüllen. Den Dip mit Wachspapier oder Frischhaltefolie abdecken und mindestens eine Stunde in den Kühlschrank stellen. Abschmecken und bei Bedarf nachwürzen.
4. Im Kühlschrank aufbewahren und innerhalb von 3–4 Tagen nach der Zubereitung verzehren. Nicht länger als 3 Stunden bei Zimmertemperatur stehen lassen (wegen der Milchprodukte). Idealerweise sollte der Dip vor dem Servieren Raumtemperatur annehmen. Mit rohem Gemüse nach Wahl und Crostini servieren.

Elote-Dip

Für dieses Rezept verwende ich eine fertige Elote-Gewürzmischung. Wer sie im Handel nicht findet, kann auch eine andere mexikanische Gewürzmischung verwenden. Dieser Dip passt gut zu rohem Gemuse und Maischips. Wer möchte, kann die saure Sahne auch gegen griechischen Joghurt austauschen, um den Proteingehalt zu erhöhen.

Ergibt: 6 Portionen

ZUTATEN

- 1 EL Olivenöl
- 2 TL gehackter Knoblauch (aus dem Glas)
- 110 g milde, gehackte grüne Chilis (Konserve)
- 1 Dose (400 g) Maiskörner mit Paprika, abgespült und abgetropft
- Salz und Pfeffer nach Geschmack
- 80 g Mayonnaise
- 93 g griechischer Joghurt, 0,1 %
- 6 g gehackter Koriander
- 1 EL Limettensaft
- 30 g Queso fresco oder Feta, zerbröselt
- 2 TL Elote-Gewürzmischung
- Tabasco nach Geschmack

UTENSILIEN

- Mittelgroße beschichtete Pfanne
- Messlöffel
- Dosenöffner
- Spatel
- Mittelgroße Rührschüssel
- Messbecher
- Teigschaber
- Wachspapier oder Frischhaltefolie

SO WIRD ES GEMACHT

1. Das Olivenöl in einer mittelgroßen beschichteten Pfanne auf mittlerer bis hoher Stufe erhitzen. Knoblauch und grüne Chilis darin unter gelegentlichem Rühren kurz braten, bis sie duften. Den Mais in die Pfanne geben und 4–5 Minuten mitbraten, bis er leicht gebräunt ist, dabei gelegentlich umrühren. Mit Salz und Pfeffer abschmecken. Die Maismischung in eine mittelgroße Schüssel geben und mindestens 10 Minuten abkühlen lassen.
2. Mayonnaise, griechischen Joghurt, Koriander, Limettensaft, 2 EL Queso fresco oder Feta und Elote-Gewürzmischung zum abgekühlten Mais geben. Mit einem Teigschaber vermengen. Die Schüssel mit Wachspapier oder Frischhaltefolie abdecken und mindestens 35 Minuten in den Kühlschrank stellen. Vor dem Servieren mit dem restlichen Queso fresco oder Feta garnieren.
3. Im Kühlschrank aufbewahren und innerhalb von 3–4 Tagen verbrauchen. Nicht länger als 3 Stunden bei Zimmertemperatur stehen lassen (wegen der Milchprodukte).

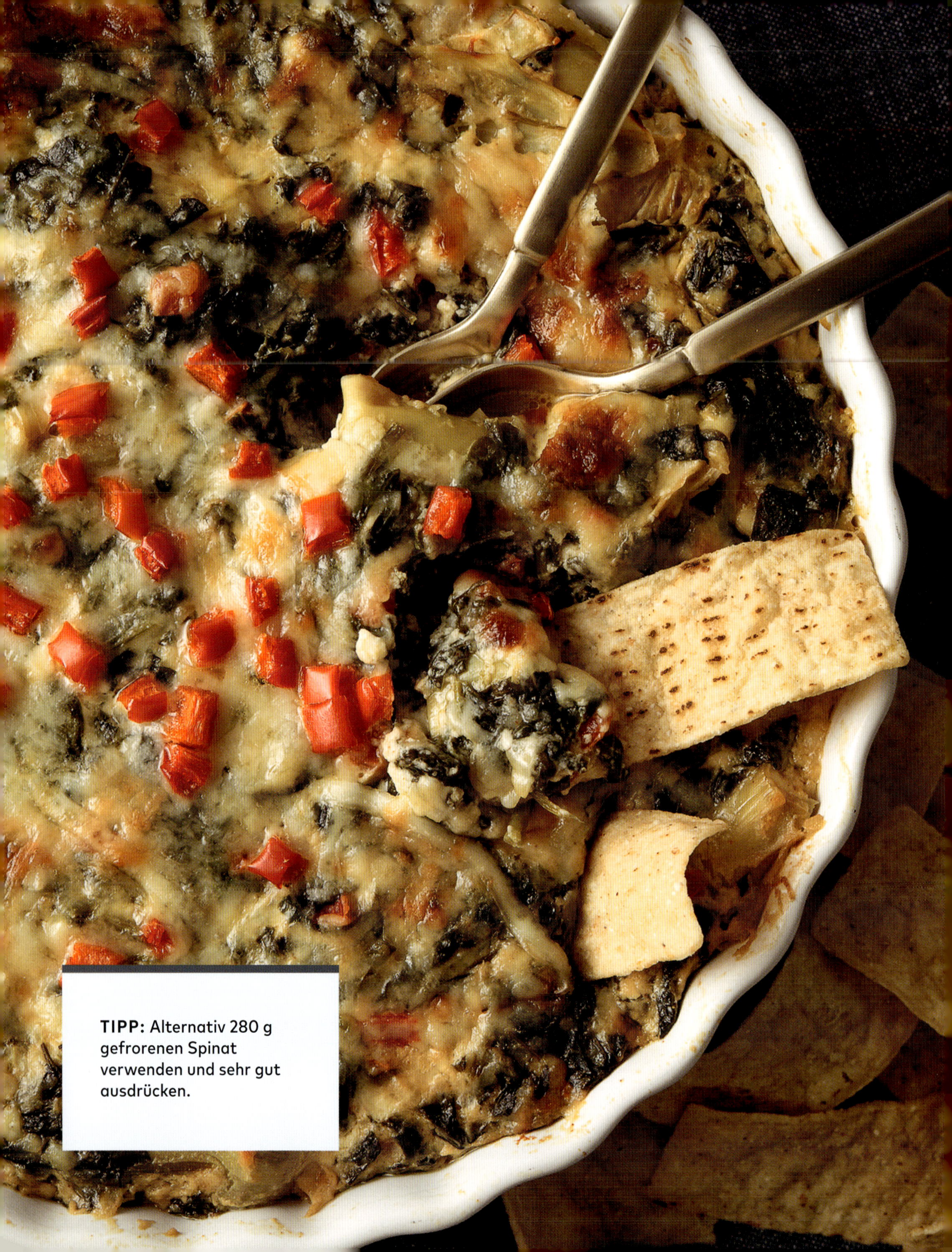

TIPP: Alternativ 280 g gefrorenen Spinat verwenden und sehr gut ausdrücken.

Proteinreicher Käse-Spinat-Dip

Artischocken mit Spinat-Dressing mag ich besonders gern als Vorspeise. Für dieses Rezept verwende ich außerdem rote Paprika, weil sie einen schönen Farbtupfer und knackigen Biss beisteuern. Wer gefrorenen Spinat verwendet, muss ihn auftauen und sehr gut auspressen, damit der Dip nicht wässrig wird. Der Dip schmeckt auch ausgezeichnet als Aufstrich für Fladenbrot.

Ergibt: 8 Portionen

ZUTATEN

- 1 EL Avocadoöl
- 120 g fein gehackte rote Paprika, davon 2 EL zum Garnieren
- 450 g frischer Spinat, grob gehackt (siehe Tipp)
- 1 Glas (400 g) Artischockenherzen in Wasser, abgetropft
- 150 g fettarmer Hüttenkäse
- 250 g griechischer Joghurt, 0,1 %
- 100 g geriebene italienische Käsemischung
- 50 g Gruyère, gerieben
- 2 TL Knoblauchpulver
- 1 TL Zwiebelpulver
- ¼ TL Paprika
- Salz und Pfeffer nach Geschmack

UTENSILIEN

- Ofenfeste Form (20 cm Ø)
- Kochspray
- Messer
- Schneidebrett
- Große beschichtete Pfanne
- Spatel
- Rührschüssel aus Plastik
- Messbecher
- Messlöffel

SO WIRD ES GEMACHT

1. Den Backofen auf 200 °C vorheizen.) Die ofenfeste Form mit Kochspray einsprühen und beiseite stellen.
2. Das Avocadoöl in einer großen beschichteten Pfanne erhitzen. Die Paprikawürfel bei mittlerer Hitze 2 Minuten anbraten. Eine Handvoll Spinat nach der anderen in die Pfanne geben und jedes Mal umrühren, damit der Spinat zusammenfällt und das Wasser verdampft. Das dauert etwa 5 Minuten.
3. Spinat und Paprika in eine Plastikschüssel geben. Die restlichen Zutaten hinzufügen, aber 25 g von jeder Käsesorte und 2 EL Paprikawürfel zurückbehalten. Alles mit einem Teigschaber gut verrühren.
4. Den Dip in die vorbereitete Form füllen. Mit dem restlichen Käse und Paprikawürfeln bestreuen. Die Form auf der zweiten Schiene von oben in den Ofen schieben und 30 Minuten backen, bis die Oberfläche goldbraun ist. Damit die Oberfläche noch etwas knuspriger wird, den Dip danach auf der oberen Schiene in den Ofen schieben und kurz unter dem Backofengrill überbacken. Genau beobachten, die Kruste verbrennt schnell.
5. Aus dem Ofen nehmen und abkühlen lassen. Dazu passen auch Tortilla Chips oder Karottenstifte. Innerhalb von 3–4 Tagen verbrauchen. Nicht länger als 3 Stunden bei Zimmertemperatur stehen lassen (wegen der Milchprodukte).

Französischer Zwiebeldip

Französischer Zwiebeldip mit milden Kartoffelchips ist ein klassischer Snack. Dieses Rezept ist für eine Portion berechnet, du kannst also alles aufessen.

Ergibt: 1–2 Portionen

ZUTATEN

- 280 g griechischer Joghurt, 0,1 %
- 2 TL Mayonnaise
- 2 gehäufte EL getrocknete Zwiebelwürfel
- ⅛ TL Knoblauchpulver
- ⅛ TL Worcestershiresauce
- ⅛ TL Salz

UTENSILIEN

- Kleine Schüssel
- Löffel

SO WIRD ES GEMACHT

1. Alle Zutaten in einer kleinen Schüssel verrühren. Mit Wachspapier oder Frischhaltefolie abdecken und mindestens 10 Minuten stehen lassen, bis die Zwiebeln weich sind.
2. Im Kühlschrank aufbewahren und innerhalb von 3–4 Tagen verbrauchen. Nicht länger als 3 Stunden bei Zimmertemperatur stehen lassen (wegen der Milchprodukte). Dazu schmecken Kartoffelchips und/oder Gemüse.

Omega-3-Studentenfutter

Die Nüsse in dieser Studentenfuttermischung liefern viele Omega-3-Fettsäuren und Mineralien, die für Menschen mit ADHS besonders wichtig sind. Ich empfehle, ungesalzene oder nur leicht gesalzene Nüsse zu verwenden, denn zu viel Salz schadet der Gesundheit. Ich bewahre Nüsse im Tiefkühler auf, weil sie darin superfrisch bleiben. Schließlich sind Nüsse recht teuer.

Ergibt: 12 Portionen

ZUTATEN

- 60 g leicht gesalzene Pistazienkerne
- 60 g Walnusskerne
- 60 g Cashews
- 75 g Kürbiskerne
- 80 g dunkle Schoko-Chips
- 60 g getrocknete Kirschen

UTENSILIEN

- Messbecher
- Mittelgroße Rührschüssel

SO WIRD ES GEMACHT

1. Alle Zutaten in einer mittelgroßen Schüssel mischen und servieren.
2. In einem luftdichten Behälter kann die Mischung an einem dunklen, kühlen Platz etwa 6 Monate aufbewahrt werden. Im Tiefkühler hält sie sich bis zu 2 Jahren.

Quellen

Bücher

Intuitive Eating von Evelyn Tribole und Elyse Resch

Anti-Diet: Reclaim Your Time, Money, Well-Being, and Happiness Through Intuitive Eating von Christy Harrison

The Wellness Trap: Break Free from Diet Culture, Disinformation, and Dubious Diagnoses, and Find Your True Well-Being von Christy Harrison

Fearing the Black Body: Racial Origins of Fat Phobia von Sabrina Strings

Gentle Nutrition von Rachael Hartley

Activate Your ADHD Potential: A 12-Step Journey from Chaos to Confidence for Adults With ADHD von Brooke Schnittman & Dr. Sharon Seline

ADHD 2.0 von Dr. Edward Hallowell & Dr. John Ratey

How to ADHD: An Insider's Guide to Working with Your Brain (Not Against It) von Jessica McCabe

Extra Focus: The Quick Start Guide to ADHD von Jesse Anderson

A Radical Guide for Women with ADHD von Sari Solden & Michelle Frank

ADHD for Smart Ass Women: How to Fall in Love with Your Neurodivergent Brain von Tracy Otsuka

How to Keep House While Drowning von KC Davis

The Neurodivergent Friendly Workbook for DBT Skills von Sonny Jane Wise

"You Just Need to Lose Weight" and 19 Other Myths About Fat People von Aubrey Gordon

The Body Is Not an Apology: The Radical Power of Self-Love von Sonya Renee Taylor

Podcasts

ADHS

I Have ADHD Podcast

Divergent Conversations

Adulting with ADHD

ADHD for Smart Ass Women

Women & ADHD

The ADHD Women's Wellbeing Podcast

ADHD Chatter Podcast

Successful with ADHD

ADHD rewired with Eric Trivers

Ernährung & Körperbild

Food Psych with Christy Harrison

Maintenance Phase

Body Kindness

Intuitive Bites Podcast

Diabetes Digital

Body Grievers Club Podcast

The Full Plate Podcast

Don't Salt My Game

Life After Diets

Dietitians Unplugged

Unbiased Science Podcast

The Nutrition Science Podcast

Websites

Intuitiveeating.org/studies/

Asdah.org

Howtoadhd.com

Understood.org

Add.org

Chadd.org

Therapyden.com

Ndtherapists.com

Inclusivetherapists.com

Social Media

ADHS-Accounts

@coachingwithbrooke
@livedexperienceeducator
@authenticallyadhd
@currentadhdcoaching
@the_mini_adhd_coach
@adhdwithjennafree
@i.have.adhd.podcast
@haley.honeyman
@dt.perry
@theadhdcycle
@neurospicycounseling
@learning.compass
@hummingbird_adhd
@adhd_empowerment_coaching
@adhdjesse
@divergentcoachkelly

Ernährungsberater, Therapeuten und mehr

@adhd.nutritionist
@drcolleenreichmann
@theshirarose
@bodyimage.therapist
@bodyimagewithbri
@feelgooddietitian
@streetsmart.rd
@alissarumseyrd
@your.latina.nutritionist
@thenutritiontea
@thenutritionjunky
@eatingwithadhd
@chr1styharrison
@iamchrissyking
@v_solesmith
@kids.eat.in.color
@kid.food.explorers
@arfid.dietitian
@edadhd_therapist
@rds.neurodiversity
@the_adhd_rd
@nin.binge.adhd.nutrition
@pcos.nutritionist
@the.bloodsugar.nutritionist
@t1d.nutritionist
@prediabetes.nutrition
@healthyphit
@Gabel.diet.culture
@strugglecare
@colleenmwerner
@rachaelhartleyrd
@margos_wholebodynutrition

Hinweis der Redaktion:

Die Quellen stammen aus der Originalausgabe und sind alle auf Englisch.

Weiterführende Informationen findest du auf folgenden Websites:

Zentrales ADHS Netz
www.zentrales-adhs-netz.de

ADHS-Infoportal
www.adhs.info

ADHS Deutschland e.V.
www.adhs-deutschland.de

Dank

Als ADHS-Betroffene ein Buch zu schreiben und gleichzeitig mit meinem nicht immer einfachen Alltag umzugehen und meine Privatpraxis zu führen, war genauso herausfordernd und lohnend, wie es klingt. Dieses Buch gäbe es nicht ohne die Unterstützung meines Verlegers, meiner Familie, meiner Freunde, meiner Klienten und der Online-ADHS-Community. An alle ADHS-Betroffenen, die ich als Klienten betreuen durfte und mit denen ich über die sozialen Medien Kontakt hatte: Danke, dass ihr eure Erfahrungen mit mir geteilt habt. Durch euch konnte ich viel lernen und eine bessere Ernährungsberaterin werden.

An meine Familie und Freunde: Danke für die emotionale Unterstützung und dafür, dass ich bei euch schreiben durfte, wenn meine Nachbarn im Obergeschoss laut waren. Vielen Dank an das Verlagsteam bei Quarto, das mich als Erstautorin bei jedem Schritt des Schreib- und Veröffentlichungsprozesses unterstützt hat. Besonderer Dank gilt Hilary für ihre Geduld und ihre aufmunternden Worte, wenn ich an mir selbst gezweifelt habe. Vielen Dank an Chrystle, die mir geholfen hat, das Manuskript zu überarbeiten, sowie an Wendi für ihre erstaunlichen Fähigkeiten als Fotografin und an Mattie und Abby, die meine Idee für das Cover und das Layout zum Leben erweckt haben.

Die Autorin

Rebecca King ist ausgebildete Ernährungsberaterin und zertifizierte Beraterin für Intuitive Ernährung aus Charlotte in North Carolina. Sie absolvierte ein Bachelorstudium in Public Health und Gender Studies an der Universität von South Carolina. Anschließend schloss sie einen Masterstudiengang in Ernährungswissenschaften und ein ernährungswissenschaftliches Praktikum an der Winthrop University ab. Weitere Praktika absolvierte sie an der Dorn-Klinik für Veteranen in Columbia.

Rebecca ist erwachsene ADHS-Betroffene, die jahrelang Probleme mit Essstörungen und ständigen Diäten hatte. Erst als sie im Studium mit Intuitiver Ernährung in Berührung kam, konnte sie das Binge Eating überwinden und einen entspannten Umgang mit Essen finden.

Rebeccas erste Anstellung als Ernährungsberaterin war in einer Adipositas-Klinik. Dort erlebte sie hautnah, wie klassische Diäten die Beziehung ihrer Patienten zu Nahrungsmitteln negativ beeinflussten. Als eine Bulimie-Patientin sie um Ratschläge zur Gewichtsabnahme bat, entschied Rebecca sich für einen neuen Ansatz. Durch ihre eigenen Erfahrungen mit Intuitiver Ernährung und ihre Arbeit mit Betroffenen von ADHS erkannte Rebecca die Notwendigkeit, Erwachsene mit ADHS in Ernährungsfragen zu beraten. Im Juli 2020 gründete sie die ADHD Nutritionist LLC, um anderen Menschen mit ADHS dabei zu helfen, sich so zu ernähren, dass sie sich sowohl geistig als auch körperlich gut fühlen. Ihre virtuelle Praxis unterstützt Erwachsene und Jugendliche mit ADHS dabei, Probleme mit Binge Eating, ständigen Diäten und der Körperwahrnehmung zu bewältigen und eine gesündere Beziehung zum Essen aufzubauen.

In ihrer Praxis nutzt Rebecca die Prinzipien der Intuitiven Ernährung und in Bezug auf das Gewicht einen inklusiven Ansatz. Sie hat bereits mit über 200 Klienten in Gruppen-Coachings und Einzelsitzungen gearbeitet. Ihre Instagram-Seite, The ADHD Nutritionist, ist in den USA auf Platz 1 der Seiten, die sich mit dem Thema ADHS und Ernährung auseinandersetzen. Vier Jahre nach ihrer Entstehung hat sie bereits über 200000 Follower und es kommen täglich neue dazu. Rebecca spricht außerdem häufig als Gast in Podcasts, die sich mit ADHS beschäftigen.

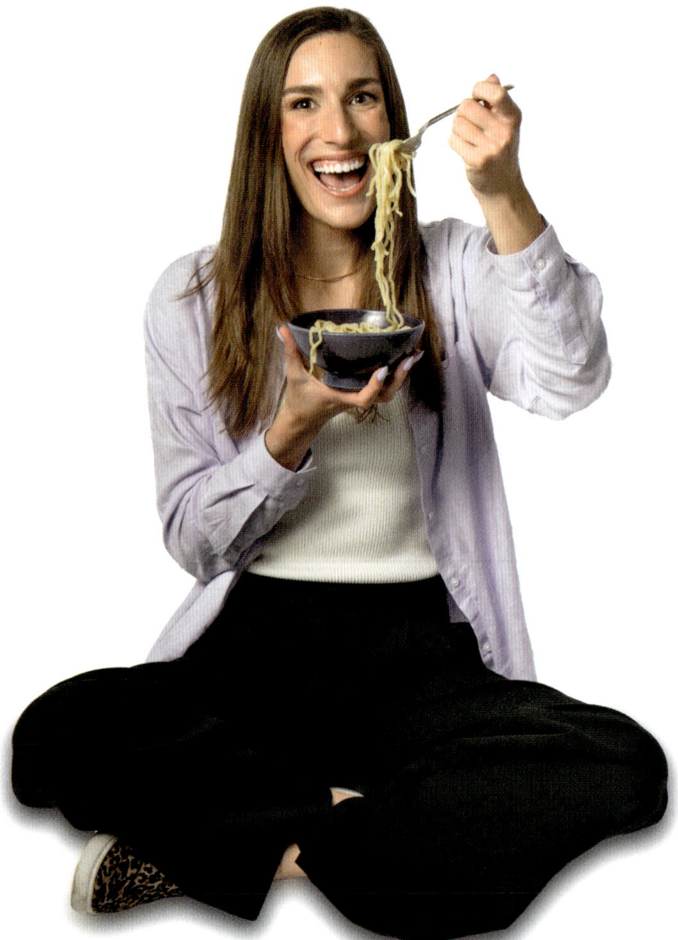

Register

Rezeptregister